Michael de Ridder

Wer sterben will, muss sterben dürfen

Michael de Ridder

Wer sterben will, muss sterben dürfen

Warum ich schwer kranken Menschen helfe, ihr Leben selbstbestimmt zu beenden

Deutsche Verlags-Anstalt

MIX
Papier aus verantwortungsvollen Quellen
FSC® C014496
FSC www.fsc.org

Klimaneutral*
Druckprodukt
ClimatePartner.com/14044-1912-1001

Penguin Random House Verlagsgruppe FSC® N001967

1. Auflage

Umschlaggestaltung: Büro Jorge Schmidt
Satz, Druck und Bindung: GGP Media GmbH, Pößneck
Printed in Germany
ISBN 978-3-421-04877-6

www.dva.de

Gewidmet meinen Patienten,
an deren Sterben ich teilhaben durfte.
Sie waren mir Vorbild und ermutigten mich,
dem Unausweichlichen entgegenzuleben.

Wenn jemand mit Gewissheiten beginnen will,
wird er in Zweifeln enden.
Wenn er sich aber bescheidet, mit Zweifeln anzufangen,
wird er zu Gewissheiten gelangen.

Francis Bacon, 1561–1626

Inhalt

1

Prolog: Sigmund Freud und Franz Kafka – ihre Krankheiten, ihr Leiden und Sterben

In Rückschau auf den rauschhaften Glückszustand, in dem Kafka in nur einer Nacht seine Erzählung »Das Urteil« niederschrieb, notierte er am 23. September 1912 in sein Tagebuch: »Gedanken an Freud natürlich.« In der Tat offenbart Kafka mit seiner Bemerkung eine – wie auch immer geartete – Auseinandersetzung mit Freud und dessen Psychoanalyse. Aber zwischen dem Schriftsteller Franz Kafka (1883–1924) und dem Neurologen und Psychoanalytiker Sigmund Freud (1856–1939) gibt es noch eine weitere Verbindung: Sie teilten das Schicksal einer schweren chronisch verlaufenden, zur damaligen Zeit ursächlich nicht behandelbaren Erkrankung, der sie schmerzvoll über viele Jahre standhielten. Kafka litt an Lungen- und Kehlkopftuberkulose, Freud an einem bösartigen Tumor des Kiefers und Gaumens. Ihrem Schicksal gemeinsam ist nicht nur die Kreativität und Zähigkeit, mit der sie trotz körperlicher Schwächung und Schmerzen ihre Werke vorantrieben, nicht allein der Wille zur Selbstbehauptung, die Tapferkeit und Klaglosigkeit, mit der sie Krankheit und Sterben durchlebten und hinnahmen. Sie verbindet auch, dass sie von Ärzten begleitet und behandelt wurden, die ihren Wunsch nach Schmerzlinderung erfüllten, mehr noch ihre nachhaltige Bitte um Beendigung ihres letztlich unerträglich gewordenen Leidens: Ihre Ärzte leisteten nicht allein Hilfe *im* Sterben, sie leisteten auch Hilfe *zum* Sterben (zu den Formen der Sterbehilfe siehe Exkurs 1). Wie es hierzu kam und unter welchen Umständen sich Kafkas und Freuds Sterben und ihre letzten Lebensstunden vollzogen, will ich auf den folgenden Seiten darstellen.

»Klopstock – töten Sie mich, sonst sind Sie ein Mörder«

Das dichterische Werk Franz Kafkas sucht in der Weltliteratur seinesgleichen. Kafka – ein Beladener, ein Rätselhafter, eine zerrissene und gequälte Existenz, die sich in all seinen Romanen und Erzählungen spiegelt. In ihnen ergründet Kafka wie kaum jemand vor und nach ihm die Unvollkommenheit und Undurchdringlichkeit menschlichen Lebens, wie sein Freund und Biograph Max Brod schrieb.

Kafkas Werk ist eng mit seiner persönlichen Krankengeschichte verwoben. Zeitlebens übt er sich an einer »hypochondrischen« Selbstbeobachtung seiner gesundheitlichen Verfassung, physisch wie psychisch. Fortwährend registriert er selbst geringste Unregelmäßigkeiten seines körperlichen Befindens. Immer wieder erwähnt er in Briefen und Tagebüchern nervöse Symptome (damals »Neurasthenie« genannt), spricht von seiner Magerkeit, von fiebrigen Zuständen, von Schlaflosigkeit und quälenden Kopfschmerzattacken.

Kafka – Zeit seines Lebens ein Leidender. Indes litt er nicht allein an seiner Physis; früh schon litt er am Leben, an seiner Existenz, wie aus einer schon 1916 verfassten Notiz hervorgeht: »Ein erstes Zeichen beginnender Erkenntnis ist der Wunsch zu sterben. Dieses Leben scheint unerträglich, ein anderes unerreichbar. Man schämt sich nicht mehr, sterben zu wollen; man bittet, aus der alten Zelle, die man hasst, in eine neue gebracht zu werden, die man erst hassen lernen wird. Ein Rest von Glauben wirkt dabei mit, während des Transportes werde zufällig der Herr durch den Gang kommen, den Gefangenen ansehen und sagen: ›Diesen sollt ihr nicht wieder einsperren. Er kommt zu mir!‹«[1]

Erste Anzeichen der Erkrankung, die sieben Jahre später seinen Tod zur Folge haben sollte, bemerkt er im Sommer 1917: Anhaltend rötlicher

Speichel, den er indes ignoriert und verdrängt. Schließlich hustet er Blut, in der Nacht vom 12. auf den 13. August 1917 erleidet Kafka einen Blutsturz. Zunächst stellt der befreundete Arzt Dr. Mühlstein einen harmlosen Bronchialkatarrh fest. Er verordnet eine gesunde Lebensweise und Stärkungsmittel, was Kafka entgegenkommt, steht er doch der Schulmedizin und den sie vertretenden Ärzten seit jeher kritisch gegenüber. Auf Drängen von Max Brod stellt sich Kafka wenige Wochen später dem Lungenspezialisten Professor Pick vor, der anhand einer Speicheluntersuchung und eines Röntgenbildes eine floride Lungentuberkulose diagnostiziert. Pick empfiehlt einen Sanatoriumsaufenthalt (dem viele weitere folgen sollten) und zudem das damals als Stärkungsmittel geltende Arsen. Beides verwirft Kafka, stattdessen zieht er drei Monate zu seiner auf dem Land lebenden Lieblingsschwester Ottla.

Ungewöhnlich ist Kafkas Wahrnehmung und Umgang mit seiner Krankheit; ihre Ernsthaftigkeit und Bedrohlichkeit erschließt sich ihm erst allmählich. Anfänglich widmet er ihrer Erklärung mehr Interesse als ihrer fachkundigen Behandlung. Er sucht ihr Bedeutung und Sinn zu verleihen, in ihr ein Zeichen zu lesen; überfrachtet sie gar mit einer moralischen Dimension. Gegenüber Ottla nennt er die Tuberkulose eine »geistige Krankheit«, eine »endgültige Niederlage«. In Gesprächen mit Brod bezeichnet er sie als »Strafe« für sein schuldhaftes Verhalten gegenüber seiner Verlobten Felice Bauer (von der er sich noch 1917 trennt). So erfährt er eine gewisse Entlastung, die so weit geht, dass er in einem Brief an den Literatenfreund Felix Weltsch von einer »verliehenen Krankheit« spricht, aus der er einen sekundären Krankheitsgewinn zieht.[2]

Im Herbst 1918 – Kafkas tuberkulöser Lungenspitzenkatarrh ist weitgehend abgeklungen – trifft ihn die Spanische Grippe, eine damals den gesamten Erdball umfassende Pandemie, die mehr als zwanzig Millionen Opfer fordert. Eine schwere wiederum mit Bluthusten und hohem Fieber einhergehende Lungenentzündung ergreift ihn und fesselt ihn wochenlang ans Bett, gepflegt und behütet von seiner Familie. Obwohl keine wirksamen Medikamente existierten, bessert sich sein Zustand; indes hat ihm das neuerliche Lungenleiden einen Schlag versetzt, von dem er sich nicht mehr erholen sollte.

Im Dezember 1920 sucht er ein Lungensanatorium in Matliary auf, einem Kurort in der Hohen Tatra. Dort lernt er einen Mitpatienten kennen, ein Jude wie er selbst, den wesentlich jüngeren angehenden Arzt Robert Klopstock (»der Mediciner«). Wie Kafka laboriert auch er an einer Lungentuberkulose. Wechselseitig sind sie voneinander fasziniert, es entsteht eine enge und vertrauensvolle Freundschaft zwischen beiden. Klopstock umsorgt ihn in einer Weise, die Kafka bisher nur von seiner Schwester Ottla kannte. Klopstock seinerseits unter einer unerwiderten Liebe sowie unter den eigenen unerfüllten literarischen Ambitionen leidend, fühlt sich von Kafka väterlich beraten und ermutigt. Über ihre Freundschaft hinaus wird Klopstock in der Folgezeit zu Kafkas Arzt, der er bis zu seinem Tod bleibt. An seine Eltern schreibt Kafka wenige Wochen vor seinem Tod: »Ich weiß aus Erfahrung, dass man bei Klopstock aufgehoben ist wie in den Armen des Schutzengels.«[3]

Während des Sanatoriumaufenthaltes in Matliary hat Kafka ein einschneidendes Erlebnis: Der Besuch bei einem schwerst an Kehlkopf- und Lungentuberkulose erkrankten Mitpatienten schockiert ihn derart, dass er einer Ohnmacht nahe ist. In einem Brief an Brod wenige Stunden nach diesem Besuch verfasst, heißt es: »Was man dort in dem Bette sieht, ist ja viel schlimmer als eine Hinrichtung, ja selbst als eine Folterung … dieses ganze elende Leben im Bett, das Fiebern, die Atemnot, das Medicineinnehmen … hat keinen anderen Zweck als durch Verlangsamung des Wachsens der Geschwüre, an denen er schließlich ersticken muss, eben dieses elende Leben, das Fiebern u.s.w. möglichst lange fortsetzen zu können. Und die Verwandten und die Ärzte und die Besucher haben sich förmlich über diesem nicht brennenden, aber langsam glühenden Scheiterhaufen Gerüste gebaut, um ohne Gefahr der Ansteckung den Gefolterten besuchen, abkühlen, trösten, zu weiterem Elend aufmuntern zu können.«[4]

Durch diesen Vorfall zum ersten Mal mit der Ernsthaftigkeit und Bedrohlichkeit seiner Krankheit konfrontiert und mit einer Ahnung dessen versehen, was auch ihm bevorstehen könnte, verlässt Kafka, keineswegs auskuriert, vorzeitig das Sanatorium, nicht ohne zuvor »dem Mediciner« (Klopstock) das Versprechen abgenommen zu haben, ihm eher eine

Morphiumspritze zu verabreichen als eine derartige Folter in die Länge zu ziehen. In der Tat suizidiert sich der schwerstkranke Mitpatient nur wenige Tage später: Er stürzt sich zwischen zwei Waggons aus einem fahrenden Zug.

Nach zahllosen weiteren Kuren und Aufenthalten in Lungenheilstätten – die Tuberkulose hatte 1923 auch seinen Kehlkopf erfasst – begibt sich Kafka Ende April des gleichen Jahres in das nahe Wien gelegene Privatsanatorium Hoffmann in Kierling bei Klosterneuburg. Seine letzte Geliebte, Dora Diamant, und Robert Klopstock sind bei ihm, umsorgen und pflegen ihn. Essen und trinken kann Kafka jetzt nur noch in allerkleinsten Portionen, Schlucken ist nahezu unmöglich, Atmen und Sprechen verursachen äußerste Qualen, er kommuniziert über kleine Zettel. Auf Ottlas Drängen werden noch einmal hochrangige Spezialisten, unter ihnen der »König der Wiener Lungenärzte«, Professor Heinrich Neumann, zu Rate gezogen. Allein der Hals-Nasen-Ohren-Facharzt Dr. Beck zieht ein ungeschminktes Fazit: »Dr. Kafka befindet sich sowohl an der Lunge als auch im Kehlkopf in einem Zustand, in dem kein Spezialist mehr Hilfe bringen und man nur durch Pantopon oder Morphium die Schmerzen lindern kann.«[5]

Heroisch – bereits ein Moribunder und nur noch 45 Kilo schwer – duldet Kafka alle ärztlichen Maßnahmen: In immer kürzeren Abständen versucht man mittels Kampferinjektionen sein Atemzentrum anzuregen, mit Alkoholinjektionen den oberen Kehlkopfnerv zu blockieren, eine äußerst schmerzhafte Prozedur, deren Wirkung indes nicht lange anhält und kaum Schmerzerleichterung bringt.

Zumindest zweitweise ist sein Lebenswille immer noch ungebrochen; er will bei klarem Bewusstsein bleiben, Herr seiner ausweglosen Lage sein und sein Selbst behaupten. Noch kurz vor seinem Tod korrigiert er die ihm von seinem Verlag zugesandten Fahnen des »Hungerkünstlers«; vom Friseurmeister Leopold Gschirrmeister, der alle zwei Tage das Sanatorium aufsucht, lässt er sich rasieren. Zugleich aber ist er von Angst erfüllt, Angst nicht vor dem Lebensende, sondern Angst vor einem grausamen Sterben, vor allem dem unausweichlichen Schwellen der Stimmritze, die den Tod durch Ersticken bedeutet – das terminale Stadium der

Kehlkopftuberkulose – wie er es Jahre zuvor bei seinem Mitpatienten in Matliary erlebt hat.

Am Vormittag des 3. Juni 1924 will Kafka dann doch sein Leben beendet wissen: Das lang ersehnte Ende seiner Schmerzen zieht er der langsamen Folter der Krankheit vor. Brüsk, wie er sonst nie war, schickt er eine Pflegerin aus seinem Zimmer. Dann reißt er mit aller Gewalt den Herzschlauch weg, wirft ihn ins Zimmer: »Jetzt nicht mehr quälen, wozu verlängern!« Von Klopstock verlangt er, ebenso verzweifelt wie aggressiv, so seine Biographen Max Brod und Reiner Stach, eine tödliche Dosis Morphium: »Klopstock, Sie haben es mir immer versprochen, seit vier Jahren, Sie quälen mich, haben mich immer gequält. Ich rede nichts mehr mit Ihnen. So werde ich eben so sterben.« Klopstock injiziert ihm daraufhin zweimal das Opiat Pantopon. Nach der zweiten Spritze sagt Kafka, immer noch skeptisch: »Schwindeln Sie nicht, Sie geben mir ein Gegenmittel. Töten Sie mich, sonst sind Sie ein Mörder.« Kafka spürt Linderung seiner Schmerzen, doch verlangt er mehr: »… es hilft ja nicht.« Und Klopstock gibt ihm mehr, wie viel, wissen wir nicht. Gegen Mittag des 3. Juni 1923 stirbt Franz Kafka, nicht einmal 41 Jahre alt. Robert Klopstock hat sein Versprechen eingelöst.[6]

»Lieber Schur, das hat jetzt alles keinen Sinn mehr«

Für die Geistes- und Medizingeschichte des 20. Jahrhunderts ist das Lebenswerk des Arztes und Begründers der Psychoanalyse Sigmund Freud von einzigartigem Wert. Es ist das Resultat seines nie versiegenden Forscherdrangs sowie seiner geradezu fieberhaften Schaffenskraft, die ihn selbst im hohen Alter, als Jude seit 1938 im Londoner Exil lebend, nicht verließ. Dies ist umso erstaunlicher und bewundernswerter, als nahezu sein gesamtes Leben von vielfältigen Beschwerden und Krankheiten gezeichnet war. Freud war zudem dem Rauchen verfallen – trotz wiederholter Abstinenzversuche konnte er bis zu seinem Tod von dem für ihn unentbehrlichen Stimulans Tabak nicht lassen. Seit seinem 38. Lebensjahr (1893) litt Freud, wie sein Leibarzt Max Schur berichtet, neben unbestimmten Magen-Darm-Beschwerden und wiederholten Ohnmachten immer wieder unter ihn sehr ängstigenden Angina-Pectoris-Anfällen, Herzrasen und Luftnot. Diese schrieb sein Freund und späterer Biograph Ernest Jones Freuds »Tabakintoleranz« und einer »ausgesprochenen Psychoneurose« zu. Schur indes hielt eine organische Ursache im Sinne einer »Koronarthrombose« (Herzinfarkt) oder eine »infektbedingte Myokarditis« (Herzmuskelentzündung), die Freud 1894 möglicherweise durchgemacht hatte, für die eher zutreffende Ursache.[7]

Obwohl Freud schon 1917 eine »lästige Läsion« an seinem Gaumen bemerkt hatte, diagnostiziert der Wiener Facharzt für Kehlkopfleiden Prof. Markus Hajek erst 1923 – Freud war 66 Jahre alt – eine Geschwulst an Freuds Gaumen, die sich als Karzinom erwies. Die daraufhin erste, ambulant durchgeführte Operation verläuft dramatisch, einer starken Nachblutung wegen fast tödlich.

Was in den Jahren bis zu seinem Tod 1939 folgt, gleicht einer bedrückenden und qualvollen Odyssee: Innerhalb von 16 Jahren erduldet und übersteht Freud 33 zum Teil nur in Lokalanästhesie durchgeführte Kieferoperationen, ergänzt durch Radiumeinlagen, Röntgenbestrahlungen und elektrochirurgische Eingriffe. Wegen der entstandenen Knochendefekte werden zahlreiche schmerzhafte Anpassungen von Prothesen notwendig, die den Mundraum vom Nasenraum trennen und ihm Sprechen und Schlucken leidlich ermöglichen. Vorgenommen werden sämtliche dieser Eingriffe, die schließlich auch zu rechtsseitiger Taubheit führen, von dem erfahrenen Wiener Oralchirurgen Prof. Pichler, der auch Kafka behandelt hatte und dem Freud großes Vertrauen schenkt. Er war nahezu immer »in Reichweite«, wie Ernst Jones berichtet.[8]

Wie aus Freuds Schriften und Briefen hervorgeht, ist seine Haltung der eigenen Krankheit gegenüber eine janusköpfige: einerseits Mut, ihr ins Gesicht zu sehen, unsentimental und dabei der wissenschaftlichen Medizin vertrauend; andererseits ergibt er sich einem Fatalismus, der die Endlichkeit alles Organischen, seinen Verfall und Tod gelassen hinnimmt, durchaus auch mit Ironie, wie die mehrfach in seinen Briefen auftauchende Wendung von »meinem lieben alten Karzinom« erkennen lässt.[9]

Früh schon finden sich in Freuds Abhandlungen und Briefen zahlreiche Hinweise und Andeutungen darauf, dass er am Lebensende nicht länger zu leiden wünschte, wenn er dadurch seine Schaffenskraft einbüßte. An seine Frau Martha schreibt er bereits 1885: »Der Mensch ist so armselig, wenn er nichts will, als am Leben bleiben.«[10] Bereits 13 Jahre vor dem Ausbruch seiner tödlichen Erkrankung, 1910, heißt es in einem Brief an Oskar Pfister, einen der Pioniere der Psychoanalyse: »Darum habe ich bei aller Ergebung in das Schicksal, die einem ehrlichen Menschen geziemt, doch eine ganz heimliche Bitte: nur kein Siechtum, keine Lähmung der Leistungsfähigkeit durch körperliches Elend. Im Harnisch lasst uns sterben, wie König Macbeth sagt.«[11] Kurze Zeit nach der Diagnose seines Karzinoms (1923) bittet Freud in einem Gespräch mit dem ihm damals nahestehenden Arzt Felix Deutsch, ihm dazu zu verhelfen, »mit Anstand aus der Welt zu verschwinden«[12], falls er zu einem schmerzhaften Sterben verurteilt würde. Als Max Schur 1928 Freuds Leibarzt wird, verlangt er von ihm, ihn über den Fortgang seiner Erkrankung immer »nichts als die Wahrheit zu sagen«. Und er fordert ihn auf: »Versprechen Sie mir auch noch: wenn es mal so weit ist, werden Sie mich nicht unnötig quälen lassen.« »Das alles«, so berichtet Schur, »sagte er mit äußerster Einfachheit, ohne eine Spur von Pathos, aber auch mit absoluter Entschiedenheit. Wir gaben uns daraufhin die Hand.«[13] In seiner Schrift »Das Unbehagen in der Kultur« (1930) ist nachzulesen: »Was soll uns endlich ein langes Leben, wenn es beschwerlich, arm an Freuden und so leidvoll ist, dass wir den Tod nur als Erlöser bewillkommnen können?«[14] Wenige Monate vor seinem Tod ist in einem Brief vom 28.4.1939 an seine Freundin Marie Bonaparte zu lesen: »... Etwas Interkurrentes, was den grausamen Prozess kurz abschneidet, wäre sehr erwünscht ...«[15] Freud – ein Stoiker.

Gegen Ende seiner tödlichen Erkrankung spannt man ein Moskitonetz über Freuds Bett, weil der Gestank des zerfallenden Kieferkrebses die Fliegen anlockt. Schlimmer noch empfindet er es, dass sein treuer Hund, der Chow-Chow Lün, aus eben diesem Grund sein Krankenzimmer mied. Und doch erträgt Freud sein Leiden geradezu heldenhaft. Zur Schmerzlinderung nimmt er allein Aspirin und das Lokalanästhetikum

Orthoform; starke Schmerzmittel, insbesondere Opiate, lehnt er bis zu seinem Todestag rigoros ab.[16]

Als Freud ahnt, dass sein Tod nahe ist, ergreift er am 23. September 1939 Schurs Hand und sagt: »Lieber Schur, Sie erinnern sich wohl an unser erstes Gespräch. Sie haben mir damals versprochen, mich nicht im Stich zu lassen, wenn es soweit ist. Das ist jetzt nur noch Quälerei und hat keinen Sinn mehr ... Besprechen Sie es mit der Anna (Freuds Tochter; Anm. des Verf.), und wenn sie es für richtig hält, machen Sie ein Ende.« Schur injiziert ihm »zwei Zentigramm Morphium«, worauf Freud in Schlaf fällt. Zwölf Stunden später wiederholt er die Dosis. Freud erwacht nicht mehr und stirbt kurze Zeit später am frühen Morgen des 23. September 1939. So Schur in seiner Freud-Biographie. Diese Version von Freuds Tod wurde Teil zahlloser Darstellungen von Freuds Leben.[17]

Neuere Forschungen zu Freuds Lebensende belegen indes, dass Schurs Aufzeichnungen unvollständig und zum Teil widersprüchlich sind. Das geht aus verschiedenen, teils von ihm selbst verfassten, Dokumenten und Briefen hervor, in denen er und andere sich zu Freuds Tod äußern. So macht Schur beispielsweise unterschiedliche Angaben zu Freuds Medikation und Todeszeitpunkt; die Anwesenheit der Ärztin Dr. Stross, einer langjährigen Freundin der Familie Freud, erwähnt er nicht; er verschweigt, dass er bei Freuds Tod – der dringenden Vorbereitung seiner eigenen Umsiedlung in die USA wegen, auch Schur war Jude – nicht bei ihm war. Und es war auch nicht Schur, der Freuds Tod feststellte und den Totenschein ausstellte, sondern der britische Arzt G.G. Exner.[18]

Die Sichtung der »Schur-Papers« in der Washingtoner Library of Congress und im dortigen Freud-Archiv durch den amerikanischen Psychiater Roy B. Lacoursiere (und den Autors selbst) ergibt ein differenzierteres Bild der tatsächlichen Todesumstände Sigmund Freuds: In seinen letzten Lebenstagen bestand zwischen Freud selbst, seiner Frau Martha, seiner Tochter Anna sowie Dr. Schur und Dr. Stross ein stillschweigendes Einverständnis darüber, sein grausames Sterben abzukürzen. Am 22. September 1939 injizierte Schur seinem Patienten zunächst eine, später eine weitere nicht tödliche Dosis Morphin. Dann verließ er den noch lebenden, jedoch bewusstlosen Freud. Jetzt waren nur noch seine Tochter

Anna, die Haushälterin Paula Fichtl und Josephine Stross zugegen. Die Ärztin war es auch, die Freud in diesem Zustand wenige Stunden später eine weitere Morphiumspritze unbekannter Dosis verabreichte. Er verstarb am 23. September 1939 um Mitternacht.[19 20]

Dass die Frage, Freud zu euthanasieren zumindest zwischen Schur und Anna Freud im Raum stand, belegt ein Brief Schurs an Freuds Tochter – 15 Jahre nach dessen Tod: »Es wurde mir dringend geraten einen Anwalt zu befragen, und zwar mit Rücksicht auf die Frage der Euthanasie … der Anwalt zwingt mich leider zu einer noch viel vorsichtigeren Formulierung als ich in meinem Entwurf (der vorgesehenen Veröffentlichung der Krankengeschichte Freuds; Anm. des Verf.) vorgeschlagen hatte … Ich werde also, sobald ich die endgültige ›verwässerte‹ Formulierung fertiggestellt habe, Ihnen das ganze übersenden …«[21]

Was aber wollte Schur hier verwässern, wenn nicht die Beschleunigung von Freuds Todeseinritt, d. h. Anzahl und Höhe der Morphindosen, die seinem Tod vorausgingen? Bemerkenswert ist nicht zuletzt, dass die Ärztin Dr. Stross Freud eine dritte Morphininjektion verabreichte, obwohl er bereits bewusstlos war und folglich nicht mehr litt. Freud war während seiner letzten Tage hochgradig geschwächt, er war zudem nicht an Opiate gewöhnt und somit besonders empfänglich für ihre den Sterbeprozess beschleunigende atemdepressive Wirkung. Dies war seinen Ärzten bekannt.

Ob mithin das Vorgehen der Ärzte Freuds an seinem Lebensende nach heutigen Kriterien als indirekte aktive Sterbehilfe (siehe Exkurs 1) oder – über diese hinausgehend – eher als freiwillige Euthanasie im Sinne einer Tötung auf Verlangen zu bewerten ist, muss letztlich zwar offenbleiben, da es bei der terminalen Behandlung Freuds entscheidend auf die Intention Schurs und Stross' ankommt, die naturgemäß nicht aufzudecken ist. Es spricht indes mehr dafür als dagegen, dass Freud nicht allein Hilfe *im* Sterben, vielmehr auch Hilfe *zum* Sterben zuteil wurde.

Eine »Verwässerung« der tatsächlichen Todesumstände Freuds mag auch aus zwei anderen Gründen plausibel erscheinen: Anna Freud tat alles, um das Andenken ihres Vaters zu ehren, kein Schatten sollte darauf fallen. Im Interesse von Schur und insbesondere Dr. Stross lag es zudem, möglichen rechtlichen Konsequenzen, die das Bekenntnis zur Euthanasie Freuds bedeutet hätte, zu entgehen.

Kafka und Freud – zwei große Leidende, denen sterbend empathische Ärzte zur Seite standen, die nicht davor zurückschreckten, den unerträglich gewordenen Leidensprozess ihrer Patienten auf deren Wunsch hin zu verkürzen. Traf am Ende ihrer beider Leidenszeit ein legitimer Patientenwunsch auf legitimes ärztliches Handeln?

2

Statt eines Vorworts: Motive und Legitimation für dieses Buch

Was bewegt Menschen dazu, Hand an sich legen zu wollen? Warum wünschen nicht wenige, zumal in schwerer Erkrankung, dass ihnen hierbei ärztliche Hilfe zuteil wird? Und schließlich: Was geht im Kopf eines Arztes vor sich, der erwägt, einem solchen Ansinnen zu entsprechen oder es abzulehnen?

In diesem Buch, das in weiten Teilen ein persönliches, ja bisweilen intimes Bekenntnis ist, möchte ich mich einer Antwort auf diese Fragen stellen. Mein Anliegen ist es, dem Leser anhand konkreter Fallgeschichten aus den letzten Jahren meiner mehr als 40-jährigen ärztlichen Arbeit die Vielgestaltigkeit des Leidens und der Nöte suizidwilliger Patienten darzulegen, ihm Einblicke in Gespräche, Erlebnisse und Erfahrungen mit zumeist schwer und aussichtslos erkrankten Patientinnen und Patienten zu gewähren und *meine persönliche* »Philosophie« einer Sterbeethik transparent zu machen. Dabei gestatte ich mir ein Denken und Handeln abseits dessen, was namhafte Ärzte, Ethiker, Juristen und Philosophen bisher formuliert haben. Sie haben mich indes nicht unwesentlich beeinflusst, und in meinem Buch werde ich mich immer wieder auf sie beziehen und ihre Positionen einer kritischen Betrachtung unterziehen.

Was aber – so könnte mancher Leser fragen – motiviert und legitimiert mich über die bloße Tatsache meines Arztdaseins hinaus dazu, den Versuch zu unternehmen, dieser Form ärztlichen Handelns Plausibilität zu verleihen, sie für vereinbar mit dem ärztlichen Auftrag zu erklären, sie gegebenenfalls zu rechtfertigen und schlussendlich auch die Ärzteschaft dazu zu ermutigen, sich der ungeliebten, weil heiklen Option der Suizidhilfe nicht grundsätzlich zu verweigern?

Eine Antwort darauf fällt mir nicht leicht; sie ist vielschichtig und reicht zurück bis in meine Kindheit. Obwohl väterlicherseits einer Juristenfamilie zugehörig, war es doch meine aus nicht akademischen Verhältnissen stammende Mutter, einer für die damalige Zeit ungewöhnlich selbstbewussten, konfliktfreudigen und furchtlosen Frau, die allen Schwachen, Benachteiligten und Hilfsbedürftigen sehr zugetan war und mich in diesem Sinne erzog. Ihre mehr von Intuition als von Wissen getragenen moralischen und rechtlichen Maßstäbe für richtig und falsch, für gut und böse, die zuweilen »kohlhaasige« Züge annehmen konnten, sollten mich nachhaltig prägen. So war auch mein Einstieg in den Arztberuf begleitet von Fragen und Zweifeln an der Medizin. Einerseits leistete und leistet sie weiterhin Hervorragendes und Unverzichtbares für kranke Menschen, andererseits aber erschloss sich mir früh, dass, gemessen an dem immer weiter wachsenden enormen personellen und finanziellen Aufwand, allzu vieles im Argen liegt. Dazu zählt für mich auch das reduktionistische Krankheitsverständnis der gegenwärtigen Medizin, die den Kranken seiner Personalität entkleidet, womit sie einen fundamentalen Teil ihres Auftrags ignoriert: die *Sorge* um den kranken Menschen, verstanden als die empathische Zuwendung zu seinen Ängsten, Hoffnungen und existentiellen Erschütterungen, deren »Behandlung« weit über die bloße Verordnung und Durchführung von konventionellen Therapiemaßnahmen (Medikamente, Labor- und bildgebende Diagnostik, körperliche Eingriffe) hinausgeht. Man könnte auch von einer »Zerlegung« des Kranken durch eine technologiefixierte Hochleistungsmedizin sprechen: Zwar wird die Krankheit im engeren Sinne nach allen Regeln der »Kunst« behandelt, jedoch die Persönlichkeit des Kranken, das, was seine Leidensdimension ausmacht, kommt regelhaft zu kurz. Sie kommt im buchstäblichen Sinne, wenn überhaupt, nur unzureichend zur Sprache. Dieses Schisma war und ist ein Stachel im Fleisch der Medizin, der mich zeitlebens schmerzte (siehe auch Kapitel 5).

Als junger Arzt, vom Temperament her eher impulsiv und extrovertiert, war mein erster Eindruck des Klinikbetriebs der einer gewissen Unterkühltheit: Emotion und Gefühl zu zeigen, Verbundenheit mit dem Kranken zu offenbaren erfuhr ich als etwas Unärztliches. Leidenschaftslosigkeit – eine ärztliche Tugend. Man hatte sich dem Patienten gegenüber nüchtern zu zeigen und verhalten-freundliche Distanz zu wahren. Berührungen, die über einen Händedruck bei der Begrüßung hinausgingen, galten als verpönt. Dialogfähigkeit und -bereitschaft dem Kranken gegenüber schienen mir nicht gerade eine Stärke meiner (vorgesetzten) Kolleginnen und Kollegen zu sein, geschweige denn von ihnen als Herzstück ihrer ärztlichen Tätigkeit verstanden zu werden. Belehrende Konfrontation während der Visite am Bett des Kranken war die Regel, einfühlsames Verstehen die Ausnahme. Und dies alles mehr oder weniger schwer leidenden Menschen gegenüber, die nicht nur erwarteten, bestmöglich *medizinisch*, sondern auch, unausgesprochen, *menschlich* behandelt zu werden. Ein offenes Ohr nicht allein für die körperliche Seite ihrer Erkrankung, vielmehr die über sie hinausgehende Leiderfahrung war und ist es, was sich Patienten vom Arzt erhoffen. Indes, Zuwendung zu zeigen, dem Patienten eigene Ressourcen zu vergegenwärtigen und diese zu stärken, ihm Trost zuteilwerden zu lassen, der über die fast schon geflügelte Bemerkung eines »Kopf hoch, wird schon wieder …« hinausgeht? Damals wie heute: Ereignisse von Seltenheitswert.

Als ich gegen Ende der 1970er-Jahre meine ärztliche Laufbahn begann, herrschte noch weithin ärztlicher Paternalismus im Verhältnis von Patient und Arzt. Er ist heute größtenteils einer Beziehung »auf Augenhöhe« gewichen – zumindest dem Anspruch nach ist die Selbstbestimmung des Kranken in den Fokus des Arzt-Patienten-Verhältnisses gerückt. Zur Zeit meiner »Lehrjahre« aber war ärztliches Gebot und Verbot vorherrschender und gängiger Teil ärztlicher »Hinwendung« zum Patienten. Sie scheute bisweilen weder dessen Bloßstellung noch Sanktionsdrohungen, wenn es die medizinische Indikation für eine bestimmte Behandlung zu rechtfertigen schien: »Schauen Sie doch mal in den Spiegel … bei Ihrem

Bauchumfang *müssen* Sie die hier verordnete Diätkost einhalten, andernfalls können Sie gleich die Klinik verlassen.«

Schon während meines ersten Jahres als Assistenzarzt irritierte mich die weit auseinanderklaffende Schere zwischen den mich nachhaltig beeindruckenden *Errungenschaften* der Medizin, insbesondere der Intensivmedizin, und ihren allfälligen *Defiziten*. Diese Diskrepanz kam – und kommt auch heute noch! – beispielhaft in zwei formelhaften ärztlichen Aussagen zum Ausdruck, die gegenüber Patienten und ihren Angehörigen stehende Redewendungen sind. Zum einen: »Wir tun alles, was wir können!« Eine Äußerung, die gerade in akuten lebensbedrohlichen Zuständen (z. B. bei schwerster Verletzung, Herzinfarkt) Hoffnung und Zuversicht geben soll und verspricht, das Arsenal medizinischer Möglichkeiten bis zum Äußersten auszuschöpfen. Das war und ist gut und richtig. Zum anderen aber: »Wir können nichts mehr tun.« Das Eingeständnis, dass die ärztliche Kunst versagt hat, wenn der Patient nach langem Bemühen aufgegeben wurde bzw. nicht mehr zu retten war. Nichts mehr tun können, wenn das Ziel der Heilung oder Gesunderhaltung sich als aussichtslos erwiesen hatte, erschien mir schon früh ein Stachel im Fleisch des Medizinbetriebs, der Sterbende marginalisierte und ihre Behandlung und Versorgung allein Seelsorgern, Angehörigen und Pflegekräften überließ. Das brachte mich innerlich auf und bestimmte fortan, wenn auch zunächst noch unterschwellig, mein ärztliches Hauptinteresse: Nein, so dachte ich – Medizin kann und muss *immer* etwas tun, präziser gesagt: anbieten; wenn nicht mehr im Sinne der *Kuration* (Heilung), dann in dem der *Palliation*, der Leidenslinderung, auch und gerade in aussichtsloser Krankheit. Doch es dauerte hierzulande Jahrzehnte, bis die Ärzteschaft erkannte und es sich zur Aufgabe machte, in der Palliation einen der Kuration ethisch gleichrangigen und unverzichtbaren Auftrag zu erkennen, der im Übrigen weit über Schmerzbekämpfung hinausreicht. Er ist bis heute immer noch mehr Verheißung als Wirklichkeit. Mit der Zeit wurde mir das, was Palliativmedizin im weitesten Sinne meint, die »Ummantelung« (lat. *pallium* = der Mantel) des Patienten, mehr und mehr zum Nukleus meiner ärztlichen Arbeit, die 2012 dann auch in die Gründung und Leitung eines Hospizes in Berlin mündete.

Ein halbes Jahr in einer anästhesiologischen und ein Jahr in einer internistischen Abteilung hatte ich absolviert, als mein Vater 1979 an einem Prostatakarzinom starb, über Jahre von einem Orthopäden als chronische Lumbalgie (degenerative Gelenkveränderungen) fehldiagnostiziert. Tatsächlich waren es Metastasen, die ihm schon lange heftigste Knochenschmerzen verursachten. Von der Krankheit bereits schwer gezeichnet, ließ er sich als medizinhöriger Kranker, der mein Vater nun einmal war, auf Empfehlung seines Arztes dennoch auf eine Operation ein, gefolgt von einer strahlen- und chemotherapeutischen Odyssee. Seine Qualen mitzuerleben wurde für meine Familie und mich zu einer niederschmetternden Erfahrung. Zwar waren ihm Schmerzmittel verschrieben worden – letztlich dreimal täglich zehn Tropfen eines Opiats –, eine indes bei weitem nicht ausreichende Dosis, um seine Schmerzen in Schach zu halten. »Wir können Ihren Vater schließlich nicht umbringen«, so der zuständige Oberarzt in einem Gespräch mit mir, »diese Dosis ist die äußerst zulässige, das sollten Sie als Kollege wissen!« Ich war empört, damit war ich nicht einverstanden. In mehreren Gesprächen mit meinem Vater überzeugte ich ihn davon, die Klinik zu verlassen und nach Hause zu kommen – in die Geborgenheit unserer Familie. Ich hatte Urlaub genommen und übernahm seine Behandlung fortan selbst. Die erste Verschreibung von Morphin außerhalb einer Klinik stellte ich für meinen Vater aus (siehe Kapitel 11).

Nicht zuletzt waren (und sind) es mehrfach eigene, darunter schwere und lebensbedrohliche Erkrankungen, die mich Verzweiflung, Eingeschlossensein und Einsamkeit in Krankheit und Leiden selbst er- und durchleben ließen; ich erfuhr das Unerträgliche und Nicht-Mitteilbare, das Gewalttätige des Schmerzes am eigenen, besser gesagt *im* eigenen Leib. Noch vergleichsweise harmlos waren meine wiederkehrenden steinbedingten Nierenkoliken, (Schmerzen, so teilte mir eine befreundete Mutter einmal mit, die allein dem Geburtsschmerz vergleichbar sind), deretwegen ich zweimal in klinischer Behandlung war. Ich erinnere mich: Es war 23 Uhr, wieder spürte ich den herannahenden Schmerztsunami in meiner linken Flanke; ich schleppte mich zum Stationstresen, hinter dem zwei Schwestern gerade scherzend ihre Dienstübergabe regelten. Ich wollte nicht stören, fast schämte ich mich: Ich bat um meine Dipidolorinfusion (ein Opiat), die ein Oberarzt mir bei der Visite für den Fall einer erneuten Kolik verordnet hatte, nachdem die üblichen krampflösenden Medikamente kaum Wirkung gezeigt hatten. »Wir kommen in einer Viertelstunde«, flötete eine der Schwestern, »wir sind gleich so weit, gehen Sie schon mal auf Ihr Zimmer.« Fassungslos ob der pflegerischen Ignoranz und der Verkennung meiner Verzweiflung – Widerworte blieben mir im Halse stecken – hangelte ich mich am Handlauf des Stationsflurs entlang zurück in mein Zimmer. Eine Viertelstunde verging; sie wurde zu einer Ewigkeit, in der ich nichts wünschte als mich in Nichts aufzulösen, ja, zu sterben. Dann endlich kamen die beiden »Engel«; das Opiat flutete meinen Körper, und ich versank in einen paradiesischen Schlaf.

Auch chronischer Schmerz ist mir nicht unbekannt. Seit Jahren peinigt mich ein ursächlich nicht zu klärender Schmerz in meinem rechten Bein, immerfort zugegen gleich der mich umgebenden Luft. Internistische, neurologische und radiologische Befunde füllen einen Ordner, diverse Spezialisten nahmen sich meiner an, doch alle physiotherapeutischen, medikamentösen und psychotherapeutischen Therapieversuche blieben ihre Wirkung schuldig. Irgendwann lernte ich, meinen Schmerz schlicht anzunehmen; er gehört nun zu mir; er wurde, so seltsam es klingen mag, durch mentales Training von einem niederzuringenden Gegner zu einem Vertrauten im wörtlichen Sinn – zu einem verwundeten Freund. Die Grenzen des medizinisch Möglichen erzogen mich zu Resilienz, verbunden mit einem »gesunden« Fatalismus.

2003 riss mich ein Herzinfarkt jäh aus der Unverletzlichkeit, in der ich mich als Arzt, wie auch viele meiner Kollegen, gewähnt hatte. Ein unerhörtes, bis dahin für mich unvorstellbares Ereignis. Ein Symptom, das in Lehrbüchern und im klinischen Jargon als Kardinalsymptom des Herzinfarktes gilt, der sogenannte Vernichtungsschmerz, hatte mich vorübergehend fest im Griff und ins Bodenlose stürzen lassen: Ein Zustand, als würde der Brustkorb in der Zwinge zweier sich einander nähernder Stahlplatten zermalmt. Während der Herzkatheteruntersuchung kam es kurzzeitig zu einem Herzstillstand, ich wurde wiederbelebt. Und änderte mein Leben.

Wenige Jahre später begann eine zermürbende, von Angst, Hoffnung, Deprimiertheit und Zweifeln überschattete Zeit, die bis heute, da ich dieses Buch verfasse, gegenwärtig ist: Sicher auch ein »Erbe« meines Vaters, erkrankte ich an einem Prostatakarzinom, dessen definitive Diagnose sich über Jahre quälend hinzog. Ungezählte Laboruntersuchungen und fünf Biopsien ließ ich innerhalb von acht Jahren über mich ergehen. Als die Diagnose feststand, entschied ich mich zu einer Operation, trotz mancher Ungewissheit und einschneidender, zumeist unvermeidlicher »Nebenwirkungen«, von denen auch ich nicht verschont blieb. Obwohl die Operation zunächst erfolgreich verlief, kehrte der Tumor nach drei Jahren zurück. Wieder schwand mir der Boden unter den Füßen, und schon sah ich das Schicksal meines Vaters auch nach mir greifen. Man empfahl mir das neueste bildgebende Verfahren, ein PET-CT, das glücklicherweise noch keine Metastasen zeigte. »Lassen Sie sich unbedingt bestrahlen, Ihre Chancen sind nicht schlecht!«, so der kollegiale Rat. Nicht schlecht? Gehofft hatte ich insgeheim auf eine optimistischere Prognose. Ich zögerte, doch schließlich stimmte ich zu. Tief verunsichert, beklommen und verängstigt ließ ich mich sechs lange Wochen täglich im Strahlenbunker der Universitätsklinik Berlin von der Sonde eines Linearbeschleunigers umkreisen, einem Satelliten gleich, der punktgenau mein Tumorrezidiv von allen Seiten attackierte und bis heute im Zaum hält.

Ich darf also behaupten, zumindest annäherungsweise zu wissen, wovon ich in diesem Buch spreche: Aus der Nähe zu den vielen schweren Krankheits- und Leidensverläufen meiner Patienten und aus dem eigenen Erleben lebensbedrohlicher Krankheit und existentieller Gefährdung wuchs in mir die immer mehr zur Gewissheit werdende Ahnung, dass selbst der Tod in aussichtsloser Krankheit zu einem Versprechen werden kann. So entschloss ich mich bei einem nicht absehbaren Leidens- und Sterbeprozess Suizidhilfe gemäß dem Willen des Kranken zu leisten – wenn alle anderen Optionen ausscheiden.

Suizidhilfe wahrzunehmen war seit 2011 mit erheblichen berufsrechtlichen Risiken verbunden und seit 2015 – nachdem die Suizidhilfe auch strafrechtlich (§ 217 Strafgesetzbuch, StGB) sanktioniert worden war –

unmöglich geworden. Da dies meiner Vorstellung von ärztlicher Gewissens- und Berufsfreiheit diametral entgegenstand, reichte ich im Juli 2016 (gemeinsam mit wenigen anderen Ärztinnen und Ärzten) im Interesse meiner Patienten Klage beim Bundesverfassungsgericht (BVerfG) gegen § 217 StGB ein. Letzter Anstoß hierzu war ein gegen mich im Mai 2014 eingeleitetes Ermittlungsverfahren. Es zeugt von der enormen Kluft zwischen Verfechtern und Widersachern der Suizidhilfe; darüber hinaus offenbart es beispielhaft den – ich scheue den Ausdruck nicht – Vernichtungswillen, den nicht wenige Gegner der Suizidhilfe ihren Befürwortern gegenüber an den Tag legen. Weil das Ermittlungsverfahren mich persönlich tief traf und auch zur Motivation beitrug, dieses Buch zu schreiben, sei es hier in aller Kürze wiedergegeben:

2014 hatte mir die *Frankfurter Allgemeine Zeitung* Gelegenheit gegeben, meine Haltung zur Suizidbeihilfe darzulegen. Unter dem Titel »Sterben darf nicht normiert werden« erschien am 30.4.2014 mein halbseitiger Artikel, der ausschließlich die ärztliche Suizidassistenz zum Gegenstand hatte und sie rechtfertigte. In diesem Artikel berichtete ich auch von dem schweren Schicksal eines von mir betreuten ALS-Patienten: »… Bewußt und wachen Verstandes möchte ich Abschied nehmen. Ich will nicht erleben, dass die Krankheit mich niedermacht und ich mir selbst zur unerträglichen Last werde, so seine Worte. Mehrfach bat er mich um meine Hilfe, wenn es soweit ist. Und die werde ich ihm nicht versagen.«

Offensichtlich motiviert durch meine Ansage »Und die werde ich ihm nicht versagen« erstattete ein anonym bleibender Bürger bei der Leitenden Oberstaatsanwaltschaft Frankfurt am 5.5.2014 Strafanzeige gegen mich »wegen Mordes, Tötung auf Verlangen, unterlassener Hilfeleistung, Verstoß gegen das Arzneimittel- und Chemikaliengesetz«.

Am 27.5.2014 erging ein Vernehmungsersuchen der Kriminaldirektion des Polizeipräsidiums Frankfurt an die Abteilung Kriminaldirektion-Staatsschutz in Berlin, die mich am 10.7.2014 als Beschuldigter im Landeskriminalamt 1 (Delikte am Menschen) Dezernat 11 (Tötungsdelikte) verhörte. Der Tatvorwurf gegen mich lautete: »Störung des öffentlichen Friedens durch Androhung von Straftaten« (§ 126 Sozialgesetzbuch, SGB) im Rahmen einer »Pressestraftat«.

Während meiner Vernehmung beantwortete ich allein die Fragen zu meiner Person. Die inhaltlichen Fragen zum Tatvorwurf (Näheres zur Krankheit meines Patienten und zur Art und Weise meiner künftigen Hilfeleistung u. a.) ließ ich unbeantwortet, zur offensichtlichen Verärgerung des vernehmenden Beamten. Ich übergab die Sache meinem Rechtsanwalt. Er verfasste eine 14-seitige Stellungnahme, die zur Folge hatte, dass die Staatsanwaltschaft Frankfurt am 21.10.2014 das offensichtlich unbegründete Ermittlungsverfahren (§§ 152 Abs. 2 i. V. m. § 160 Abs. 1 Strafprozessordnung) gegen mich einstellte.[1]

Der ganze Vorgang bezeugt zweierlei: Bestürzend ist die Ignoranz in Fragen zulässiger und verbotener Sterbehilfe aufseiten dessen, der mich anzeigte, insbesondere aber aufseiten der Staatsanwaltschaft. Unzweifelhaft ging aus meinem Artikel hervor, dass meine angekündigte Hilfe allein in einer (zum damaligen Zeitpunkt nicht strafbewehrten!) Suizidassistenz bestehen würde und keinesfalls in einer (nach wie vor strafbewehrten) Tötung auf Verlangen. Unterstellt werden sollte, dass die Staatsanwaltschaft diese Differenz kennt. Warum also ging sie der Anzeige gegen mich dennoch nach? Wie mehrere Anwälte zu berichten wissen, verfolgt die Staatsanwaltschaft Frankfurt in Sterbehilfe-Verfahren einen äußerst restriktiven Kurs, aus Gründen, über die sich nur spekulieren lässt; vermutlich aber deswegen, weil ihre Juristen auch von eigenen weltanschaulichen und/oder moralischen Erwägungen nicht unabhängig sind. So erlaube ich mir den Schluss, dass das gegen mich eingeleitete Verfahren eher meiner Einschüchterung dienen und Stimmen wie die meinige, die die ärztliche Suizidhilfe befürworten, zum Schweigen bringen und weniger Recht und Gesetz zur Geltung verhelfen sollte.

Nicht allein um Recht und Gesetz geht es mir in diesem Buch, das im Übrigen nicht im Geringsten die Suizidhilfe zu einer »normalen« ärztlichen Option erklären, geschweige denn sie glorifizieren will. Es ist vielmehr mein Anliegen, dazu beizutragen, sie vom Odium des Unärztlichen, des Unerhörten und Verwerflichen zu befreien. Dazu war mir ein Blick in die Geschichte hilfreich.

3

Suizid und Suizidhilfe – historische Anmerkungen

Der Suizid ist ein Phänomen, das seit den frühesten Zeiten der Menschheitsgeschichte bekannt und überliefert ist. Er ist Teil der Conditio humana und als solcher eine Möglichkeit menschlichen Handelns, die – ihrer so unterschiedlichen Motivationslagen und Realisationen wegen – wie kaum eine zweite seit der Antike von Philosophen, Ärzten, Psychologen, Soziologen, Theologen, Psychiatern, Literaten und nicht zuletzt von Suizidwilligen oder Suizidenten selbst kontinuierlich erörtert, untersucht und bewertet wird. Insbesondere zur philosophischen und moralischen Bewertung des Suizids besteht seit jeher kein Konsens. Mit je eigenen Begründungen verwerfen beispielsweise Platon, Aristoteles, Augustinus, Thomas von Aquin und Immanuel Kant den Tod durch eigene Hand; Seneca, David Hume, Friedrich Nietzsche und Jean Améry hingegen, um nur wenige zu nennen, rechtfertigen bzw. befürworten ihn. Zwei diametral gegensätzliche Urteile also, die sich nicht zuletzt in den noch heute geläufigen Begriffen »Selbstmord« und »Freitod« (bis hin zu dessen Heroisierung) offenbaren.

Eine angemessene und unvoreingenommene Betrachtung aber sollte solch wertende Begriffe meiden. Sie sollte vielmehr eine neutrale Bezeichnung wählen, der allein der Begriff »Suizid« (= Selbsttötung) gerecht wird. Die vielfältigen Motive (z. B. Ehrverlust, Schande, Scham, Alter,

Krankheit, Verzweiflung) Suizidwilliger oder derjenigen, die sich tatsächlich suizidieren, machen deutlich, warum es sich verbietet, Selbsttötung von vornherein zu pathologisieren, als moralisch verwerflich, als sündhaft, weil dem Willen Gottes zuwiderlaufend, zu brandmarken, es gar zu kriminalisieren. Selbsttötung – bzw. das Nachdenken darüber – war und ist immer auch Sinnsuche, in dem Sinne, dass man eine vermeintlich oder tatsächlich lebensrelevante ausweglose Lage zu bewältigen versucht. Die hierbei gewährte Hilfe wird heute als Suizidhilfe und nicht als »Suizid*bei*hilfe« bezeichnet. Denn Beihilfe beinhaltet in der Sprache des Rechts immer die Mitwirkung bei der Vorbereitung oder Ausführung einer Straftat, und um eine solche handelt es sich bei der Hilfe zur Selbsttötung zweifellos nicht. Insofern erscheint mir Suizidhilfe der geeignetere Begriff.

Den Sichtweisen auf den Suizid selbst widme ich mich hier nicht, sondern verweise diesbezüglich auf das Literaturverzeichnis im Anhang. Mein Thema ist das, was im allgemeinen Sprachgebrauch »Sterbehilfe« genannt wird: die Hilfe zum Sterben im Sinne der ärztlichen Hilfe zum Suizid. Den Suizid selbst erörtere ich dabei nur insofern, als eine verantwortbare Suizidhilfe lediglich unter drei Bedingungen zu vertreten ist: Der Wunsch zu sterben muss freiverantwortlich, wohl erwogen und nachhaltig sein. Dabei meint Freiverantwortlichkeit, dass der/die Sterbewillige seinen/ihren Entschluss bei klarem Verstand und frei von jeglichem äußeren Zwang gefasst hat; Wohlerwogenheit, dass er/sie alle anderen möglichen Optionen, wie z. B. palliativmedizinische Angebote, kennt und bedacht hat; Nachhaltigkeit, dass sein/ihr Entschluss zeitliche Konstanz aufweist.

Wie der Suizid selbst, so wird auch die Suizidhilfe in den Geistes- und Sozialwissenschaften, dem Strafrecht und der medizinischen Ethik unterschiedlich beurteilt, zumal wenn sie von einem Arzt geleistet wird. Indes sind auch Suizidhilfe und Tötung auf Verlangen keine »Erfindungen« des 20. Jahrhunderts. Früheste Zeugnisse aus vorantiker alttestamentarischer Zeit belegen, dass beispielsweise die Könige Abimelech und Saul – jeweils in einer aussichtslosen kriegerischen Situation – ihre Waffenträger aufforderten, ihnen den Gnadenstoß zu versetzen, wie der Theologe Jan Dietrich in seiner Habilitationsschrift ausführt. Überhaupt waren

Suizide in den Kulturen des Alten Ägyptens und Orients nicht selten, sei es aus Scham oder verletztem Ehrgefühl, sei es als Folge von Demütigung oder aus Gründen vorzeitigen Ruhms.[1]

Aufschlussreich ist auch die berühmte ärztliche Eidesformel, verfasst im fünften vorchristlichen Jahrhundert, benannt nach dem griechischen Arzt Hippokrates und diesem zugeschrieben. In ihr heißt es: »... und niemandem werde ich ein tödliches Gift geben«. Diese Formulierung legt nahe, ja unterstellt geradezu, dass es in der Antike bereits unterschiedliche Auffassungen von dieser Form ärztlicher Hilfeleistung gegeben haben muss! Wozu sonst sollte das hippokratische Verbot der ärztlichen Hilfe zur Selbsttötung in einem Eid gedient haben, wenn nicht eine gewisse Nachfrage danach bestanden hätte?

Diese Nachfrage bestand in der Tat, auch wenn sie von Seiten der verfassten Ärzteschaft heute eher verschwiegen wird. Grundlegende Einsichten in die Aufgaben insbesondere römischer Ärzte, zumal betagten todesnahen Patienten gegenüber verdanken wir dem Bamberger Althistoriker Hartwin Brandt, der sie 2010 in einer umfangreichen Schrift darlegte. Nach Brandt war »das (in der römischen Antike; Anm. des Verf.) an den Arzt gerichtete Anliegen, bei der Beendigung des eigenen, nur noch als qualvoll empfundenen Lebens zu helfen offenbar etwas Alltägliches – und darin dürfte der Schlüssel zum Verständnis des bis heute viel diskutierten Tötungsverbots des antiken hippokratischen Eides stecken«. Schon im alten Rom vertrat die kaiserzeitliche Ärzteschaft in der Frage der Suizidhilfe keine einheitliche Position. Der große römische Arzt Galen von Pergamon gar empfahl alten und schwerkranken Menschen den Suizid! Auch der Philosoph Seneca, der selbst ärztliche Sterbehilfe in Anspruch nahm, schrieb in seinem 70. Brief: »Wenn der eine Tod unter Qualen, der andere einfach und leicht sich vollzieht, warum sollte diesem nicht die Hand nachhelfen dürfen?«[2]

Waren im römischen Recht Suizid und Suizidversuch grundsätzlich nicht nur straflos, sondern wurde dem Suizidenten sogar ein gewisser Respekt entgegengebracht, änderte sich dies zu Beginn des Mittelalters ab dem 6. Jahrhundert. Das christlich-kanonische Recht, fußend auf einer theokratischen Rechtsidee, wird faktisch zum Staatsrecht. Die

Bewertung des Suizids, den nicht zuletzt das 5. Gebot (»Du sollst nicht töten«) einschließt – maßgeblich durch die Kirchenväter Augustinus und Thomas von Aquin festgeschrieben –, gilt fortan auch für das zivile Strafrecht: »Was Sünde ist auch Straftat, die weltliche Strafe vertritt die Strafe Gottes und wendet so seinen Zorn von der christlichen Civitas ab.« Über Jahrhunderte werden Suizidenten grausam bestraft: Ewige Verdammnis, Verweigerung eines christlichen Begräbnisses, postmortale Verstümmelung, Verscharren der Leiche auf dem Schindanger und Einzug der Hinterlassenschaft waren übliche Strafpraktiken, die sich bis ins 18. Jahrhundert nachweisen lassen.

Mit Beginn der Neuzeit und des Zeitalters der Aufklärung emanzipierten sich die Gesellschaft und ihr Subjekt, das Individuum, sukzessive vom theokratischen Recht. Die vormals göttliche Bestimmung von Welt und Mensch weicht individueller Gestaltungsmöglichkeit und Eigenverantwortlichkeit des Menschen, die auch seinen Tod mit einbeziehen. Michel de Montaigne nimmt um das Jahr 1580 im 3. Kapitel des 2. Buches (*Ein Brauch auf der Insel Keos*) seiner berühmten *Essays* Gedanken der stoischen Philosophie auf und plädiert für die eigenverantwortliche Selbsttötung bei einer als sinnlos erfahrenen Existenz (Alter, Krankheit).[3]

Entscheidend für die Folgezeit wurde das 1647 von dem Schriftsteller und Dekan von St. Pauls Cathedral in London, John Donne, verfasste Werk *Biathanatos*. Donne polemisierte aus theologischer Sicht insbesondere gegen Thomas von Aquin, der lehrte, dass der Suizid gegen das Naturrecht, die Gemeinschaft und Gottes Gebot verstoße. Für den vernunftbegabten Mensch jedoch, so Donne in seiner sehr kleinteiligen Argumentation, könne dies, im Gegensatz zum Tier, nicht uneingeschränkt gelten. Anhand zahlreicher historischer Beispiele (Jesus, Judas Iskariot), die bis zur »Verherrlichung« des Suizids als wohlgefällig vor Gott reichen, kommt Donnes Apologie des Suizids einem theologischen Umsturzversuch nahe.[4]

Auch die Schrift *Über Selbstmord* des schottischen Philosophen David Hume blieb nicht ohne Einfluss. Für Hume, der sich auch auf die Stoiker berief, war die Option des Suizids ein Garant menschlicher Freiheit, seine Ablehnung beruhe allein auf Aberglaube; der Suizid könne keine Pflichtverletzung Gott gegenüber sein, da die Selbsttötung keinen Eingriff in die Schöpfung und die Naturgesetze darstelle, vielmehr sei der Suizid eine menschliche Handlungsmöglichkeit der von Gott dem Menschen gegebenen Kräfte.[5]

Immanuel Kant dagegen verwarf den Suizid unter der Maxime, dass der Mensch als freies vernunftbegabtes und zur Sittlichkeit fähiges Wesen Pflichten gegen sich selbst habe. Freiheit aber schließe Pflichten ein. Diese gelten, seiner Natur gemäß, primär der Erhaltung seiner selbst. Und es kann nicht sein, dass der Mensch sich selbst, das Subjekt der Sittlichkeit, als solches aufgibt und auslöscht.

Auf die Reflexionen anderer bedeutender Denker zum Suizid am Übergang vom Mittelalter zur Neuzeit soll hier nur kurz verwiesen werden. So plädiert beispielsweise schon Thomas Morus (1516) in seiner *Utopia* für die aktive, ärztlich herbeigeführte Euthanasie. Montesquieu (1721) kritisiert die Bestrafung des Suizids, Voltaire (1757) begegnet ihm mit Empathie und verwirft ebenfalls seine Bestrafung; Rousseau (1761) hält ihn grundsätzlich für rechtmäßig, betont jedoch auch Verantwortung und Pflicht gegenüber den Mitmenschen. Hobbes, Descartes und Spinoza sehen im Suizid indes einen Akt der Unfreiheit, der dem natürlichen Selbsterhaltungstrieb zuwiderlaufe; dieses Naturgesetz verbiete die Selbsttötung so beispielsweise Hobbes in *Leviathan*, seinem Hauptwerk.[6]

Trotz ihrer divergierenden ethischen Bewertungen dessen, was Freiheit ausmacht, sind es die Vertreter des aufklärerischen Humanismusideals (Freiheit, Selbstverantwortung, Pflichten gegen sich selbst), die der Entkriminalisierung des Suizids letztlich den Weg bahnen, wenn auch der Klerus (z. B. Luther, Calvin) der Trennung von Recht und Moral/Religion sowie der Loslösung der Sünde vom Verbrechen heftig widersprechen. Die Straflosigkeit des Suizids schlägt sich in den bedeutenden Strafgesetzbüchern jener Zeit nieder: Das *Bayerische Strafgesetzbuch* (1813) und das *Preußische Strafgesetzbuch* (1851), das zur Grundlage des *Reichsstrafgesetzbuches* (1872) wurde, pönalisieren weder den Akt der Selbsttötung noch die Teilnahme an ihm.[7] In der Bevölkerung aber lebt die Stigmatisierung des Suizids als unsittlich und widernatürlich fort.

Indes tritt infolge der Erstarkung von Naturwissenschaft und Medizin an Stelle der Strafwürdigkeit des Suizids ein neues Konzept: das seiner Psychologisierung und Pathologisierung. Wahnsinn und Melancholie – vereinzelt schon im Mittelalter als für den Suizid ursächlich und damit als entschuldbar angesehen – nun verknüpft mit destruktiven Umwelteinflüssen und körperlichen Krankheiten und Aberrationen (z. B. Schädelanomalien) – führen zur allmählichen Psychiatrisierung des Suizidenten, dem Unzurechnungsfähigkeit und damit Schuldunfähigkeit zugestanden wird. Er wird zum Patienten und damit zu einem Fall für die Medizin.[8]

Straflosigkeit einerseits, Behandlungsbedürftigkeit andererseits prägen den gesellschaftlichen Umgang mit dem Suizidenten bis in unsere Zeit. Das derzeitige Strafrecht der Bundesrepublik fußt auf dem 1872 in Kraft getretenen *Reichsstrafgesetzbuch*, dem – wie bereits erwähnt – der Tatbestand der Selbsttötung fremd war. Es erkannte im Suizid kein strafwürdiges Unrecht und konstatiert es bis heute nicht. Damit entfiel prinzipiell auch die Bestrafung von Personen, die an einem Suizid teilnehmen (gemäß dem Prinzip der Akzessorietät, nach dem die Teilnahme an einer nicht strafbewehrten Handlung nicht strafbar sein kann). Zwar wäre die Schaffung eines eigenständigen Delikts der Hilfe zur Selbsttötung auch damals schon möglich gewesen; und tatsächlich gab es während der ersten Hälfte des 20. Jahrhunderts in Deutschland immer wieder Initiativen und Ansätze zu einer Pönalisierung der Suizidteilnahme, doch auch der letzte Entwurf zur Überarbeitung des Strafgesetzbuches von 1962 lehnte sie ab. Dies änderte sich erst mit dem 9.12.2015, als der vom Bundestag neu geschaffene § 217 StGB in Kraft trat, der die »geschäftsmäßige Förderung der Selbsttötung« unter Strafe stellte.[9]

Als jemand, der eine humanistisch-altsprachliche Erziehung und Ausbildung genossen hat, möchte ich hier als historische Anmerkung auch auf die vermutlich früheste neuzeitliche Stimme zur Frage der Rechtmäßigkeit der Suizidhilfe *und* der Tötung auf Verlangen verweisen. Sie gehört keinem Geringeren als Wilhelm von Humboldt, preußischer Gelehrter und Begründer des nach ihm benannten humanistischen Bildungsideals. In seinem 1792 erschienenen Werk *Ideen zu einem Versuch, die Grenzen der Wirksamkeit des Staates zu bestimmen* vertrat er die Auffassung, dass dem Staat hinsichtlich seiner Eingriffsrechte, die ausschließlich der Sicherheit der Bürger zu dienen hätten, Grenzen gesetzt sind: »[…] Hingegen Handlungen, welche sich allein auf den Handelnden beziehen oder mit Einwilligung dessen geschehen, den sie treffen, zu bestrafen, verbieten eben die Grundsätze, welche dieselben nicht einmal einzuschränken erlauben; und es dürfte daher nicht nur […] unternommener Selbstmord, sondern sogar die Ermordung eines anderen mit Bewilligung desselben müsste ungestraft bleiben, wenn nicht im letzten Fall die zu leichte Möglichkeit eines gefährlichen Missbrauchs ein Strafgesetz notwendig machte.«[10]

»… mit der Bewilligung desselben …«: Mit dieser Festlegung – auf den Willen und die Selbstbestimmung des Menschen – formuliert Humboldt bereits vor mehr als 200 Jahren ein Desiderat, das erst im 21. Jahrhundert zu seiner vollen Entfaltung kommen sollte. Darum geht es im folgenden Kapitel.

EXKURS 1

Formen der Sterbehilfe

»Sterbehilfe« ist, für sich genommen, ein unscharfer Begriff, weil er fünf Formen der Hilfe beinhaltet: Sterbebegleitung, Zulassen des Sterbens, indirekte aktive Sterbehilfe, Suizidhilfe und direkte aktive Sterbehilfe. Sie lassen sich nach den Kriterien »legal« und »illegal« sowie »aktiv« und »passiv« differenzieren. Vielfach wird auch die »Hilfe *im* Sterben« (Sterbebegleitung, Zulassen des Sterbens, indirekte aktive Sterbehilfe) von der »Hilfe *zum* Sterben« (Suizidhilfe, direkte aktive Sterbehilfe) unterschieden.

Im Sprachgebrauch der Medien und der Öffentlichkeit bezeichnet der Begriff Sterbehilfe allein zwei Formen der aktiven Lebensbeendigung: die ärztliche Suizidhilfe und die direkte aktive Sterbehilfe (Tötung auf Verlangen, auch »Todesspritze« genannt).

Achtung: Die Begriffe »passiv« und »aktiv« sind nicht gleichzusetzen mit »legal« und »illegal«. Nach bestehendem Recht ist statthaft, was dem Willen des freiverantwortlichen Patienten entspricht, sei es aktives Tun oder Unterlassen im Zuge eines Behandlungsabbruchs. Verboten ist und unter Strafe steht (nach §§ 212 und 216 Strafgesetzbuch) allein die vorsätzliche gezielte aktive Tötung eines Patienten, selbst auf seinen ausdrücklichen Wunsch hin.

Passive Sterbehilfe – kausal für den Tod des Patienten sind natürlicher Verlauf von Krankheit und Alter

Sterbebegleitung (legal)

Unter Sterbebegleitung versteht man das gesamte Spektrum menschlicher Zuwendung und Leidenslinderung: einfühlsame Betreuung, Unterbringung in einer menschenwürdigen Umgebung, Seelsorge und Trost durch Angehörige, Freunde, Arzt und Pflegekräfte. Darüber hinaus gehören zur Sterbebegleitung all die palliativ-medizinischen Mittel und Maßnahmen, die die vielfältigen Symptome Sterbender zu lindern in der Lage sind: Dabei sind es keineswegs Schmerzen, wie irrtümlicherweise oftmals angenommen, die das führende Symptom im Sterben ausmachen; nur für einen kleinen Teil der Sterbenden trifft dies zu. Häufiger dominieren andere körperliche Symptome wie Luftnot, unstillbarer Husten, Appetitlosigkeit, Erbrechen, Übelkeit, Durchfall, Verstopfung, Juckreiz und nachlaufendes Bauchwasser, die der Linderung und Behandlung bedürfen. Mehr noch als die körperlichen sind es die psychischen Symptome, die in der Begleitung Sterbender für Behandler und Angehörige eine große Herausforderung darstellen: Angst, Verwirrtheit, Depression, Teilnahmslosigkeit, Ruhe- und Schlaflosigkeit, die Sorge um Familie und berufliche Aufgaben ebenso wie ungelöste spirituelle Fragen können zu den beherrschenden quälenden Symptomen Sterbender werden.

Zulassen des Sterbens (legal)

Zulassen des Sterbens ist gleichzusetzen mit dem Unterlassen oder der aktiven Beendigung lebensverlängernder und möglicherweise leidensverlängernder Maßnahmen gemäß dem Willen des Patienten. Das geltende Recht, bekräftigt durch zahlreiche höchstrichterliche Entscheidungen, macht allein den aktuellen Willen des Patienten (Patient ist bei klarem Bewusstsein) oder seinen schriftlich vorausverfügten Willen (Patientenverfügung) oder seinen mündlich übermittelten Willen (Vollmacht) oder seinen mutmaßlichen Willen (der zu erschließen ist) zur verbindlichen Richtschnur dafür, ob und wie lange lebenserhaltende Maßnahmen durchgeführt werden dürfen.

Dabei wird zwischen den vielen verschiedenen Weisen künstlicher Lebensverlängerung nicht unterschieden: Es kann sich beispielsweise um die Abschaltung einer Beatmungsmaschine, die Beendigung einer Nierendialyse, die Einstellung einer künstlichen Ernährung über eine Sonde oder um den Verzicht auf eine Behandlung mit Arzneimitteln

(z. B. Antibiotika, Insulin) handeln. (Dabei ist die Beendigung einer bereits eingeleiteten lebenserhaltenden Maßnahme gleichzusetzen mit ihrer Nicht-Aufnahme.) In einem jeden solcher Fälle überlässt man auf der Grundlage des Patientenwillens eine ohne Behandlung zum Tode führende Krankheit ihrem *natürlichen Verlauf*. Diesem natürlichen Verlauf stattzugeben ist weder ethisch noch rechtlich gleichzusetzen mit der Tötung des Patienten! Der Patient stirbt an seiner Krankheit und nicht infolge eines gezielten ärztlichen Eingriffs. Vielmehr würde jede weitere lebensverlängernde Behandlung eine rechtswidrige Körperverletzung darstellen, für die sich der Arzt gegebenenfalls strafrechtlich verantworten müsste. (Umgekehrt wäre es eine rechtswidrige Tötung, angezeigte Maßnahmen zur Lebenserhaltung durch Unterlassen nicht anzubieten, wenn der Patient leben will.)

An einem Beispiel soll der Unterscheid zwischen Sterbenlassen und Töten verdeutlicht werden: In Krankenzimmer A liegt ein beatmeter Patient. Jemand betritt den Raum und stellt die Beatmungsmaschine ab – der Patient stirbt.

In Krankenzimmer B liegt ebenfalls ein beatmeter Patient. Auch hier betritt jemand den Raum und stellt die Beatmungsmaschine ab – der Patient stirbt.

In beiden Fällen unterscheiden sich die sichtbaren Behandlungsabläufe nicht! Im ersten Fall aber war der Handelnde ein Erbschleicher, der mit einer Anklage wegen Mordes rechnen muss; im zweiten Fall war der Handelnde ein Arzt, der dem (in einer Patientenverfügung niedergelegten) Willen des Patienten entsprach. Das Abstellen des Beatmungsgerätes war im zweiten Fall nicht allein zu billigen, es war rechtlich geboten!

Aktive Sterbehilfe – kausal für den Tod des Patienten ist ein gezielter und vorsätzlicher Eingriff von Menschenhand

Indirekte aktive Sterbehilfe (legal)
Während eine kunstgerecht durchgeführte Schmerztherapie den Todeszeitpunkt praktisch niemals vorverlegt, kann eine zur Linderung starker Schmerzen oder schwerer Atemnot notwendige Gabe stark wirkender Arzneimittel (z. B. Morphin) in manchen Fällen durch eine allmähliche Lähmung des Atemzentrums ein vorzeitiges Sterben herbeiführen. Zwar ist dies vom Arzt nicht unmittelbar beabsichtigt, wird von ihm aber billigend in Kauf genommen, weil eine wirksame Symptombekämpfung (der der Patient zugestimmt haben muss) Vorrang hat vor einer Verlängerung des Lebens. Tatsächlich muss die Medikamentengabe den Tod des Patienten auch herbeigeführt haben, weil es sich sonst um eine Maßnahme der Leidenslinderung, also um eine Form der passiven Sterbehilfe handeln würde.

Nicht außer Acht gelassen werden darf indes, dass kaum jemals überprüfbar ist, ob der Arzt durch die Verabreichung von starken Schmerzmitteln oder solchen, die äußerste Atemnot bekämpfen, im strengen Sinne allein Symptomlinderung verfolgt oder, darüber hinausgehend, eine Lebensverkürzung, das heißt den erlösenden Tod des Kranken, im Auge hat. Nur der Arzt weiß um seine eigene Absicht, die er vor seinem Gewissen zu verantworten hat. Zudem kann der äußerst schmale Grad zwischen der gebotenen indirekten Sterbehilfe und der verbotenen direkten aktiven Sterbehilfe (siehe unten) vom Arzt kaum »berechnet« werden. Sie liegt also allein in der Willensrichtung des Arztes; es sei denn, er verabreicht dem Patienten nachweislich eine nicht indizierte – weil überhöhte – Dosis von Schmerzmitteln, was mindestens den Vorwurf der fahrlässigen Tötung beweist und ein Indiz für eine absichtliche Tötung sein könnte.

Wie in einer Studie, der eine Umfrage unter palliativmedizinisch tätigen Ärzten zugrunde liegt, dokumentiert werden konnte, kommt es in der Behandlungswirklichkeit keineswegs selten vor (und das war in allen Zeiten so), dass das vom Arzt gewählte Mittel und seine Dosierung nicht allein das quälende Symptom aufhebt, sondern auch das Eintreten des erlösenden Todes gezielt herbeiführt.

Dass die Grenzen zwischen einem durch indirekte Sterbehilfe herbeigeführten Tod und gezielter Tötung ineinander übergehen, wird in Extremsituationen schwerster Erkrankungen deutlich: Ein unerträglicher Todeskampf droht beispielsweise Patienten, bei denen ein Lungentumor auch in die großen Lungengefäße eingebrochen ist und schwerste Angstzustände, Atemnot und Bluterbrechen die Folge sind. Die gezielte Verkürzung des Todeskampfes ist dann ärztliche Pflicht. Dem Patienten muss mit entsprechenden Mitteln schnellstmöglich das Bewusstsein genommen werden. Ob dieses Handeln den Todeskampf verkürzt, ist rechtlich ohne Bedeutung.

Eine Sonderform der indirekten (aktiven) Sterbehilfe stellt die **palliative Sedierung** dar. Sie ist gleichzusetzen mit einem künstlichen Koma, das mittels einer gesteuerten intravenösen Gabe sedierender Medikamente einen vorübergehenden oder anhaltenden Zustand der Bewusstseinsdämpfung oder Bewusstlosigkeit herbeiführt. Palliative Sedierung ist indiziert bei schwerster Symptomlast (z. B. Panik, Schmerz, Atemnot) beziehungsweise Leidenszuständen, die auf andere Weise nicht beherrschbar sind (umstritten ist die Indikation »existentielles Leid«). Palliative Sedierung ist dann rechtlich und ethisch unbedenklich, wenn der Patient aufgeklärt ist, ihr zuvor zugestimmt hat und der Arzt allein eine effektive Symptomkontrolle beabsichtigt und nicht den Tod des Patienten zum Ziel hat, auch wenn der Tod als »unbeabsichtigte Nebenfolge« eintreten sollte. Wegen der schwierigen Abgrenzung von der aktiven Sterbehilfe ist die palliative Sedierung indes rechtlich und ethisch strittig, denn die Grenze zwischen beiden wird allein durch die Intention (Willensrichtung) des Arztes markiert.

Bei Gabe hoher/extremer Dosen außerhalb des palliativ-medizinisch vertretbaren Rahmens geht der Arzt das Risiko der fahrlässigen

Tötung (Behandlungsfehler) oder gar der vorsätzlichen Tötung (aktive Sterbehilfe, § 216) ein.

Suizidhilfe (legal)

Suizidhilfe bezeichnet die gezielte Hilfeleistung einer Person (Arzt/Angehöriger), die es einer anderen Person auf deren freiverantwortliches Verlangen hin ermöglicht, von eigener Hand zu sterben (Tatherrschaft beim Patienten!), indem in der Regel eine tödliche Dosis eines Medikaments verschrieben wird. Suizidhilfe war strafrechtlich in Deutschland immer erlaubt. Erst als am 9.12.2015 der neu geschaffene Strafrechtsparagraph 217 StGB in Kraft trat, wurde die geschäftsmäßige, das heißt die auf Wiederholung angelegte, Suizidhilfe (mit wenigen Ausnahmen) unter Strafe gestellt. Dieses Verbot wurde am 26.2.2020 durch ein Urteil des Bundesverfassungsgerichts für »nichtig« erklärt. Suizidhilfe ist also seit dem 26.2.2020 grundsätzlich (wieder) eine legale Hilfeleistung (siehe auch Kapitel 10). Berufsrechtlich ist die Suizidhilfe in der Ärzteschaft umstritten (mehrheitlich wird sie abgelehnt). Die am 2.6.2011 vom Deutschen Ärztetag gebilligte Musterberufsordnung sah in ihrem § 16 zwar ein definitives Verbot der ärztlichen Suizidhilfe als Empfehlung vor; sie wurde jedoch nur von zehn der siebzehn Landesärztekammern übernommen, die übrigen sieben Kammerbezirke folgten der Empfehlung nicht; sie beließen es vielmehr bei abgeschwächten Formulierungen, die nichtsdestoweniger einen kategorialen Unterschied ausmachen: In diesen Kammerbezirken war es dem Arzt freigestellt, sich nach seinem Gewissen für oder gegen eine Suizidhilfe zu entscheiden (siehe auch Kapitel 7).

Direkte aktive Sterbehilfe (illegal)

Direkte aktive Sterbehilfe ist gleichzusetzen mit der gezielten und vorsätzlichen Tötung eines Menschen durch einen anderen, in der Regel ein Arzt (Tatherrschaft beim Arzt!). Was auch immer einem solchen Akt zugrunde liegt, sei es Mitleid, sei es das Verlangen des Patienten, sei es ein niederes Motiv (z.B. Habgier), nach den §§ 212 und 216 (Text siehe Anhang 1) ist er in der Bundesrepublik verboten. Dennoch wird auch hierzulande, angestoßen durch die unter bestimmten Bedingungen straflos gestellte direkte aktive Sterbehilfe in Belgien, Luxemburg und den Niederlanden, über die Zulässigkeit dieser Weise der Lebensbeendigung diskutiert, zumal dann, wenn ein Patient nicht mehr oder nur schwerlich in der Lage ist, seinen Tod durch Suizid selbst herbeizuführen. Letztlich ist es auch die Nähe von indirekter aktiver Sterbehilfe und direkter aktiver Sterbehilfe, die diese Diskussion aufrechterhält.

Die Schutzpflicht des Staates für das Leben und die Achtung des Lebens als Wert der Gemeinschaft ist zwar in unserer Verfassung verankert; indes kommt dem Gesetzgeber beim Schutz des Lebens ein weiter Beurteilungsspielraum zu: Er wäre nicht daran gehindert, die Strafbarkeit einvernehmlicher aktiver Sterbehilfe für – strikt eingegrenzte – Fälle aufzuheben, wenn sie ein Todkranker nachdrücklich, frei verantwortlich und bei vollem Bewusstsein verlangt, so ein führender deutscher Verfassungsrechtler.

Der immer vernehmlicher werdende Ruf weiter Teile unserer Gesellschaft nach aktiven Formen der Lebensbeendigung signalisieren zwei unübersehbare Trends: Trotz der erfreulichen Ausweitung palliativmedizinischer und hospizlicher Versorgungsangebote in den letzten beiden Jahrzehnten ist das Vertrauen vieler Bürger in eine menschliche medizinisch-pflegerische Versorgung im Alter und am Lebensende eher im Schwinden begriffen. Dazu kommt, dass es in den komplexen Fragen, die das Lebensende und seine »Gestaltung« betreffen, nicht einmal unter Ärzten eine einheitliche Ethik gibt: Vielmehr ist sie heute aufgefordert, sich dem auch in zahlreichen anderen gesellschaftlichen Bereichen immer vernehmbarer artikulierten Ruf nach Individualisierung, Selbstbestimmung und dem Respekt vor ihr nicht zu verschließen.

4

Selbstbestimmung – ohne Dialog ein Fragment

Eine Episode aus meiner Zeit als Klinikarzt: Die 48-jährige Frau S. erleidet beim Treppensteigen erstmals eine plötzliche, kurz dauernde Bewusstlosigkeit und wird auf Veranlassung ihrer Freundin vom Rettungsdienst in unsere Klinik eingeliefert. Sie hat eine Kopfprellung, gibt mir jedoch geordnet Auskunft und berichtet über eine seit vielen Jahren bekannte, unbehandelte Anämie. Eine Blutabnahme ergibt einen Hämoglobinwert (Blutfarbstoffgehalt) von 3,8 g%, was etwa einem Viertel der Sauerstoffträger einer gesunden Frau ihres Alters entspricht. Damit ist die Ursache des Kollapses der Patientin zweifelsfrei geklärt und eine eindeutige stationäre Aufnahmeindikation gegeben. Doch die Patientin lehnt eine Klinikaufnahme rigoros ab. Trotz eingehender Aufklärung über die Risiken einer Entlassung bleibt Frau S. bei ihrem Entschluss, von dem sie auch ihre anwesende Freundin nicht abbringen kann. Ein von mir hinzugezogener Psychiater bestätigt die Einsichts- und Einwilligungsfähigkeit der Patientin. Ich war gezwungen, sie »auf eigenen Wunsch und gegen dringenden ärztlichen Rat« zu entlassen. Eine Woche später wird sie Opfer eines schweren Verkehrsunfalls, erneut war sie auf der Straße zusammengebrochen. Ich war geschockt; tagelang quälte mich die Frage, ob mein Psychiater-Kollege und ich nicht doch die Patientin hätten in der Klinik halten müssen. Glücklicherweise überlebte sie. Doch wie auch immer man ihre ursprüngliche Entscheidung bewerten mag – sie war selbstbestimmt und rechtlich unanfechtbar.

Selbstbestimmung ist zu einem Schlüsselbegriff moderner Gesellschaften geworden. Vor allem in bioethischen Diskursen wie auch in der praktischen Medizin spielt er eine große Rolle. Selbstbestimmung ist ein Grundrecht aller Menschen und im Grundgesetz der Bundesrepublik Deutschland verankert. Gemäß unserem Verfassungsverständnis ist sie als substanzielles Element menschlicher Würde zu begreifen. Sie wird oft gleichgesetzt mit Autonomie und meint in erster Näherung die Freiheit, über den eigenen Lebensentwurf und seinen Vollzug zu entscheiden, soweit die Rechte Dritter nicht verletzt werden. Daraus leitet sich auch das Selbstbestimmungsrecht von Patienten ab, dem gerade am Lebensende überragende Bedeutung zukommt.

Der Autonomiebegriff ist mehrdeutig und Gegenstand anhaltender Interpretationen unter Philosophen, Ethikern und Juristen. Herausgebildet hat sich dennoch ein Standardverständnis dieses Begriffs: Danach bezeichnet Autonomie die Fähigkeit zur sittlichen Selbstbestimmung, gleichzusetzen mit dem Vermögen, auf der Grundlage eigener moralischer Werte und Überzeugungen authentisch, das heißt nach kritischer Selbstreflexion zu entscheiden und zu handeln. Das impliziert Einsichts- und Einwilligungsfähigkeit, die anhand der Kriterien Informationsverarbeitung, schlussfolgerndes Denken, Kommunizieren von Entscheidungen und Krankheitseinsicht zu prüfen sind, im Falle einer anstehenden medizinischen Behandlung vom behandelnden Arzt.[1]

In modernen liberalen Gesellschaften ist dieses Konzept der Patientenautonomie weithin akzeptiert. Ergänzend ist zu betonen, dass Autonomie als ein sich in einer einzelnen Handlung manifestierendes Vermögen verstanden wird, das allein prozedural, d. h. ausschließlich über das Verfahren der Entscheidungsfindung, definiert ist. Autonomie (und der Respekt vor ihr) ist also nicht von deren Inhalten abhängig zu machen, vielmehr ist sie inhaltsneutral.[2] Anders formuliert: Eine Entscheidung des Patienten mag Außenstehenden, etwa dem Arzt, noch so bizarr, unvernünftig und jeder ärztlichen Rationalität zuwiderlaufend erscheinen – ob sie selbstbestimmt getroffen wurde oder nicht, ist allein davon abhängig, wie sie zustande gekommen ist bzw. welche strukturellen Merkmale der Entscheidungsprozess und die mentale Verfassung des Entscheidungsträgers aufweisen. Dabei werden in medizinethischen Kontexten die prozeduralen Kriterien eher niedrig angesetzt, um nur in Ausnahmefällen Entscheidungen anzweifeln zu können. Die Entscheidung muss frei verantwortlich und (im Großen und Ganzen) wohl erwogen sein; die nötigen Informationen müssen im Rahmen ärztlicher Aufklärung vor jeder Behandlung vom Kranken aufgenommen und verstanden worden sein, wovon sich der Arzt zu überzeugen hat. Indes, der Patient kann eine Aufklärung auch ablehnen, verpflichtend für den Arzt ist allein das Angebot der Aufklärung! Letztlich muss beim Zustandekommen der Entscheidung eine irgendwie geartete Zwangssituation ausgeschlossen sein. Zu welchem Resultat der entscheidende Mensch kommt, ist allein seine Sache.[3]

Nachdem das Grundgesetz 1949 in Kraft getreten war, unterlag auch das Selbstbestimmungsrecht des Bürgers seinem Schutzbereich, niedergelegt in Artikel 2 des Grundgesetzes (GG). Zahlreichen Gerichtsurteile, insbesondere die des Bundesgerichtshofs (BGH), stärkten schon in den 80er- und 90er-Jahren das Selbstbestimmungsrecht des Patienten beziehungsweise schrieben es fest: Vom mündigen Bürger zum mündigen Patienten war es daher ein nur folgerichtiger, ja geradezu zwingender Schritt. Er nötigte die Ärzteschaft dazu, sich nicht allein dem Willen des Patienten zu beugen, sondern ihm auch auf Augenhöhe zu begegnen und ihn im Rahmen des »informed consent« (informierte Zustimmung) in die Lage zu versetzen, selbstbestimmte Entscheidungen zu treffen, mit allen Untiefen und Klippen, die sie beinhalten: Denn Autonomie im Rechtssinn und Autonomie im Fähigkeitssinn stehen in einem heiklen Verhältnis zueinander. »Imperfekte Autonomie«, wie der Rechtswissenschaftler Christian Katzenmeier zutreffend bemerkt, macht die Einbeziehung einer Ethik ärztlicher Fürsorge unabdingbar, freilich nicht um überkommene Modelle von ärztlichem Paternalismus wiederzubeleben, sondern im Sinne differenzierter Beratung und Aufklärung, eingebettet in empathischen Zuspruch.[4]

Der hohe normative Stellenwert der Patientenautonomie mag manchem heute selbstverständlich erscheinen. Indes stellt sie eine Errungenschaft dar, die wir, wie oben schon angedeutet, eher der Judikatur verdanken als der Ärzteschaft. Nicht sie war es, die diesen Paradigmenwechsel initiiert und vollzogen hat; vielmehr waren und sind es mutige anwaltliche Initiativen und Richter des Bundesgerichtshofs, die bestehendes, im Grundgesetz niedergelegtes Recht erkannt und ihm zur Geltung verholfen haben. Ohne sie sind letztlich auch die erfreuliche Ausweitung der Palliativmedizin und der Hospizbewegung in unserem Land nicht denkbar. Seinen letzten Ausdruck fand das Prinzip der Selbstbestimmung in der im Februar 2020 ergangenen Entscheidung des Bundesverfassungsgerichts: Jeder Bürger darf nach Art. 2 GG grundsätzlich über die Art und Weise seines Lebensendes frei entscheiden.

Bedeutung und Anerkennung des Prinzips der Selbstbestimmung wurden zusätzlich getriggert durch den rasanten medizinischen Fortschritt, der in der Mitte des 20. Jahrhunderts einsetzte: Reanimation, Dialyse, künstliche Ernährung und Beatmung, Transplantationsmedizin und Herzschrittmacher haben Leben und Sterben in zuvor nie gekannter Weise manipulierbar gemacht. Deren ebenso weitreichende wie komplexe ethische und medizinrechtliche Konsequenzen durften weder den Willen des Patienten und seine individuellen Präferenzen noch die Problematik der Ausgestaltung ärztlicherseits indizierten Handelns, zumal in aussichtsloser Krankheit, außer Acht lassen. Seitdem bildet das Verhältnis von ärztlichem Auftrag und Autonomie des Patienten eine, ja vielleicht sogar *die* Schlüsselkontroverse in Medizin und Bioethik.

Diese Kontroverse ist keineswegs neu. Schon 1894 fällte das Reichsgericht, im Deutschen Reich der oberste Gerichtshof, jenes berühmte Urteil, das den ärztlichen Heileingriff erstmals als tatbestandsmäßige Körperverletzung qualifizierte und damit jede ärztliche Behandlung von der Einwilligung des Patienten abhängig machte.[5] Eine noch weitergehende, die Selbstbestimmung des Patienten betreffende Klarstellung nahm der Bundesgerichtshof 1957 vor: Ein Kranker darf selbst dann einen Heileingriff ablehnen, wenn er durch diesen von einem lebensbedrohlichen Leiden befreit würde.

Über viele Jahrzehnte hinweg aber ignorierte die Ärzteschaft den Einwilligungsvorbehalt des Patienten. Das Arzt-Patient-Verhältnis war bestimmt von der ärztlichen »Heilgewalt« im Gewand des sogenannten benevolenten Paternalismus (wohlmeinende Väterlichkeit). Und kaum ein Kranker oder Angehöriger hatte die Stirn, gegen das, was der Arzt für angezeigt hielt, aufzubegehren.

Inzwischen ist die Rechtslage eindeutig klargestellt: Spätestens seit dem Inkrafttreten des sogenannten Patientenverfügungsgesetzes am 18.6.2009 ist auch am Lebensende die ärztliche Fürsorgepflicht dem Willen des Patienten grundsätzlich nachgeordnet. Anders gesagt: Der Patient hat das Recht, über alle bei ihm vorgenommenen Behandlungen und Therapien selbst zu entscheiden, ihnen zuzustimmen oder sie abzulehnen. Menschen handeln und entscheiden üblicherweise jedoch nicht allein nach den Vorgaben des Gesetzgebers, sondern innerhalb konkreter individueller und sozialer Rahmenbedingungen: Aufseiten des Patienten sind das Angst, Ambivalenz und Unwissenheit, aufseiten des Arztes ökonomischer Druck, Ressourcenknappheit, nicht selten Überforderung und das Verfolgen von Eigeninteressen. Dass das Recht auch von den wahren Aufgaben ablenken, ja geradezu pervertiert werden kann, verdeutlicht beispielsweise die ärztliche Aufklärungspflicht, die im klinischen Routinebetrieb allzu oft zu einer Maßnahme verkommt, die eher der rechtlichen Absicherung des Arztes dient als der Aufklärung des Patienten und ihn nicht selten verstört zurücklässt.

Letzteres zu verhindern gelingt nur dann, wenn die Autonomie des Patienten ärztlicherseits auch ernst genommen und respektiert wird. Noch heute erkennen viele Ärzte allein das Abwehrrecht des Patienten gegen jede Form seiner Instrumentalisierung oder Bevormundung an. Doch das Anerkennen der Patientenautonomie – und das ist entscheidend – ist nicht allein als »negative« Verpflichtung auszulegen, in dem Sinne, dass sich der Arzt nicht in die Willensbildung des Patienten einmischt. Es beinhaltet auch und gerade eine »positive« Verpflichtung, eine Art Bringschuld des Arztes dem Patienten gegenüber: Ärzte sollten nicht allein angemessen informieren und aufklären; sie haben darüber hinaus die Pflicht, den Patienten in seinem Entscheidungsprozess aktiv zu unterstützen und den Patienten zur Wahrnehmung seiner Autonomie zu befähigen. Sie haben sich also auch als »Geburtshelfer« der Patientenautonomie zu begreifen und in diesem Sinne das Gespräch mit dem Patienten zu suchen!

Diese Aufgabe muss heute mehr denn je zum Teil ärztlicher Fürsorgepflicht werden; zumal die überbordenden Informationen zu Gesundheitsfragen im Internet, der sich rasch entwickelnde medizinische Fortschritt, das Angebot immer neuer Behandlungsoptionen sowie die zunehmende Verrechtlichung der Medizin keineswegs dazu führen, dass die Patienten sich informierter und aufgeklärter fühlen. Im Gegenteil: Orientierungslosigkeit, Verstörtheit und Misstrauen in die Medizin sind weitverbreitet, was einem Verlust an Autonomiebefähigung des Patienten gleichkommt.

Der Auftrag des Arztes zur »Selbstermächtigung« des Patienten ist niedergelegt in der »Charta zur ärztlichen Berufsethik«, die den nach Inhalt und Formulierung veralteten Hippokratischen Eid abgelöst hat. Sie wurde 2002 international von zahlreichen Ärzteorganisationen formuliert und verpflichtet den Arzt gleich in ihrem ersten Absatz dazu, »den Interessen des Patienten zu dienen … und diesen darin zu unterstützen, sich zu informieren und sachgerechte Entscheidungen über seine Behandlung zu treffen«.

Damit wird – trotz des Vorranges der Patientenautonomie – keineswegs grenzenlosen Forderungen des Patienten stattgegeben. Er darf zwar ausnahmslos jede ärztliche Behandlung untersagen, umgekehrt aber auch nur Behandlungen fordern, die ärztlicherseits angeboten beziehungsweise indiziert sind: Ein Patient mit Bauchschmerzen, der der festen Überzeugung ist, sie rührten von einer Gallenkolik her und nun »autonom« den Arzt auffordert, die Gallenblase operativ zu entfernen (wie das auch schon bei seinem Vater und Bruder geschah), der Arzt hingegen sicher diagnostizieren konnte, dass die Gallenblase nicht die Beschwerdeursache darstellt (einen solchen Fall habe ich persönlich miterlebt), wird auf seiner Autonomie nicht bestehen können, weil die ärztliche Indikation für den Eingriff eindeutig nicht vorliegt. Auch Aspekte der Gerechtigkeit, zumal bei knappen Ressourcen, können die Patientenautonomie tangieren oder einschränken. Zum Beispiel dann, wenn zwei beatmungspflichtige autonome Individuen um nur ein Intensivbett mit Beatmungsplatz konkurrieren und damit der Arzt in das schreckliche Dilemma gerät, eine Entscheidung zugunsten des einen und auf Kosten des anderen Patienten treffen zu müssen.

Gegen das oben skizzierte »Standardverständnis« von Autonomie werden allerdings Einwände erhoben, die sich unter dem Begriff »relationale Autonomie« zusammenfassen lassen. Manche Kritiker fordern eine sogenannte Befähigungspflicht des Patienten: Zwischen Arzt und Patient sei das gemeinsame Erörtern gesundheitlicher Ziele und medizinischer Optionen unabdingbar, bevor eine Entscheidung tatsächlich autonom genannt werden dürfe. Einige Experten wenden ein, dass eine autonome Entscheidung nicht auf einem Mangel an Selbstvertrauen beruhen dürfe; unerlässlich für Autonomie sei ein elementares Zutrauen in eigene Verlässlichkeit und eigene Fähigkeiten.

Verschiedene Philosophen und Ethiker führen an, dass das, was wir für unser individuelles Selbst halten, tatsächlich ein soziales Konstrukt, d. h. Ausdruck einer sozialen Identität, ist, was konkret bedeuten würde, auch Angehörige und Freunde des Patienten als Mitentscheidende vor einer ärztlichen Behandlung einzubeziehen.

Derartige Einwände geben zwar – auch nach Einschätzung führender Bioethiker wie der Münsteraner Bioethikerin Bettina Schöne-Seifert – durchaus Anlass zur Reflexion darüber, was Autonomie ihrem Wesen nach ist und wie sie zustande kommt. Doch zielen sie letztlich nicht auf eine substantielle Revision des Standardmodells von Autonomie, die als ein Individualrecht unantastbar ist.[6]

Ein Dilemma bleibt: Das gravierendste Hindernis dafür, dass der Patient seine Selbstbestimmung wahrnimmt, liegt in der Krankheit selbst.[7] Die mit ihr einhergehenden Hoffnungen und Ängste, Symptome und Leidenszustände erschweren oder verhindern allzu oft – zumal dann, wenn das Gehirn mitbetroffen ist – eine authentische und nachhaltige Urteils- und Willensbildung des Kranken und lassen seine Behandler und Angehörigen ratlos zurück; umso mehr dann, wenn mündliche Willensbekundungen aus gesunden Tagen oder eine Patientenverfügung für den Fall anhaltender Einwilligungsunfähigkeit nicht existieren und der mutmaßliche (indes rechtlich verbindliche!) Wille zu ermitteln ist.

Abschließend sei hier auf ein Problem verwiesen, das mich in meinem klinischen Alltag, wenn auch selten, in Verlegenheit bringen konnte: Mancher Patient scheut sich, seine Selbstbestimmung wahrzunehmen; er schreckt davor zurück, die Verantwortung für sich selbst zu übernehmen, und delegiert sie lieber an den Arzt, der als »Fachmann« besser als er, der Patient, weiß, was zu tun und was zu unterlassen ist. Ein Aufklärungsgespräch, über welche Behandlung oder welchen Eingriff auch immer, wird dann seitens des Patienten oftmals nicht gewünscht, ja manchmal sogar brüsk abgelehnt. Das indes provoziert meinen entschiedenen Widerspruch: Denn nicht allein der Arzt hat dem Patienten gegenüber eine Bringschuld; auch der Patient hat, wenn auch keine rechtliche, so doch eine moralische Verpflichtung, von der ihm »auferlegten« Freiheit Gebrauch zu machen, das heißt Entscheidungsverantwortung für sich zu übernehmen. Dazu muss er den Dialog mit sich selbst, seinem Arzt und seinen Angehörigen suchen. Erst dann ist er imstande, sinnvoll eine Entscheidung zu treffen, die möglicherweise unumkehrbar ist. Mein Fazit: Richtig verstandene Selbstbestimmung bleibt ohne Dialog ein Fragment. Und in welcher Lebenslage käme dem Dialog mehr Bedeutung zu als dann, wenn ein Mensch ernsthaft erwägt, seinem Leben ein Ende zu setzen? Ein Dialog aber setzt beim Arzt dem Patienten gegenüber eine empathische Haltung voraus. Was aber verbirgt sich im Begriff (ärztlicher) Empathie? Das ist Gegenstand des folgenden Kapitels.

5

Empathie – ich könnte du sein

Empathie zeigen und leben – sollte dies nicht jedem Arzt, nicht allein in der Behandlung schwerstkranker und sterbender Patienten, in seine DNA eingeschrieben sein? Empathie ist ein schwer zu fassender, wolkiger Begriff, der nicht nur Philosophen und Künstler, Neurobiologen und Mentaltrainer anzieht und fasziniert, ein Modewort geradezu, dem etwas Magisches anhaftet und mit dem wir Wärme und Zuwendung assoziieren. Doch was eigentlich ist der Gehalt dieses heute auch außerhalb des Arzt-Patient-Verhältnisses so inflationär gebrauchten Begriffs?

Der amerikanische Soziologe Jeremy Rifkin[1] sieht eine empathische Zivilisation heraufziehen; Jan Slaby, Philosoph an der Freien Universität Berlin hingegen behauptet, Empathie, verstanden als der Versuch, die Welt mit den Augen des anderen zu sehen, sie zu erleben wie der andere sie erlebt, wäre zweifellos sehr interessant, funktioniere aber nicht, »weil ein empathischer Perspektivenwechsel grundsätzlich unmöglich sei«[2]. Der einflussreiche amerikanische Psychologe Paul Bloom[3] definiert Empathie gar als »ein Bauchgefühl, das einen wegschwemmt«. Aber was bedeutet das für die Arzt-Patient-Beziehung?

Empathie ist ein Begriff, der für Zuhören und Verstehen steht; er signalisiert Nähe, zuhören können und Aufgehobenheit – kurz: gelebte Menschlichkeit. Die aber ist in unserer von Krisen, Ängsten, Orientierungslosigkeit und Zeitdruck geprägten Gesellschaft zu einem raren Gut geworden – auch und gerade in der Medizin, wo sie von Patienten und

Angehörigen insbesondere am Lebensende allzu oft schmerzlich vermisst wird.

Das hat vielschichtige Gründe. Unter ihnen ist der Einzug des viel beklagten Ökonomisierungsdrucks in die ärztliche Versorgung sicher ein bedeutender. Wen wundert es heute noch, dass für sprechende Medizin kaum mehr Zeit bleibt und das Selbstverständnis manches Arztes als »Dokumentationsdrohne« das eines zugewandten, empathischen Arztes mehr und mehr überspielt? Und doch hat der viel beklagte Empathieverlust in der ärztlichen Versorgung tiefer liegende Gründe, denn nicht allein fehlende Zeit für Gespräch und Zuwendung ist es, die das, was Empathie meint, allzu oft verhindert. (Darüber wird weiter unten zu sprechen sein).

Empathie bedeutet »einfühlendes Verstehen«; mit den Augen des anderen sehen, mit den Ohren des anderen hören zu können und es ihm mitzuteilen, das heißt zu spiegeln. Der australische Kognitionswissenschaftler Carl Rogers betont die Als-ob-Eigenschaft einer solchen Gesprächssituation: Ich könnte du sein. Diese Als-ob-Eigenschaft eines aktiv Zuhörenden (die im Gespräch streng einzuhalten ist) ist keinesfalls zu verwechseln mit den Begriffen Mitgefühl und Sympathie, und schon gar nicht mit dem der Identifikation, die gerade das Gegenteil einer Als-ob-Situation darstellt. Sympathie ist eine wertende Zustimmung zu den Gefühlen und Ideen eines anderen; sie liegt damit, ebenso wie Mitgefühl und Mitleid, auf einer anderen Bezugsebene zum Patienten. Deswegen auch spricht Rogers nicht von der Gefühlswelt des anderen, sondern von seiner Wahrnehmungswelt.[4] Ein Beispiel:

Patientin: Die Diagnose metastasierender Brustkrebs hat mich zutiefst erschreckt … sie traf mich wie ein Blitz aus heiterem Himmel …

Arzt: Ich kann mir vorstellen, wie Ihnen zumute ist … Ihr Leben ist jetzt ein anderes … es scheint Ihnen völlig aus der Bahn geworfen … ist es das, was Sie meinen?

Patientin: Ja … Sie sagen es. Meinen Sie, dass ich eine Chance habe?

Arzt: Ich weiß es nicht … versuchen Sie, Mut zu fassen; ich tue mein Möglichstes für Sie … Ihr Onkologe steht ja nicht mit leeren Händen da …

Patientin: Glauben Sie wirklich, dass ich stark genug bin, die Therapie durchzustehen?

Arzt: Mein Eindruck ist, dass Sie nicht so schnell aufgeben … spüren Sie das nicht auch in sich?

Patientin: Ich kann kaum glauben, dass Sie mich so sehen … meinen Sie also, ich sollte morgen mit der Chemo beginnen, wie mir mein Onkologe nahegelegt hat?

Arzt: Je früher desto besser … haben Sie Vertrauen … zu sich und zur Medizin … manche Frau in Ihrer Situation konnte viele lebenswerte Jahre gewinnen …

Patientin: Das beruhigt mich … Aber noch etwas, bitte … ich weiß nicht, ob ich Sie das fragen darf …

Arzt: Bitte … Sie dürfen mir jede erdenkliche Frage stellen …

Patientin: Wenn mich die Krankheit irgendwann überwältigen sollte … ich habe sie ja bei meiner Mutter miterlebt … Sie hat trotz guter Behandlung sehr gelitten … würden Sie mir dann helfen, mein Leiden abzukürzen? … Ich meine, es vorzeitig zu beenden?

Arzt: Ich verstehe Ihre Frage … ja, das kann ich … ich bin und bleibe an Ihrer Seite … doch ich glaube, darüber zu sprechen, ist jetzt nicht der richtige Zeitpunkt … oder was meinen Sie?

Patientin: Dass erleichtert mich … Sie haben recht … ich danke Ihnen. Morgen beginne ich mit der Chemo.

Das Gespräch zeigt: Die Patientin fühlt sich angenommen, verstanden und aufgehoben. Spiegeln bedeutet für sie, dass sie Partnerschaft, Ermutigung und Toleranz erfährt und zur Selbstreflexion motiviert wird. Für den Arzt stellt Spiegeln eine klare Form patientenzentrierter Gesprächsführung dar, die ihm dennoch einen ausgewogenen Umgang von Nähe und Distanz zu seinem Gegenüber ermöglicht. Spiegeln ist die wirksamste Methode, dem Patienten zu signalisieren, dass der Arzt ihm aktiv zuhört und »bei ihm« ist.

»Bei jemandem« sein. Hierzu führte der Philosoph und Psychiater Karl Jaspers einen Begriff ein, der mein ärztliches Selbstverständnis geprägt hat. In seiner 1965 edierten Schrift *Hoffnung und Sorge* schreibt er: »… An der Grenze des medizinisch Möglichen ist er (der Arzt; Anm. d. Verf.)

Helfer und Schicksalsgefährte des Leidenden aus der Gemeinschaft des Menschseins.«[5]

Der Arzt als Schicksalsgefährte? Manch einer mag diese heute altmodisch anmutende Zuschreibung belächeln. Ist der Arzt nicht längst zum bloßen Mediziner mutiert, der den Kranken dekonstruiert, indem er ihn quasi vom Krankheitsgeschehen subtrahiert, um den Krankheitsmechanismus sichtbar und behandelbar zu machen? »Der Patient wird in Parenthese gesetzt, erst dann ist medizinisches Handeln möglich«, so bringt der amerikanische Arzt Michael Stein seine Kritik an der gegenwärtigen Medizin in seinem Buch *The Lonely Patient* auf den Punkt.[6]

Wird der Arzt in Zukunft gar allein zum Vollstrecker medizinischer Algorithmen mit der Folge wachsender kommunikativer Ferne zwischen ihm und seinem Patienten? Und wünschen wir uns nicht eben deswegen den Arzt – neben Angehörigen und Freunden – als empathischen Gefährten, gerade in der Einsamkeit und Verzweiflung schwerer Krankheit, Versehrtheit oder gar Todesnähe?

Eine solche Haltung einzunehmen fällt Ärzten unterschiedlich leicht. Es erfordert Voraussetzungen, die Ärzte oftmals nicht oder nur teilweise erfüllen: Da ist die ethische Grundhaltung des Arztes zu seiner Profession und sein persönliches Interesse an sozialem Engagement; da ist seine Bereitschaft, sich emotional berühren zu lassen, damit umgehen zu können und nicht zuletzt seine Fähigkeit wahrzunehmen, wie die Qualität seiner Beziehung zum Patienten ist und diese durch Spiegelung zu beeinflussen. Manch einem fällt es da leichter, seinen Patienten mit einer gewissen Gleichmut oder mit Indifferenz zu begegnen, so wie es viele Mediziner während ihrer Ausbildung gelernt haben.

Zu Beginn ihres Studiums sind die weitaus meisten Medizinstudenten hoch motiviert, geradezu beseelt von einer genuin empathischen Wallung, dem Patienten helfen zu wollen. Das Studium indes fokussiert auf wissenschaftliches Denken, auf Unvoreingenommenheit und Distanz zu seinem Gegenstand, dem Patienten. Im Zentrum der Lehr- und Lerninhalte steht die Aneignung anatomischer, pathophysiologischer, biochemischer und bioinformatischer Fakten und Prozesse. In den Fächern Anatomie und Pathologie widmen sich die Studenten dem toten menschlichen Körper, einem passiven »Patienten«, der weder klagt noch muss man ihm zuhören. Zwangsläufig zielt die Aufmerksamkeit und Begeisterung der Studenten auf die Krankheit und die in ihr als Bild und Zahl sichtbar werdenden pathologischen Strukturen und Prozesse, nicht jedoch auf den kranken Menschen in seiner leidenden Ganzheit.

Hier liegt der Keim der Abhärtung des Arztes gegen seine natürlichen empathischen Regungen – der Entfremdung von sich selbst. Die Macht des Bildes und der Zahl, der Primat des Auges über das Ohr verfestigt sich während des weiteren ärztlichen Werdegangs, denn ohne Bild (Sonographie, Computertomographie etc.) und Zahlenwert (Labortwerte etc.) ist Medizin heute nicht denkbar.

Später, im Praxis- oder Stationsalltag, sprechen Ärzte nahezu immer über den »Fall«. Medizinische Befunde und Arztbriefe sind objektiv und unpersönlich. In ihnen kommt zum Ausdruck, was der Arzt gesehen und gemessen hat: Bild, Kurve und Zahl beweisen die Krankheit nicht nur, in ihnen realisiert und erlebt sie der Arzt. Und das, was gesehen und gemessen worden ist, wird anders und höher gewichtet als das mitgeteilte gesprochene Wort des Kranken. (18 Sekunden hören Ärzte im Mittel ihren Patienten zu, ehe sie diese unterbrechen!) Die Geschichte des Kranken anzuhören dauert meist zu lange. Schneller und effizienter als das Ohr – und auf Effizienz kommt es heute im Klinikbetrieb an – arbeitet das Auge.

Es scheint, als sei die Empathie den Ärzten im Getriebe eines naturwissenschaftlich dominierten Studiums und einer insgesamt technikorientierten und merkantilisierten Medizin verloren gegangen. Umso wichtiger die Frage: Wie kann Empathie wiedergewonnen werden? Kann man sie überhaupt lehren und lernen? Ist sie ein Geschenk oder eine intuitive Fähigkeit?[7]

Die Forschung zeigt, dass unser Gehirn seine Struktur und die meisten seiner Synapsen in der Kindheit ausbildet; doch gibt es überzeugende Hinweise dafür, dass sich später noch, wenn auch langsamer, Kognition und Emotionen durch neue neurale Verknüpfungen verändern können. Eben das aber erfordert reale Einübung von Welterfahrung, die Öffnung für die zahllosen und reichhaltigen Facetten menschlichen Lebens und menschlicher Schicksale ebenso wie ihre fiktive Aneignung, wie sie in den Geschichten großer Leidender und ihrer Krankheiten lebendigen Ausdruck erfährt.

Hier könnte ein in Deutschland noch kaum verbreiteter Ansatz weiterhelfen, der in den angelsächsischen Ländern entwickelt wurde und dort auf beachtliche Resonanz stößt. Er zielt auf die Rückbesinnung respektive Wiederbelebung einer den ganzen Menschen ins Auge fassenden Medizin und firmiert unter dem Begriff der »Medical Humanities«. Als ein interdisziplinäres Lehr- und Forschungsgefüge plädieren die Medical Humanities für eine Öffnung der Medizin hin zu den Geisteswissenschaften und drängen darauf, sie auch im Medizinstudium zu verankern. Die Medical Humanities messen dabei der Rezeption von Literatur, insbesondere pathographischen Texten, solchen also, die sich mit Krankheit und dem ihr innewohnenden Leid befassen, hohen Wert bei.[8]

Literatur und Medizin – auf den ersten Blick zwei Weisen menschlichen Denkens und Wirkens, die scheinbar unverbunden nebeneinander existieren. Zwar sind Krankheit und Schmerz, menschliche Verwundbarkeit und Endlichkeit seit jeher sowohl Gegenstand der Medizin wie auch der Literatur, doch bedienen sich beide Erkenntnissysteme einer unterschiedlichen Annäherung an den Menschen: Die Medizin trachtet danach, das Phänomen Krankheit im Sinne des englischen Begriffs disease zu objektivieren und zu normieren – heute geläufig als sogenannte *Evidence-Based Medicine*. Im Kranken indes sieht sie eher das Modell als die individuelle Person, von der sie sich, zumindest tendenziell, distanziert.

Hingegen versuchen literarische Texte der Erfahrung und dem Erleben von Krankheit, der Einzigartigkeit des Leidens, dem Sich-selbst-im-eigenen-Leben-fremd-werden, Ausdruck zu verleihen. Fragen der Identität, persönliche Erschütterung, Ängste und Hoffnungen, mithin die subjektive Dimension von Krankheit als illness im Sinne einer *Narrative-Based Medicine* stehen ganz im Vordergrund. Und dies gilt selbstredend nicht allein für literarische Texte, vielmehr und ganz besonders für jeden Kranken, der oder die über sich und seine/ihre Krankheit spricht, zumal mit einem/einer Arzt/Ärztin.

Mögen diese beiden Welten auch verschiedene Sprachen sprechen, so besteht zwischen ihnen doch ein innerer Zusammenhang, etwas Komplementäres; denn beide zielen ja auf etwas Gemeinsames: die Bewältigung von Krankheit und Leid, in welchem Sinne auch immer – dem der Heilung, dem des Über-Lebens mit und in chronischer Krankheit oder letztlich dem, was man einen gelungenen Sterbeprozess nennen könnte, der sogar ein selbst gesetztes Lebensende nicht verwirft.

Beispielhaft seien hier einige wenige der zahllosen Gegenwartsautorinnen und -autoren genannt, die sich autobiographisch, essayistisch und/oder fiktional dem Sujet eigener oder miterlebter Krankheit widmen und darin ihr seelisches und emotionales Gefüge dem Leser offenbaren.

Der verstorbene Wolfgang Herrndorf – er suizidierte sich 2013 durch einen Kopfschuss – legte mit seinem als Buch erschienenen Blog *Arbeit und Struktur* ein Dokument der Tapferkeit angesichts seines mehrfach operierten Hirntumors vor; ein Text übrigens, den man auch als Appell an Gesetzgeber und Ärzteschaft lesen kann, aussichtslos Schwerstkranken Suizidmittel nicht länger vorzuenthalten.[9] Erhellend auch Péter Esterházys *Bauchspeicheldrüsentagebuch*, in dem trotz seiner tödlichen Tumorerkrankung seine »ontologische Heiterkeit« aufscheint, wie ein Kritiker urteilte.[10] Susan Sontag legte schon 1978 einen brillanten Essay über *Krankheit als Metapher* vor; ein leidenschaftliches Plädoyer gegen die moralische Metaphorisierung jeglicher Krankheit.[11] John Updike lässt den Leser in *Rabbit in Ruhe* den Vernichtungsschmerz eines Herzinfarktpatienten miterleben und was es heißt, ein Liebhaber mit Schuppenflechte zu sein.[12] Der Demenzerkrankung seines Vaters spürt Arno Geiger in seinem Buch *Der alte König in seinem Exil* nach. Es verrät mehr über das Wesen dieser Erkrankung und den Umgang mit ihr als jeder psychiatrische Befund oder Ratgeber.[13]

Medizin menschlicher gestalten – ein seit Jahrzehnten immer wieder heraufbeschworenes Desiderat, von Patienten *und* von Ärzten. Vermag Literatur als eine Kunstform dazu einen Beitrag zu leisten? Vermag sie gar zu heilen? Letzteres sicherlich nicht. Aber als eine Art medialer Nabelschnur kann sie zur moralischen und affektiven Bildung und Schulung des Arztes, zur Reflexion über Leidenswege und zwischenmenschlichen

Umgang beitragen und sein Verhalten beeinflussen. Sie fordert den Arzt auf, den Kranken in seiner Subjektivität wahrzunehmen und damit auch eine gelingende Beziehung zwischen Arzt und Patient entstehen zu lassen.

Empathie ist – ähnlich dem Placeboeffekt – alles andere als Illusion. Sie vermittelt mehr als das bloße Bild, das wir vom Kranken wahrnehmen. Sie lässt uns vielmehr sagen: »Ich könnte du sein« – eine Erkenntnis, die zugleich eine Gemütsbewegung, eine Emotion hervorruft, die ihrerseits wiederum den Impuls, Hilfe zu leisten, auslöst. Indes bildet Empathie nicht nur den Boden für alle Qualitäten eines dem Humanismus verpflichteten Arztes. Ganz entscheidend ist, dass ärztliche Empathie den Patienten motiviert und stärkt, seine Ressourcen freilegt, seine Therapietreue erhöht und zur Stärkung seiner Eigenverantwortung und Selbstbestimmung beiträgt. Empathie wird damit auch zu einem zentralen und messbaren Faktor des Behandlungserfolgs, wie zahlreiche Studien belegen konnten. Nicht umsonst finden gerade in jüngster Zeit, Empathieseminare, wie sie mittlerweile im Rahmen des Medizinstudiums angeboten werden, regen Zulauf.

Ein Schwerpunkt der Seminare ist die empathische Einübung des strukturierten Überbringens und Besprechens schlechter Nachrichten auf der Grundlage des im Jahr 2000 in den USA von der amerikanischen onkologischen Gesellschaft entwickelten »SPIKES-Schemas« (SPIKE ist ein Akronym, dessen Buchstaben die wesentlichen Inhalte eines solchen Arzt-Patienten-Gesprächs in englischer Sprache bezeichnen). SPIKE will den angehenden Arzt dazu befähigen, im Rahmen eines angemessenen Settings sich der Mitteilung einer lebensbedrohlichen Diagnose schrittweise anzunähern, dabei Augenhöhe zum Patienten einzunehmen, das Verständnislevel des Patienten im Auge zu haben, seine Emotionen zu berücksichtigen und mit dem Patienten eine Perspektive für seine noch verbleibende Lebenszeit zu entwickeln.

Solche Seminare sind lobenswert und unverzichtbar, wenn denn das Überbringen schlechter Nachrichten nicht einem unstrukturierten ärztlichen Belieben überlassen bleiben soll, das immer noch die Regel ist und durchaus krude Aussagen zeitigen kann: »... dass Sie Krebs haben, wissen Sie ja bereits, Herr K., oder!?« So beispielsweise ein Oberarzt während meiner Medizinalassistentenzeit bei der Visite am Bett eines Patienten, der tatsächlich noch nichts von seiner Erkrankung wusste und mit Panik reagierte, die nur durch die rasche Gabe eines Sedativums halbwegs in Schach gehalten werden konnte.

Empathie – eher eine Haltung denn eine Technik – hilft nicht allein dem Patienten, seine Krankheit zu bewältigen. Sie hilft auch dem Arzt, sich mit sich selbst und seinen Gefühlen zu konfrontieren und mit ihnen professionell umzugehen. Umso mehr sollte für die Ausbildung angehender Ärztinnen und Ärzte gelten, dass die Einübung empathischen Verhaltens während des Studiums nicht früh genug einsetzen kann: »Use it or lose it.«

Das rationalistische Menschenbild der cartesianischen Philosophie des »Cogito ergo sum« prägt auch das Science-basierte, biologistisch verkürzte Menschenbild unserer Medizin. Es bedarf heute mehr denn je der Revision und Erweiterung im Sinne eines »Sentio ergo sum«[14]. Nur ein Arzt, der sich auch empathisch seinem Patienten zuwenden kann, wird das erfüllen können, was der leidende Kranke von ihm erhofft und erwartet: ein Freund zu sein; oder wie Jaspers es nannte: ein Schicksalsgefährte – auch und gerade am Lebensende.

Mit Blick auf die Bitte um Suizidhilfe mancher Schwerstkranker und Sterbender: Wie viel Empathie darf der Arzt zulassen? Diese Frage betrifft das ethische Koordinatensystem des einzelnen Arztes und ihre Beantwortung unterliegt allein seinem individuellen Gewissen. Aus ihrer Beantwortung ergibt sich die Frage, ob die ärztliche Suizidhilfe zu einer ärztlichen Aufgabe werden *kann*. Ihr möchte ich mich im folgenden Kapitel zuwenden.

6

Suizidhilfe – (k)eine ärztliche Aufgabe?

»Ich bin dem Leben verpflichtet – Suizidwünsche lasse ich erst gar nicht an mich heran – Punkt. Solche Patienten schicke ich umstandslos zum Psychiater oder weise sie gleich in eine Klinik ein.« Diese Aussage einer Gynäkologin aus einem kollegialen Gespräch mit mir über eine von ihr langjährig behandelte Patientin mit einem weit fortgeschrittenen Ovarialkarzinom (Eierstockkrebs) ist beispielhaft für die Haltung der übergroßen Mehrheit der deutschen Ärzteschaft hinsichtlich ihrer Dialogbereitschaft mit Patienten, die einen Suizid erwägen: Nichts fürchten Ärztinnen und Ärzte mehr – von einem Kunstfehler einmal abgesehen –, kaum etwas bringt sie in größere Verlegenheit, und keinen anderen Patienten wehren sie vehementer ab als einen Schwerkranken mit Suizidabsichten, der Rat und Hilfe sucht. Selbst wenn manche Ärzte innerlich ein gewisses Verständnis und eine unausgesprochene Geneigtheit erkennen lassen, ihre Patienten nicht sich selbst zu überlassen, so überwiegen letztlich doch die eigenen ethischen Vorbehalten sowie die Angst, von Kollegen, Praxispersonal oder Angehörigen des Patienten angezeigt und belangt zu werden und so möglicherweise mit dem Strafrecht und/oder Berufsrecht in Konflikt zu geraten. Dabei geht es ja zunächst nur selten um tätige ärztliche Suizidhilfe! Allein der Patientenwunsch nach einem vertraulichen Gespräch mit *seinem* Arzt über *seine* tatsächlich oder vermeintlich ausweglose Situation – mit welchem Ergebnis auch immer – ist Medizinern nahezu immer Grund genug, einem solchen Ansinnen auszuweichen.

Warum wohl sonst verzeichnen nichtärztliche Organisationen, zum Beispiel der Humanistische Verband Deutschlands, die Deutsche Gesellschaft für Humanes Sterben und sogenannte Sterbehilfevereine in der Schweiz und Deutschland einen so regen Zulauf schwerstkranker Menschen, die sich mit Suizidgedanken tragen?

Traditionell ist das arztethische Selbstverständnis in mancherlei Hinsicht immer noch vom Hippokratischen Eid geprägt. Indes, ihn schwört heute kein Arzt mehr; er ist rechtlich bedeutungslos und allein von historischem Interesse. In einer Zeit, die seit Jahrzehnten schon von immer neuen medizinischen Innovationen und einer pluralistischen Ethik gekennzeichnet ist (z. B. auch Schwangerschaftsabbruch und Fortpflanzungsmedizin) trägt er zur Orientierung bei der Lösung vieler drängender Fragen kaum noch etwas bei.

Dennoch enthält der Eid einen bedeutsamen Kern, dem nach wie vor Gültigkeit zukommt und der den Arzt bindet: *Menschlichkeit*. Zu ihr ist jeder Arzt seit jeher durch sein Berufsethos verpflichtet. Menschlichkeit – ein vielsagender Begriff, der eng mit dem verknüpft ist, was heute in der Nachfolge des Hippokratischen Eides in der seit 2002 weltweit gültigen »Charta zur ärztlichen Berufsethik« für alle Ärzte als verbindlich gilt: *das Patientenwohl und der Respekt vor der Patientenautonomie.*

Im Idealfall sollte das Patientenwohl auf dem Weg des Dialogs einvernehmlich zwischen Patient und Arzt ausformuliert werden, gleichwohl es letztlich dem Willen des Patienten überlassen sein muss, über sein Wohl zu entscheiden, das heißt selbstbestimmt und konkret darüber zu befinden, welchen vom Arzt ins Spiel gebrachten diagnostischen und therapeutischen Maßnahmen oder Vorgehensweisen er zustimmt und welche er nicht wünscht oder gar definitiv untersagt (siehe auch Kapitel 4). Wäre denn wirklich, so ist zu fragen, ein Patienten*wohl* denkbar, das den Patienten*willen* ignoriert? Wohl kaum, es sei denn, der Kranke wäre, wie beispielsweise bei einem akuten Notfall, plötzlicher Bewusstlosigkeit oder aus Gründen einer psychiatrischen Erkrankung, nicht einsichts- und einwilligungsfähig.

Das Prinzip »Selbstbestimmung des Patienten« (auf der Basis informierter Einwilligung) ist trotz aller ihm innewohnenden Untiefen und

Zweifel an seiner Praktikabilität zum ethischen und rechtlichen Fundament des Arzt-Patienten-Verhältnisses geworden.

Wie weit das Recht auf Selbstbestimmung hinsichtlich der Verfügung über das eigene Lebensende nach unserer Verfassung auszulegen ist, entschied das Bundesverfassungsgericht einstimmig im Februar 2020. Es erklärte den 2015 vom Bundestag neu geschaffenen Strafrechtsparagraphen 217, der die geschäftsmäßige Suizidhilfe unter Strafe gestellt hatte, für nichtig. Es erkannte für Recht, dass nach Artikel 2, Absatz 1 des Grundgesetzes in Verbindung mit Artikel 1, Absatz 1 des Grundgesetzes die freie Entfaltung der Persönlichkeit zu garantieren ist. Das beinhalte auch, dass es jedem Bürger grundsätzlich zusteht – unabhängig von Alter oder Krankheit (!) – sein Leben von eigener Hand zu beenden und dabei ärztliche (oder andere) Hilfe in Anspruch zu nehmen, so bestimmte Voraussetzungen erfüllt sind. Indes, so das Gericht, kann niemand, also auch kein Arzt, zur Suizidhilfe verpflichtet werden.

Höchstrichterliche Urteile hatten bereits in früheren Entscheidungen deutlich werden lassen, dass die Selbstbestimmung dem Lebensschutz – so hoch dieser auch anzusiedeln ist – prinzipiell nachgeordnet ist. Die Selbstbestimmung macht den Kern der Menschenwürde aus, die unsere Verfassung *zwar garantiert, indes nicht definiert.* Denn nur der einzelne Mensch als Grundrechtsträger ist befugt darüber zu befinden, was seine Würde ausmacht und wieweit sein Leben und seine körperliche Unversehrtheit zu schützen sind: »Die Freiheit des Einzelnen besteht in der Selbstbestimmung eben dieses Einzelnen über seinen Lebensentwurf und seinen Vollzug«[1] (der sein Lebensende mit einschließt). Die Wahrnehmung und Umsetzung dieser Freiheit hat unsere säkular verfasste Grundrechtsordnung nicht nur zu dulden, vielmehr muss sie diese Freiheit effektiv ermöglichen; nicht mehr und nicht weniger. Und es ist nun einmal die Ärzteschaft, die über die geeignetsten Mittel und Methoden verfügt, einer plausiblen und gerechtfertigten Suizidabsicht, zumal in aussichtsloser Krankheit, den Weg zu bahnen.

Auf diesem Hintergrund erscheint auch das im hippokratischen Eid enthaltene Verbot »… und ich werde niemandem ein tödliches Gift geben« heute in neuem Licht: Schon immer bestand der Auftrag der

Medizin darin, einerseits *kurative* Mittel und Techniken der Lebensverlängerung und Gesunderhaltung bereitzustellen, andererseits aber auch *palliative* Strategien, um mit der Unausweichlichkeit von Krankheit und Tod umzugehen. Erst in jüngster Zeit schieden sich diese beiden Formen der Behandlung voneinander. Noch bis zum Beginn des 20. Jahrhunderts erschöpfte sich das, was der Köcher der Medizin bereithielt, weitestgehend in Leidenslinderung (Palliation). Erst als die Medizin sich um die Mitte des 19. Jahrhunderts vom magischen Denken löste und ihr System der Krankenbehandlung auf wissenschaftliche Füße stellte, entwickelte sie in rascher Folge Mittel und Techniken, Krankheiten effektiv zu therapieren und damit erstmals tatsächlich Heilung (Kuration) herbeizuführen, Leben zu retten und zu verlängern. Gerade aber dieser zusehends auf Kuration abzielende medizinische Fortschritt war es, der das Leiden des Kranken, verstanden als die subjektive Seite der Krankheit in all ihren Spielarten, nicht die ihm gebührende Aufmerksamkeit und Zuwendung zuteilwerden ließ: Sinnvolle Lebensverlängerung wurde (und wird) allzu oft zur Leidens-, ja zur Sterbeverzögerung.

Mag auch die Palliativmedizin erfreulicherweise während der letzten beiden Jahrzehnte erheblich an Bedeutung gewonnen haben, so ist doch nicht zu übersehen, dass die Furcht vor einer in weiten Teilen immer noch paternalistisch geprägten, übermächtigen Medizin, der das (Über-)Leben allzu oft Selbstzweck ist, in unserer Gesellschaft weitverbreitet ist. Mit ihr korrespondiert die seit der Aufklärung fortschreitende Selbstermächtigung des Individuums, die heute als Patient eine Beziehung »auf Augenhöhe« zum Arzt einfordert. Im Instrument der seit 2009 gesetzlich verankerten Patientenverfügung fand diese Forderung einen ersten bedeutsamen Niederschlag. Darüber hinaus aber erwarten heute nicht wenige aussichtslos Kranke aus nachvollziehbaren Gründen von der Ärzteschaft nicht allein Hilfe *im* Sterben als vielmehr Hilfe *zum* Sterben.

Schwerste, zumal aussichtslose Krankheit kann die Leidensfähigkeit und Leidensbereitschaft eines Menschen aufs Äußerste strapazieren, ja ihn letztlich zermürben und überfordern. Seine Krankheit und sein Leiden haben ihn in eine unerträgliche und hoffnungslose Lage manövriert, die nach einem Ende verlangt, das als ein natürliches abzuwarten ihm nicht mehr zumutbar erscheint. Selbst beste soziale Aufgehobenheit und die Angebote und Möglichkeiten umfassender palliativmedizinischer und/oder hospizlicher Versorgung vermögen es dann nicht, den Entschluss eines Schwerstkranken, das Ende seines Leidens selbst herbeiführen zu wollen, zu revidieren. Ein Zweites kommt hinzu: Mancher Schwerkranke wünscht keine palliativmedizinische oder hospizliche Versorgung; er will über Zeit, Ort und die Umstände seines Lebensendes selbst entscheiden. Und dies steht ihm zu, sofern er frei verantwortlich zu entscheiden in der Lage ist, über alle alternativen Möglichkeiten der Leidens- und Symptomlinderung informiert und aufgeklärt wurde und der Sterbewille sich als nachhaltig erweist.

Die Ausweglosigkeit des Leidens in aussichtsloser Krankheit oder schwerster Versehrtheit erfährt in manchen Fällen noch eine Verschärfung dadurch, dass die Medizin in den letzten Jahrzehnte neben all ihren Errungenschaften auch beängstigende und grausame Existenzweisen hervorgebracht hat, in die Menschen ohne sie nie geraten wären, weil sie zuvor eines natürlichen Todes gestorben wären. Hierzu gehören beispielsweise Patienten, die auf eine mehr oder weniger dauerhafte intensivmedizinische Behandlung angewiesen sind: Menschen mit schwersten neurologischen Beeinträchtigungen, wie beatmete Patienten mit Amyotropher Lateralsklerose, kurz ALS (siehe auch Exkurs 4), hoher Querschnittslähmung oder solche mit sogenanntem Locked-in-Syndrom, die bei erhaltenem Bewusstsein nicht auch nur einen Muskel zu bewegen imstande sind.

Angesichts solch extremer Leidenszustände, die paradoxerweise die Folge wohlgemeinter therapeutischer Interventionen sind, sich allein darauf zu berufen »Anwalt des Lebens« zu sein ist wohlfeil und nach meinem Dafürhalten wenig verantwortungsvoll, weil es dem Leiden eines Patienten, der Hilfe zur Beendigung dieses Zustandes wünscht oder gar verlangt, nicht nur nicht gerecht wird; es ist in meinen Augen sogar unmenschlich. Mit dem Wunsch eines Kranken nach Suizidhilfe konfrontiert müssen Ärzte sich zwar von der Authentizität seines Leidens überzeugen, es zu bewerten steht ihnen indes nicht zu.

Abgesehen davon, dass nahezu alle Patienten in dieser Lage motorisch unfähig sind, einen Suizid zu vollziehen, verlangen sie zumeist auch nicht danach. Ihrem Sterbewillen ist primär dadurch zu entsprechen – immer vorausgesetzt, ihr Sterbewunsch ist frei verantwortlich, wohlerwogen und nachhaltig –, dass die lebenserhaltende Behandlung (z. B. Beatmung, Dialyse u. a.), wenn nötig unter palliativer Begleitung/Sedierung, eingestellt und so das Sterben ermöglicht wird: ein Vorgehen, das palliativmedizinischen Standards folgt und ethisch wie rechtlich vollkommen unbedenklich ist.

Zwar gibt es durchaus schwerstkranke, z. B. dauerhaft beatmungspflichtige Patienten, die ihr Schicksal mit Hilfe bestmöglicher palliativer Versorgung und menschlicher Zuwendung anzunehmen willens und in der Lage sind. Doch eben nicht von jedem dieser Kranken darf und kann erwartet werden, dass er/sie Quellen des Lebenssinns in sich erschließt oder Energien mobilisiert, die ihn/sie Schicksalsschlägen der beschriebenen Art standhalten lassen.

Kaum jemand hat die existentielle Not aussichtslos kranker und deswegen zum Suizid entschlossener Menschen eindringlicher zum Ausdruck gebracht als der Psychiater und Philosoph Karl Jaspers: »Wo unheilbare körperliche Erkrankung, Mangel aller Mittel und völlige Isolierung zusammenkommen, kann in höchster Klarheit ohne Nihilismus das eigene Dasein nicht überhaupt, sondern das, was jetzt noch bleiben könnte, negiert werden. Es ist eine Grenze, wo Fortleben keine Pflicht mehr sein kann: Wenn der Prozess des Selbstwerdens nicht mehr möglich ist, physisches Leid und Anforderungen der Welt so vernichtend werden, dass ich nicht mehr bleiben kann, der ich bin; wenn zwar nicht die Tapferkeit aufhört, aber mit der Kraft die physische Möglichkeit schwindet … kann dem tiefsten Leid ein Ende gemacht werden, obgleich und weil die Bereitschaft zum Leben und zur Kommunikation die vollkommenste ist.«[2]

Jaspers Worte spiegeln die Essenz der verzweifelten Innenwelt wieder, die Schwerstkranke dahin führen kann, den Suizid zu wählen. Ergänzen möchte ich: auf friedliche und menschenwürdige Weise; und die macht ärztliche Suizidhilfe unumgänglich. Sie grundsätzlich zu verweigern gleicht nach meinem arztethischen Selbstverständnis einem Akt der Inhumanität. Nicht so die ärztliche Berufsordung, die beansprucht, Standesrecht und Standesethik für alle Ärzte verbindlich zu formulieren. Im nun folgenden Kapitel möchte ich denjenigen Lesern, die – mit Blick auf die Suizidhilfe – an einem vertieften Verständnis des ärztlichen Standes- und Berufsrechts interessiert sind, darlegen, wie sich diese während der letzten vierzig Jahre in der Berufsordnung spiegelt.

EXKURS 2

Das Suizidmittel Natrium-Pentobarbital und der Nicht-anwendungserlass

Natrium-Pentobarbital ist ein zur Gruppe der Barbiturate gehörendes Schlafmittel, die Ende des 19. Jahrhunderts von den Firmen Bayer und Merck entwickelt wurden und zum Beispiel als das berüchtigte »Veronal« weite Verbreitung fanden. Allen Babituraten ist eine stark bewusstseinsdämpfende und krampflösende Wirkung eigen, darüber hinaus ein hohes Abhängigkeitspotenzial.

Natrium-Pentobarbital unterliegt seit den 1960er-Jahren als verkehrs- und verschreibungsfähiges Arzneimittel der Anlage III des Betäubungsmittelgesetzes. Derzeit darf es nicht in der Humanmedizin, sondern ausschließlich in der Tiermedizin verordnet werden und zur Anwendung kommen: Es gilt als das einzig geeignete, sichere und komplikationsfreie Mittel, Tiere, wenn nötig, einzuschläfern.

Natrium-Pentobarbital ist zweifellos das geeignetste aller Suizidmittel: Es ist maximal sicher, bedarf keiner weiteren Zusatzmedikation, kann oral aufgenommen werden, benötigt nur ein geringes Lösungsvolumen und der Tod durch Atem- und konsekutiven Herz-/Kreislaufstillstand tritt rasch, in tiefer Bewusstlosigkeit und auf friedliche Weise ein (meist nach 30 bis 60 Minuten).

In der Schweiz hingegen ist Natrium-Pentobarbital als Mittel zur Suizidhilfe verfügbar. Ludwig Minelli (Sterbehilfeverein DIGNITAS / Schweiz) berichtet in einem Interview mit dem Berliner *Tagesspiegel* (29.3.2008) von einem einzigen Fall, in dem der Todeskampf viele Stunden gedauert habe, möglicherweise als Folge einer Magenanomalie. Dies sei der einzige Zwischenfall bei 840 Suizidbeihilfen, bei denen dieses Mittel zum Einsatz kam.

Im März 2017 urteilte das Bundesverwaltungsgericht aufgrund der

Klage des Ehemannes einer vom Hals abwärts gelähmten Patientin, dass Schwerkranken in »extremen Ausnahmesituationen« das Recht auf Selbsttötung mit einem geeigneten Mittel nicht verwehrt werden darf. Zwar gelte im Sinne des Betäubungsmittelgesetzes (BTMG, Textauszüge siehe Anhang 3) »grundsätzlich« das Verbot des Erwerbs tödlicher Medikamente; das Selbstbestimmungsrecht gestatte hiervon jedoch Ausnahmen, insbesondere dann, wenn palliativmedizinische Alternativen für unheilbar kranke Menschen fehlen.

Dem Ersuchen des Ehemannes der gelähmten Patientin entsprach das Bundesinstitut für Arzneimittel (BfArM) jedoch nicht. Vielmehr gab es ein Gutachten in Auftrag, das zur Klärung dieser strittigen Frage beitragen sollte. Der ehemalige Verfassungsrichter Udo Di Fabio kam darin zu dem Resultat, dass »die freie, individuelle Entscheidung in einer Gesellschaft, die den Einzelnen in den Mittelpunkt der Rechtsordnung stellt, ein außergewöhnlich hohes Gewicht hat, sie umfasst auch das Recht zur Selbsttötung. Personale Selbstbestimmung führt aber nicht zu einem absoluten Geltungsanspruch mit dem Ergebnis einer Pflicht zur Beteiligung des Staates an einer höchstpersönlichen Entscheidung.« Di Fabio behauptete weiter, der im Betäubungsmittelrecht niedergelegte Gesetzeszweck »medizinische Versorgung« der Bevölkerung könne tödliche Handlungsziele niemals einschließen. Der Staat dürfe sich selbst nicht zum Sterbehelfer, ja zum »Handlanger« einer Selbsttötung machen.[3]

Wegen »erheblicher verfassungsrechtlicher Bedenken« empfahl Di Fabio daher dem zuständigen Gesundheitsminister (Jens Spahn) als Vorgesetztem des BfArM einen »Nichtanwendungserlass«[4] herauszugeben, bis die Frage definitiv durch das Bundesverfassungsgericht geklärt sei. Der Erlass wirkt bis heute; und dies selbst nach der Entscheidung des Bundesverfassungsgerichts vom 26.2.2020, die nicht nur die Selbsttötung mit Hilfe Dritter gestattet, sondern auch die Anwendung geeigneter und humaner Mittel anmahnt. Mittlerweile sind Anträge von mehr als 200 schwerstkranken Patienten anhängig, die vom

BfArM die Herausgabe des Betäubungsmittels Natrium-Pentobarbital zum Zwecke der Selbsttötung verlangen. Sie wurden allesamt abschlägig beschieden.

Und das obwohl sie dem Gutachten Di Fabios bzw. dem auf ihm basierenden »Nichtanwendungserlass« widersprechen.

So schreibt der Mainzer Staats- und Verfassungsrechtler Prof. Friedhelm Hufen: »[…] Aus verfassungsrechtlicher Sicht unhaltbar ist zunächst das Argument, das Urteil (des Bundesverwaltungsgerichts; Anm. d. Verf.) mache den Staat selbst zum Sterbehelfer, ja zum ›Handlanger‹ einer Selbsttötung. Das Gericht kehrt die abwehrrechtliche Seite des Grundrechts auf selbstbestimmtes Sterben keineswegs in ein Teilhaberecht auf assistierten Suizid. Aus grundrechtsdogmatischer Sicht geht es vielmehr um das exakte Gegenteil: §§ 3 und 5 des Betäubungsmittelrechts formulieren ein (repressives) Verbot mit Dispensvorbehalt, mit dem in das Recht des Bürgers zur Verfügung über ein schmerzfrei wirkendes Mittel eingegriffen wird. Deswegen liegt in der Verweigerung der Erlaubnis durch das BfArM ein rechtfertigungsbedürftiger Eingriff, nicht etwa die Verweigerung einer Leistung. Rechtfertigungsbedürftig ist nicht der Wunsch des Einzelnen, sondern das Verbot […].«[5]

Aus anderer Perspektive kritisiert der Hamburger Strafrechtler Prof. Reinhard Merkel die Weigerung des BfArM, letal wirkende Betäubungsmittel abzugeben: »Di Fabios Behauptung, der Gesetzeszweck ›medizinische Versorgung‹ könne tödliche Handlungsziele niemals einschließen, wird an anderen Stellen der Rechtsordnung schlagend widerlegt. Paragraph 218 a des Strafgesetzbuches schreibt für den Schwangerschaftsabbruch eine strafbewehrte Arztpflicht vor, und zwar auch für solche Abbrüche, die das Bundesverfassungsgericht als ›rechtswidrig‹ qualifiziert. In der einschlägigen Entscheidung von 1993 wird die ›flächendeckende‹ Gewährleistung medizinischer Einrichtungen zur Vornahme solcher Abbrüche als ›Staatsaufgabe‹ bezeichnet. Keine medizinische Versorgung? Für das Abortivmittel Mifegyne, das

Abbrüche bis zum 50. Tag der Schwangerschaft ermöglicht, hat der Gesetzgeber in Paragraph 47a des Arzneimittelgesetzes, also in einem Gesetz zur medizinischen Versorgung, einen besonderen Vertriebsweg geregelt: Das Präparat wird direkt vom Hersteller an die Einrichtungen abgegeben, die Schwangerschaftsabbrüche vornehmen. Und dabei geht es nicht um Selbsttötung, sondern um Tötung Dritter, der unerwünschten Embryonen, nach dem Bundesverfassungsgericht also grundrechtsgeschützter Personen.«[6]

Der Erlass stellt für den Erwerb eines Betäubungsmittels zur Selbsttötung unüberwindliche Hürden auf, die schwerstkranke Suizidwillige resignieren und scheitern lassen müssen – nach meinem Dafürhalten eine ihnen gegenüber nur als zynisch zu beschreibende Haltung.

7

Der assistierte Suizid im ärztlichen Standes- und Berufsrecht

Medizinethik in der ärztlichen Berufsordnung

Erstaunlicherweise hat ein ethischer Pflichtenkodex – abgesehen vom heute nur noch historisch interessanten Hippokratischen Eid – erst in neuerer Zeit Eingang in die Regelung der ärztlichen Berufspflichten gefunden. Die 1889 vom Deutschen Ärztetag erstmals verabschiedete Standesordnung befasste sich noch fast ausschließlich mit einem Normenkatalog, der das Verhalten der Ärzte untereinander, zumal die Eindämmung der Auswüchse innerärztlicher Konkurrenz, zum Ziel hatte.[1] Gemeinwohlverpflichtung, Richtlinien für verantwortliches ärztliches Handeln oder die Wahrnehmung von Patientenrechten waren der ärztlichen Standesordnung bis dahin fremd. Und auch Sterbehilfe im weitesten Sinne war bis 1979 für die ärztliche Standes- bzw. Berufsordnung kein Thema.

Dass »der Beruf des deutschen Arztes der Fürsorge und dem Gesundheitsdienst am deutschen Volk« und nicht lediglich dem Zweck des Gelderwerbs zu dienen habe, hielt erstmals die ärztliche Standesordnung von 1926 fest. Zudem war in ihr niedergelegt, dass der Arzt seinen Beruf gewissenhaft auszuüben und das keimende Leben zu erhalten habe.[2] Zwar war durch Verfügung des Preußischen Kultusministers schon 1900 missbräuchliche Forschung am Menschen, insbesondere an Kindern und nicht geschäftsfähigen Personen, untersagt; zwar entwickelte das Reichgesundheitsministerium 1931 Richtlinien zur Durchführung neuartiger Heilmethoden und wissenschaftlicher Versuche am Menschen – doch wie wenig verpflichtend diese Vorgaben für die Ärzteschaft waren, ja von ihr gar pervertiert wurden, erwies sich nach 1933, als kranke und behinderte Menschen während der sogenannten Euthanasieaktionen ermordet und in den Konzentrationslagern der Nazis zu Forschungszwecken von Ärzten grausamst missbraucht wurden und nicht selten auch zu Tode kamen. Vorausgegangen war die 1937 durch den Reichsärzteführer erlassene Berufsordnung, die die Ärzteschaft darauf verpflichtete, »ihre Aufgabe im Sinne der nationalsozialistischen Weltanschauung und Gesundheitsführung wahrzunehmen … und für die Erhaltung und Hebung des Erbgutes und der Rasse des deutschen Volkes zu wirken«, unter Einschluss eines Passus, der unter anderem auch das »gesunde Volksempfinden« als Maßstab für den Bruch der ärztlichen Schweigepflicht festschrieb.[3]

Das unter maßgeblichem Einfluss der Alliierten erarbeitete Grundgesetz, das 1949 eine föderale Struktur der Bundesrepublik festschrieb, wies bei der Neuordnung des Gesundheitswesens den Bundesländern weitgehende hoheitliche Befugnisse zu. Von da an übernahmen die Landesärztekammern die ärztliche Selbstverwaltung. Zu der von den Ärzten geforderten bundesweiten deutschen Ärzteordnung kam es nicht, wiewohl sich schon 1947 die Arbeitsgemeinschaft der Westdeutschen Landesärztekammern gegründet hatte, die seit 1955 als Bundesärztekammer (BÄK) firmiert. Eine ihrer wesentlichen Aufgaben besteht seitdem in der Erarbeitung sogenannter Musterberufsordnungen (MBO), um die von den Landesärztekammern unter Aufsicht der Landesgesundheitsminister verfassten und verbindlichen Berufsordnungen der einzelnen Bundesländer nach Möglichkeit zu vereinheitlichen.

Nachdem der 53. Deutsche Ärztetag 1950 die nationalsozialistische Prägung der Berufsordnung von 1937 beseitigt hatte, wurde 1956 auf dem 59. Deutschen Ärztetag in Münster eine »Berufsordnung für die deutschen Ärzte« erarbeitet, die großen Einfluss auf die Berufsordnung der einzelnen Landesärztekammern nahm. Sie war es letztlich, die zu einer starken Vereinheitlichung des ärztlichen Berufsrechts in den einzelnen

Ländern führte, was seither immer wieder ergänzt wird und aktuelle Entwicklungen berücksichtigt.[4]

1994 richtete die Bundesärztekammer die »Zentrale Kommission zur Wahrung ethischer Grundsätze in der Medizin bei der Bundesärztekammer« ein, ein unabhängiges multidisziplinär besetztes Gremium, das dem medizinischen Fortschritt und besonders den mit ihm verknüpften medizinethischen Herausforderungen Rechnung tragen soll. Ergänzend zur Berufsordnung erarbeitet es Richtlinien und Empfehlungen.

Offizielle Verlautbarungen der Bundesärztekammer zur Sterbebegleitung und zum ärztlich assistierten Suizid seit 1979

Mit wachsender Distanz zu den Euthanasieverbrechen der Nationalsozialisten, mit den aufkommenden Möglichkeiten der Intensivmedizin (Wiederbelebung, Beatmung, »Apparatemedizin« etc.) und mehreren spektakulär in den Medien dargestellten Fällen von ärztlicher Sterbehilfe (Postma van Boven in Holland, 1973; Julius Hackethal, 1985) setzte sowohl in der Öffentlichkeit als auch in der Ärzteschaft allmählich eine breite Diskussion über den Umgang mit Schwerstkranken und Sterbenden ein. Naturgemäß gerieten die Ärzte in den Fokus der Diskussion – und unter Druck: Sterbehilfe galt nicht länger als Tabubruch, sondern wurde erstmals im Zusammenhang mit dem ärztlichen Auftrag diskutiert. Also hatte sich die Ärzteschaft zu den Fragen und Antworten ihres Umgangs mit unheilbar Kranken und deren Lebensende zu erklären. Das tut sie bis heute in der seit 1956 erarbeiteten und immer wieder neu gefassten ärztlichen Berufsordnung sowie in den Richtlinien für die ärztliche Sterbebegleitung.

Mehrere Umstände machten die Überarbeitung der ärztlichen Berufsordnung und der Richtlinien für die Sterbebegleitung sowie der ärztlichen Suizidhilfe immer wieder erforderlich: Seit den 1980er-Jahren ergingen in der Bundesrepublik mehrere höchstrichterliche Entscheidungen zum Behandlungsabbruch und zu Fragen der künstlichen Ernährung am Lebensende. Sie stärkten sukzessive das Selbstbestimmungsrecht des Patienten und erklärten es zum Leitprinzip ärztlicher Behandlung; die Palliativmedizin, allseits begrüßt und gefordert, nahm einen enormen Aufschwung. Zugleich besteht nach wie vor ein innerärztlicher Dissens darüber, ob und wenn ja, auf welche Weise der Arzt, den Willen des Patienten vorausgesetzt, in die Verkürzung des Sterbeprozesses »aktiv« eingreifen darf – ein Vorgehen, dass von einer breiten gesellschaftlichen Mehrheit unter bestimmten Bedingungen durchaus befürwortet wird.

1975 war in der Schweiz der Chefarzt des Zürcher Triemli-Spitals, Prof. Haemmerli, von seinem Amt suspendiert, vorübergehend verhaftet, später jedoch wieder rehabilitiert worden, da er die Behandlung eines Wachkomapatienten auf Flüssigkeitszufuhr (ohne Kalorien!) beschränkt hatte. Dieser Vorfall hatte in der Schweiz eine Diskussion in Gang gesetzt, die 1977 zur Abfassung eines Dokuments von der Schweizerischen Akademie der Medizinischen Wissenschaften führte, das weit über die Landesgrenzen hinaus Bedeutung erlangte, war in ihm doch erstmals unter dem Titel »Richtlinien für die Sterbehilfe« der Versuch gemacht worden, der Ärzteschaft einen ethisch wie juristisch gangbaren Weg beim Umgang mit unheilbar Kranken zu weisen. Die Richtlinien erlaubten passive Sterbehilfe, untersagten indes aktive Sterbehilfe; ärztliche Suizidhilfe findet in den Schweizer Richtlinien von 1977 keine Erwähnung (siehe auch Exkurs 1).

Die deutsche Bundesärztekammer schloss sich 1979 eng an die Schweizer Richtlinien an. In ihren »Richtlinien für die Sterbehilfe« widmete sie sich erstmals dem Patienten explizit auch als einem Sterbenden und gestattete die passive Sterbehilfe: Unterlassung oder das Nichtfortsetzen lebenserhaltender Maßnahmen (z. B. Medikation, Beatmung), allerdings ausschließlich bei Todkranken, das heißt nur im unmittelbaren Sterbeprozess. Lebensverkürzung, also aktive Sterbehilfe, mittels künstlicher Eingriffe in die restlichen Lebensvorgänge war verboten. Eine Stellungnahme zur ärztlichen Suizidhilfe enthielten die Richtlinien 1979 nicht.[5]

1993 kam es zu einer Neufassung. Die Aussagen zur aktiven und passiven Sterbehilfe blieben unverändert. Neu eingeführt wurde ein Absatz zur indirekten Sterbehilfe: Wenn bei Patienten mit einer irreversibel verlaufenden oder terminalen Erkrankung die Linderung des Leidens ganz im Vordergrund steht, darf eine Lebensverkürzung (als unbeabsichtigte Nebenfolge) hingenommen werden. Und die Richtlinien äußerten sich erstmals zum ärztlich assistierten Suizid: *»Die Mitwirkung des Arztes bei der Selbsttötung ist unärztlich.«*[6] Sanktioniert wurde sie jedoch nicht.

1998 wurden die Richtlinien wiederum novelliert; das sogenannte Kemptener Urteil des Bundesgerichtshofs musste eingearbeitet werden, demzufolge passive Sterbehilfe auch dann zulässig ist, wenn der Sterbeprozess noch nicht eingesetzt hat, indes der Behandlungsabbruch dem mutmaßlichen Willen des entscheidungsunfähigen Patienten entspricht. Dementsprechend hieß es: »Maßnahmen zur Verlängerung des Lebens dürfen in Übereinstimmung mit dem Willen des Patienten unterlassen oder nicht weitergeführt werden … Bei bewusstlosen Patienten wird in der Regel zur Ermittlung des mutmaßlichen Willens die Bestellung eines Betreuers erforderlich sein.« Die aktive Sterbehilfe blieb weiterhin untersagt und strafbewehrt: *»Die Mitwirkung des Arztes bei der Selbsttötung widerspricht dem ärztlichen Ethos und kann strafbar sein.«*[7]

2004 kam es erneut zu Änderungen der Richtlinien, nun als »Grundsätze« bezeichnet. Sie betreffen die künstliche Ernährung und Flüssigkeitszufuhr, die hinfort nicht mehr der unverzichtbaren Basisbetreuung zuzurechnen ist, sondern eine Therapiemaßnahme darstellt, die der Zustimmung des Patienten bedarf. Die Aussagen zur Suizidassistenz entsprechen den Richtlinien von 1998.

2011 markiert den vorläufigen Höhepunkt des Schlingerkurses der Bundesärztekammer. Im Februar 2011 erfahren die Grundsätze hinsichtlich der ärztlichen Suizidassistenz eine bedeutsame Modifikation: Der Verweis auf den Widerspruch der Suizidassistenz zum ärztlichen Ethos unterbleibt, eine Folge anhaltender gesellschaftlicher Kontroversen sowie innerärztlich divergierender Meinungen, die die Aussage zur Suizidhilfe von 1998 abschwächt. In der Präambel zu den am 18.2.2011 publizierten Grundsätzen der Bundesärztekammer zur Sterbebegleitung steht jetzt: *»Die Mitwirkung des Arztes bei der Selbsttötung ist keine ärztliche Aufgabe.«*[8]

»Damit werden«, so der damalige Präsident der Bundesärztekammer Prof. Hoppe und zugleich Befürworter einer vorsichtigen Liberalisierung, »die verschiedenen und differenzierten Moralvorstellungen von Ärzten in einer pluralistischen Gesellschaft anerkannt, ohne die Grundausrichtung und die grundlegenden Aussagen zur ärztlichen Standesethik infrage zu stellen.« Zuvor hatte Hoppe in einem Interview erklärt: »Die Beihilfe zum Suizid ist nicht strafbar. Sie ist aber derzeit durch unser Berufsrecht als unethisch verboten. Diesen Widerspruch müssen wir auflösen. In dem Entwurf für die neuen Grundsätze zur Sterbebegleitung wird zwar klargestellt, dass die Beihilfe zum Suizid nicht zu den ärztlichen Aufgaben gehört. Sie soll aber möglich sein, wenn der Arzt das mit seinem Gewissen vereinbaren kann. Damit gehen wir nicht über das Strafrecht hinaus.«[9]

Die von der Bundesärztekammer und ihrem Präsidenten zunächst konsentierte Neuformulierung der Richtlinien zur Suizidassistenz sowie Hoppes öffentliche Äußerungen ließ unter Ärzten, ihren Verbänden und Organisationen sowie in der Öffentlichkeit die hinlänglich bekannten (weiter unten noch auszuführenden), unversöhnlichen, ja geradezu feindseligen Positionen des Für und Wider der ärztlichen Suizidbeihilfe in bisher nicht gekannter Schärfe aufflammen.

Nur wenige Monate später wurde im Rahmen des Kieler Ärztetages 2011 unter Präsidentschaft von Prof. Hoppe die ärztliche Suizidassistenz von der Ärzteschaft erneut auf die Tagesordnung gesetzt, da sie eine tendenzielle Lockerung der Verbotslösung zugunsten der Gewissensfreiheit des einzelnen Arztes vorsah. Nach vierstündiger kontrovers geführter Debatte – das Wortprotokoll umfasst nahezu 40 Seiten – verabschiedete der Ärztetag eine neue, über das Strafrecht hinausgehende und zu den bisherigen Verlautbarungen gegenläufige Position, die als § 16 (»Beistand für Sterbende«) in die Musterberufsordnung aufgenommen wurde. Sie verbot ärztliche Suizidassistenz; dagegen zu verstoßen konnte berufsrechtliche Sanktionen (Geldstrafe bis hin zum Approbationsentzug) zur Folge haben: *»Ärztinnen und Ärzte haben Sterbenden unter Wahrung ihrer Würde und unter Achtung des Willens beizustehen. Es ist ihnen verboten, Patientinnen und Patienten auf deren Verlangen zu töten. Sie dürfen keine Beihilfe zur Selbsttötung leisten.«*[10]

166 der Delegierten des Kieler Ärztetages stimmten für diese Neuformulierung, 56 mit Nein, sieben enthielten sich. Eine deutliche, indes keineswegs »überwältigende Mehrheit«, von der später in manchen ärztlichen Stellungnahmen die Rede war, hatte sich für ein Verbot ausgesprochen, der innerärztliche Dissens blieb also bestehen. Er findet seinen Ausdruck auch darin, dass nur ein Teil der Berufsordnungen der siebzehn Landesärztekammern der Empfehlung des neuen § 16 der Musterberufsordnung folgte und in ihre jeweiligen Berufsordnungen übernahm. Sie formulieren kein Verbot der Suizidassistenz, sie äußern sich entweder überhaupt nicht zur Suizidassistenz oder sie wählen abgeschwächte Formulierungen, die indes einen kategorialen Unterschied zum Verbot in der Musterberufsordnung darstellen. So heißt es beispielsweise in der Berufsordnung der Berliner Ärztekammer: »Sie (die Ärzte) sollen keine Beihilfe zur Selbsttötung leisten.« Den obigen § 16 der Musterberufsordnung haben zehn Landesärztekammern in ihre Berufsordnungen übernommen: Brandenburg, Bremen, Hamburg, Hessen, Mecklenburg-Vorpommern, Nordrhein-Westfalen, Sachsen, Saarland, Thüringen. Abgeschwächte Formulierungen wählten sieben Landesärztekammern: Baden-Württemberg, Bayern, Rheinland-Pfalz, Berlin, Sachsen-Anhalt, Schleswig-Holstein, Westfalen-Lippe. Festzuhalten bleibt, dass in der Frage der berufsrechtlichen Zulässigkeit der ärztlichen Suizidassistenz die Landesärztekammern bis heute kein einheitliches Bild abgeben. Vielmehr existiert ein »Flickenteppich«, der von Gegnern wie Befürwortern der ärztlichen Suizidassistenz nicht zuletzt deswegen als unhaltbar angesehen wird, weil er einem Suizid-Assistenz-Tourismus in der Bundesrepublik Vorschub leisten könnte.

Weder der Ärztetag noch die Bundesärztekammer als Arbeitsgemeinschaft der Landesärztekammern sind befugt, Berufsrecht zu setzen. Sie dürfen allein Empfehlungen für die Beschlussfassung der Landesärztekammern aussprechen. Allerdings legen Wortwahl und Sprachduktus der Verlautbarungen der Bundesärztekammer nahe, dass sie in Form der (Muster-)Berufsordnung verbindliche Normen erlassen. So jedenfalls der Eindruck, der sich in der Ärzteschaft verfestigt hat. Hinzu kommt, dass führende Vertreter dieses Berufsstands nicht müde werden zu behaupten, »die Ärzteschaft« lehne den ärztlich assistierten Suizid ab – und das obwohl ein Drittel der Ärzte das Verbot der Suizidassistenz nicht teilt. Damit gaukelt man der Öffentlichkeit einen Konsens innerhalb der Ärzteschaft vor, der nicht existiert.

In zwei weiteren grundsätzlichen Fragen überschreiten die Bundesärztekammer wie auch die Berufsordnungen der zehn Landesärztekammern, die § 16 der Musterberufsordnung übernommen haben, ihre Kompetenzen. Die Hilfe zum Suizid steht – anders als in Österreich, Dänemark, England, Portugal und Spanien – in der Bundesrepublik nicht unter Strafe (es sei denn, der Suizident hat seinen Entschluss nicht frei verantwortlich gefasst). Hier kollidiert ganz offenkundig ärztliches Berufsrecht mit dem höherrangigen Strafrecht. Ob die Berufsordnungen dennoch über das Strafrecht hinausgehen dürfen, ist juristisch zumindest umstritten und bedarf höchstrichterlicher Klärung.

Aus anderer Perspektive kritisieren Rechtswissenschaftler das Suizidbeihilfeverbot der Kammern. So zum Beispiel Prof. Josef Franz Lindner 2013: »Das kategorische – da ausnahmslos formulierte – Verbot ärztlicher Suizidassistenz einiger Landesärztekammern verstößt – formell – als bloßes Satzungsrecht gegen den Grundsatz des Gesetzesvorbehalts und stellt sich – materiell – wegen seiner Ausnahmslosigkeit als unverhältnismäßige Grundrechtseinschränkung dar.«[11]

Und nicht nur das. § 16 greift auch einschneidend in die Freiheit des ärztlichen Gewissens ein. Neben der Schweigepflicht, dem Prinzip des Nicht-Schadens und dem Respekt vor der Patientenautonomie gehört das (individuelle!) ärztliche Gewissen zum Kernbereich ärztlichen Handelns und Entscheidens. Hierzu hat das Bundesverwaltungsgericht schon 1968 ausgeführt: »Der Beruf des Arztes ist (…) in einem hervorragenden Maß ein Beruf, in dem die Gewissensentscheidung des einzelnen Berufsangehörigen im Zentrum der Arbeit steht. In den entscheidenden Augenblicken seiner ärztlichen Tätigkeit befindet sich der Arzt in einer unvertretbaren Einsamkeit, in der er – gestützt auf sein fachliches Können – allein auf sein Gewissen gestellt ist (…). *Die Freiheit der Gewissensentscheidung bildet als ein Kernstück der ärztlichen Ethik eine immanente und wesenseigene Beschränkung der berufsständischen Rechtsetzungsgewalt.*«[12] (Hervorh. vom Verf.)

Dem zu folgen war die Ärzteschaft spätestens nach dem Urteil des Bundesverfassungsgerichts vom 26.2.2020 (siehe Kapitel 10) genötigt, hatte es doch auch die strafrechtsbewehrte Untersagung der Suizidhilfe durch die ärztliche Musterberufsordnung (MBO) und die Berufsordnungen der meisten Landesärztekammern explizit kritisiert. Konsequenterweise beschloss der Deutsche Ärztetag am 4./5. Mai 2021 mit 200 Ja-Stimmen bei acht Enthaltungen und acht Gegenstimmen, den Satz »Der Arzt darf keine Hilfe zur Selbsttötung leisten« in der MBO ersatzlos zu streichen und damit die Suizidhilfe dem Gewissen des einzelnen Arztes anheimzustellen. Indes betonte das Ärzteparlament, dass nach wie vor die Suizidhilfe keine ärztliche Aufgabe sei und kein Arzt zur Suizidhilfe verpflichtet werden könne, vielmehr sei auch im Sterbeprozess die »Lebensorientierung« ärztlichen Handelns oberstes Gebot.

»Lassen Sie das doch den Klempner machen!«

Naturgemäß ist die Ärzteschaft in besonderem Maße berufen und befugt, sich in der Frage der ärztlichen Suizidhilfe zu positionieren, berührt sie doch ihren zentralen Auftrag und ihr (bisheriges) Selbstverständnis.

Unüberhörbares Sprachrohr der deutschen Ärzteschaft war seit seiner denkbar knappen Wahl (mit 128 von 249 gültigen Stimmen) zum Präsidenten der Bundesärztekammer 2011 der bis Mai 2019 amtierende Hamburger Radiologe Prof. Dr. Frank Ulrich Montgomery.[13] Seine rhetorische Gewandtheit und Konfliktbereitschaft, sein lautstarker und erfolgreicher Einsatz für die Verbesserung der Arbeitsbedingungen der Krankenhausärzte als Vorsitzender des Marburger Bundes hatten ihn für dieses Amt qualifiziert.

Vielfach hatte sich Montgomery, erklärter Gegner ärztlicher Suizidassistenz, öffentlich dazu geäußert und dabei immer wieder faktenwidrig vorgegeben, für die gesamte deutsche Ärzteschaft zu sprechen, sozusagen ex cathedra: »Wir wollen so etwas nicht«, »als Sterbehelfer stehen wir Ärzte nicht zur Verfügung«. Zwar hatte eine deutliche Mehrheit der Delegierten des Deutschen Ärztetages 2011 in Kiel für ein (sanktionsbewehrtes) Verbot der ärztlichen Suizidbeihilfe votiert, das dann in die neue Musterberufsordnung Eingang fand. Doch ein knappes Drittel der Delegierten hatte sich gegen ein Verbot ausgesprochen. Ein Ergebnis, das in etwa vormaligen Ärztebefragungen entsprach, die regelmäßig ergaben, dass ein gutes Drittel der deutschen Ärzte ein Verbot der Suizidhilfe ablehnt bzw. der Frage der Suizidhilfe offen gegenübersteht. Montgomerys Darstellung der Haltung der deutschen Ärzteschaft darf also zumindest hoch manipulativ und damit unlauter genannt werden.

Ebenso wenig hinnehmbar auch seine Leugnung der Tatsache, dass die Übernahme des Verbots der Suizidhilfe in § 16 der neu gefassten Berufsordnung durch nur zehn von siebzehn Landesärztekammern – die übrigen sieben Kammern übernahmen es nicht, sondern beließen es bei einer mehr oder weniger dringenden Empfehlung – einen kategorialen Unterschied ausmacht! Zwar gehört die Suizidhilfe nicht zu den ärztlichen (Pflicht-)Aufgaben. Das schließt aber nicht aus, dass ein Arzt sie als eine solche wahrnimmt, wenn er sie denn mit seinem Gewissen vereinbaren kann. So bis März 2011 die Auffassung von Montgomerys Amtsvorgänger, Prof. Jörg-Dietrich Hoppe.[14]

Doch damit nicht genug; Montgomerys Stellungnahmen verlassen allzu oft die Ebene der sachlichen Auseinandersetzung. Während eines Interviews mit dem Fernsehmagazin *REPORT* im Juni 2011 nannte er die ärztliche Suizidhilfe eine »schmutzige« Tätigkeit; in einem Gespräch mit einem Mitarbeiter der Wochenzeitung *DIE ZEIT* im Dezember 2014 äußerte er gar: »Lassen Sie das doch den Klempner machen, oder den Apotheker oder den Tierarzt, aber eben nicht den Arzt.«[15] Ein Statement, das in einem offenen Brief, unterschrieben von 180 Ärztinnen und Ärzten und begleitet von einer Kunstaktion anlässlich des in Frankfurt stattfindenden 118. Deutschen Ärztetags, scharf kritisiert wurde: Montgomery mache das Anliegen der betroffenen Patienten lächerlich und schade dem Ansehen des Arztberufes. Dem stimme ich zu. Und ich möchte auch an dieser Stelle – wie schon auf dem internationalen Symposium »Assistierter Suizid. Der Stand der Wissenschaft« am 15.6.2015 in Berlin – meiner Empörung darüber Ausdruck geben, dass der oberste Repräsentant der deutschen Ärzteschaft sich mit den genannten Begrifflichkeiten in die

Debatte einbringt. Sie sind, um es unmissverständlich auszusprechen, eines Arztes unwürdig.[16]

Nicht einmal den Unterschied zwischen ärztlicher Suizidassistenz und Tötung auf Verlangen will Montgomery anerkennen. In einem 2009 mit dem Medizinrechtler und damaligen Mitglied des Deutschen Ethikrates Prof. Dr. jur. Jochen Taupitz geführten Streitgespräch vertrat er die weder sachlich noch rechtlich aufrecht zu erhaltende Auffassung: »Wenn ich Beihilfe zum Suizid technisch perfekt leisten soll, dann ist sie von aktiver Euthanasie nicht mehr abgrenzbar.«[17]

Ausführlicher und noch deutlicher wird Montgomery in einem Gespräch mit einem *ZEIT*-Mitarbeiter 2011, das ich auszugsweise hier wiedergebe, weil es auch auf mich persönlich Bezug nimmt: »… Bei der dritten Gruppe handelt es sich um Menschen, die keine Therapieoptionen und keine Kraft mehr haben. Das sind die Fälle, die Herr de Ridder immer wieder anführt. Diese Patienten wollen, dass das Leben endet. Sie wollen getötet werden. Aber das ist Tötung auf Verlangen – und das ist in Deutschland verboten. Und deswegen gibt es die Patientenkonstellation gar nicht, die Herr de Ridder immer wieder konstruiert … Ein Fall, den Herr de Ridder immer wieder konstruiert, ist die junge Akademikerin, 40 Jahre alt, die eine hohe Querschnittslähmung hat. Da wäre es Tötung auf Verlangen, weil die das tödliche Medikament nicht selbst zu sich nehmen kann.«[18]

Auf Nachfrage der *ZEIT*: »Könnte sie das Gift nicht mit dem Strohhalm selbst zu sich nehmen?« antwortete er: »Ach, das ist doch alles Tinnef! Da kommt als nächstes dann sofort die Frage: Wie ist das in diesem Fall mit der Qualitätssicherung und der Haftpflichtversicherung für den Arzt. Würden Sie sich in der Situation darauf verlassen, dass der Patient die Giftmischung und ohne sich zu verschlucken am langen Strohhalm trinkt? Und zwar so, dass er dann auch »schön« stirbt? Das würde ich nicht über mein ärztliches Gewissen bringen können. Das heißt, wir kommen bei der de Ridderschen Konstellation direkt in die Frage der aktiven Euthanasie. Alles andere sind Beschönigungen. Und deswegen sage ich: So etwas wollen wir nicht.«

Von einem »wir«, also der Ärzteschaft, spricht Montgomery hier, der als damaliger Präsident der deutschen Ärzteschaft nichts lieber tat, als im Pluralis Majestatis zu sprechen und damit unliebsame, ihm nicht opportun erscheinende Meinungen und Haltungen innerhalb der Ärzteschaft unsichtbar machte. Was aber hat es mit diesem »wir« tatsächlich auf sich? Darüber sollen einige Umfragen unter der Ärzteschaft Auskunft geben.

Eine 2008 vom SPIEGEL in Auftrag gegebene repräsentative und anonyme Umfrage, durchgeführt vom Meinungsforschungsinstitut TNS Healthcare, ergab, dass etwa 40 % der deutschen Ärzteschaft dafür sind, unheilbar kranken, leidenden Patienten beim Suizid zu helfen oder gar auf deren Wunsch hin ihr Leben im Sinne einer Tötung auf Verlangen beenden zu dürfen (16 %).[19]

Angefragt wurden 483 Ärzte, die als Hausärzte, Internisten, Onkologen, Anästhesisten oder Palliativmediziner Schwerstkranke behandeln. 3,3 % (Hausärzte 4 %) gaben zu, bereits ein- oder mehrmals einem Patienten beim Suizid geholfen zu haben; allein unter den befragten Ärztegruppen entspräche dies ca. 3000 Medizinern, die dem ärztlichen Berufsrecht zuwider gehandelt haben. Nicht mitgerechnet ist das Dunkelfeld der Tötung auf Verlangen. Zudem würden sich 44,5 % der Ärztinnen und Ärzte bei eigener schwerer Krankheit wünschen, die Hilfe eines Kollegen oder einer Kollegin in Anspruch nehmen zu dürfen. Nahezu ein Drittel (31,5 %) wünscht für sich auch die Option der Tötung auf Verlangen. In der gleichen Umfrage gaben 3,3 % aller befragten Ärzte an, Suizidhilfe geleistet zu haben – hochgerechnet also 3000 Ärzte, die ihrem Standesrecht die Gefolgschaft verweigerten.

Die Organisation MEDSCAPE (Deutschland) führte zwischen Januar und März 2020 eine erneute Online-Befragung durch, an der 1008 Ärztinnen und Ärzte teilnahmen. Publiziert wurde die Befragung am 19.6.2020. Die Frage lautete: Sollte die ärztliche Sterbehilfe legalisiert werden?

Nur 31 % der Befragten lehnten ärztlich assistierten Suizid oder ärztlich assistiertes Sterben eindeutig ab. Eine Mehrheit (45 %) ist entweder für eine Legalisierung oder kann sich eine solche unter bestimmten Umständen vorstellen. Überraschend ist die Nuance, dass niedergelassene Ärzte in einem noch höheren Prozentsatz (51 %) für eine Gesetzesänderung stimmten als Klinikärzte (40 %), die ja häufiger mit aussichtslos Kranken zu tun haben.[20]

Dissens in der Frage der Suizidhilfe herrscht nicht allein unter Ärzten, sondern auch unter denjenigen, um die es letztlich geht: Bürgern, Patienten und ihren Angehörigen. Darum wird es im folgenden Kapitel gehen.

8

Umfragen zur Suizidhilfe in der Allgemeinbevölkerung

Seit Jahren wird die öffentliche Debatte zum ärztlich assistierten Suizid von Angehörigen verschiedener Interessengruppen und Weltanschauungsgemeinschaften, insbesondere Ärzten, Juristen, Kirchen und politischen Parteien beherrscht. Diejenigen indes, die unmittelbar betroffen sind, vorzugsweise schwerst oder gar aussichtlos Erkrankte und ihnen Nahestehende kommen – von der Darstellung einzelner Schicksale in den Medien abgesehen – kaum zu Wort und verfügen über keine Interessenvertretung. Ihre Ansichten und Standpunkte finden nur sporadisch Eingang in den öffentlichen Diskurs, wiewohl gerade ihrer Stimme Aufmerksamkeit und Hinwendung gebührt, sind sie doch die eigentlich Leidtragenden und zudem Verletzbarsten. An diesem Mangel ändern auch sogenannte Patientenschutzorganisationen und Initiativen der Selbsthilfe nichts, da sie sich nicht auf valide Patientenbefragungen stützen und sich zu sehr von eigenen weltanschaulichen oder moralischen Haltungen leiten lassen.

Will man also über die Einstellung von Patienten, Angehörigen und Bürgern (als künftig Betroffenen) zu ihrem eigenen Lebensende Aussagen treffen, bedarf es aktiver Hinwendung zu ihnen, das heißt wissenschaftlicher Untersuchungen und Befragungen, die methodisch sauber sind und als repräsentativ gelten können. Verglichen mit anderen Ländern wurden in Deutschland bisher nur wenige wissenschaftliche Studien unternommen, zumeist an Patienten mit Tumorerkrankungen oder Amytropher Lateralsklerose (ALS), einer bis heute ursächlich unbehandelbaren Erkrankung des Nervensystems mit fortschreitenden Lähmungen, die schließlich zum Tode führen (siehe auch mein Patient Ernst T., Kapitel 13).

Bedeutsam bei derartigen Studien ist ihre Methodik und besonders ihre Art und Weise, die Patienten (bzw. Angehörigen und Bürger) zu befragen. Bei zwei dieser Studien wurden unheilbar kranke Patienten – allesamt urteilsfähig und palliativ betreut – von Palliativmedizinern gefragt, ob sie den tatsächlichen Wunsch nach Lebensverkürzung haben. Ein solcher ist von vieldeutigen Todeswünschen, einem potentiellen Wunsch nach Lebensverkürzung, einem Behandlungsabbruch oder der Nicht-Aufnahme einer Behandlung klar zu unterscheiden. Es ergab sich, dass bei 14 bis 20 % der Patienten ein stabiler und aktueller Wunsch nach Lebensverkürzung im Sinne eines aktiven ärztlichen Vorgehens bestand.[1] Hier wird im Übrigen deutlich, dass das immer wieder gegen die Suizidassistenz vorgebrachte Argument, Patienten würden von ihrem Suizidwillen Abstand nehmen, wenn sie nur kompetent palliativmedizinisch betreut und behandelt würden, nicht zutrifft. Bemerkenswert ist, dass nach einer anderen Studie die Motive der Sterbewilligen weniger durch Symptome wie Schmerzen, Angst oder Depression gekennzeichnet waren, sondern Autonomieverlust und die zu erwartende niedrige Lebensqualität (Kommunikationsunfähigkeit, nicht endendes Siechtum) ausschlaggebend sind, wie es auch bei meinem Patienten Richard S. der Fall war (siehe Kapitel 13).[2]

Dass der ernsthafte Wunsch von terminal Erkrankten nach Lebensverkürzung auch Angehörigen gegenüber geäußert wird, belegt eine Befragung von Angehörigen an Krebs Verstorbener, von denen 10 % ein ernsthaftes Verlangen nach Lebensverkürzung geäußert hatten.[3]

Keineswegs selten werden auch Ärzte mit einem ernsthaften Sterbewillen von Patienten mit lebenslimitierenden Erkrankungen konfrontiert: In einer vom Institut für Demoskopie Allensbach 2010 im Auftrag der Bundesärztekammer durchgeführten repräsentativen Befragung gaben 34 % aller Ärzte und 50 % der Hausärzte an, dass ein derartiges

Verlangen an sie herangetragen worden sei.[4] Eine weitere Umfrage unter Ärzten von fünf Landesärztekammern ermittelte 2010, dass 21% von ihnen um Suizidbeihilfe gebeten worden waren.

Unbekannt ist, wie häufig Ärzte in Deutschland tatsächlich Suizidhilfe leisten. Der von Roger Kusch gegründete Verein Sterbehilfe Deutschland e. V. – der deutsche Ableger der Schweizer Organisation DIGNITAS nannte jüngst eine Zahl von 254 Suizidhilfefällen im Zeitraum von 2008 bis 2015. In der Schweiz verhalf DIGNITAS zwischen 1999 und 2018 1237 deutschen Bürgern zum Suizid.[5]

Es verwundert nicht, dass das Interesse an Entscheidungen, die das Lebensende betreffen, allenthalben groß ist und weiterhin zunimmt, wird doch die übergroße Mehrheit der Menschen irgendwann an einer das Leben begrenzenden Erkrankung leiden und schließlich daran sterben oder aber Angehörige haben, denen es so ergeht.

Es ist daher geradezu geboten, dass ein demokratisch verfasstes Gemeinwesen einen breiten gesellschaftlichen Diskurs führt und fördert, der den parlamentarischen Prozess flankiert. Dessen Ziel muss es sein, den Anliegen der Bürger weitestgehend zu entsprechen. Seit Jahren spiegeln zwar zahlreiche Diskussionsrunden, Talkshows, Internetblogs, Leserbriefe auf einschlägige Publikationen in den Printmedien u. a. das gesellschaftliche Interesse an den vielfältigen das Lebensende betreffenden Fragen. Aber um präzise zu ermitteln, wie genau die Überlegungen und Entscheidungen zum eigenen Lebensende sind, sind valide bevölkerungsrepräsentative Befragungen nicht allein legitim, sie sind unerlässlich. Ebenso wie bei wissenschaftlichen Erhebungen gilt es auch hier, auf mögliche Verzerrungen ihrer Ergebnisse zu achten, sind diese doch auch von der Art der Fragestellung, dem Interesse des Auftraggebers und anderen Einflussfaktoren abhängig.

Schon in den 1970er-Jahren machte man Bevölkerungsumfragen, die die Einstellung der Bürger zur aktiven Sterbehilfe ermittelten. Eine Allensbach-Erhebung ergab 1974, dass 53% der Bevölkerung die Tötung auf Verlangen bejahte, 33% sie verneinte und 14% unentschieden war.[6]

Derzeit lässt sich auf zehn zwischen 2012 und 2017 durchgeführte Befragungen zurückgreifen, in denen demoskopische Institute und zwei

Krankenkassen die Einstellung der Bürger zu (ärztlich) assistiertem Suizid und aktiver Sterbehilfe mittels unterschiedlicher Fragestellungen recherchiert haben. Manche Institute erkundeten allgemein die Meinung zum assistierten Suizid (der auch die Suizidhilfe von Nicht-Ärzten, beispielsweise Angehörigen umfasst), manche speziell die zum ärztlich assistierten Suizid, andere wiederum die zur aktiven Sterbehilfe. Dieser Begriff umfasst im allgemeinen Sprachgebrauch oftmals sowohl den ärztlich assistierten Suizid wie auch die Tötung auf Verlangen. Letztere ist in Deutschland, im Unterschied zu den Beneluxländern, gemäß § 216 StGB untersagt und war nicht Gegenstand der Klagen gegen § 217 StGB.

Die Umfrageergebnisse ähneln sich. So kam eine Erhebung von Infratest dimap im Januar 2014, durchgeführt im Auftrag der TV-Talkshow *Günther Jauch* unter 1000 zufällig ausgewählten, mindestens 18 Jahre alten Bürgerinnen und Bürgern, die man danach gefragt hatte »Sollte in Deutschland Ärzten Sterbehilfe erlaubt werden?«, zu folgendem Votum: 10 % plädierten dafür, ärztliche Hilfe zum Suizid in jedem Fall zu ermöglichen, unabhängig davon, ob der Betroffene an einer schweren Erkrankung leidet oder nicht. 69 % antworteten, dass der Arzt nur bei einer unheilbaren Erkrankung mit eng begrenzter Lebenserwartung Suizidhilfe sollte leisten dürfen; und 18 % waren grundsätzlich dagegen, dass Ärzte in Deutschland Menschen beim Suizid helfen dürfen.[7]

Ähnlich auch die Ergebnisse, die das FORSA-Institut 2014 ermittelte. Es hatte die Frage gestellt: »Möchten Sie selbst im Falle schwerster Erkrankung die Möglichkeit haben, auf aktive Sterbehilfe, also beispielsweise ärztliche Hilfe zum Suizid, zurückgreifen zu können, oder lehnen Sie diese Möglichkeit für sich persönlich ab?« Unabhängig von Alter, Geschlecht und Bildungsgrad befürworteten diese Möglichkeit zwischen 60 und 70 % der Befragten. (Allerdings gaben 41 % der Befragten an, über das Thema Sterbehilfe »weniger gut«, 16 % »überhaupt nicht« informiert zu sein.)[8]

Die Schwenninger Krankenkasse führte im Juni 2014 eine bevölkerungsrepräsentative Umfrage unter 1000 Teilnehmern durch. Unter anderem wurde die folgende Frage gestellt: »Ich kann mir vorstellen, bei einer schweren Erkrankung aktive Sterbehilfe in Anspruch zu nehmen, das heißt die gezielte Herbeiführung meines Todes durch einen Dritten, beispielsweise einen Arzt.« Dem stimmten 35 % der Befragten »voll«, 35 % »eher«, 18 % »weniger« und 12 % »gar nicht« zu.[9]

Bei ausnahmslos allen Umfragen zeigte sich aber, dass deutlich mehr als 50 % (gemittelt 72 %) der Bürger sich für die Möglichkeit des ärztlich assistierten Suizids oder die Tötung auf Verlangen aussprachen. Die geringen Unterschiede in den Zustimmungsraten beruhen auf den unterschiedlichen Fragestellungen beziehungswiese den verschiedenartigen Szenarien, die den Erhebungen zugrunde lagen.

Aus einer Isopublic/Gallup-Umfrage im Jahr 2012, die in zwölf europäischen Ländern, darunter auch Deutschland, die Einstellung der Bürger zur Sterbehilfe erfragte, ging hervor, dass sich zwischen 70 und 80 % der Befragten vorstellen können, selbst einmal Sterbehilfe in Anspruch zu nehmen. Die geringste Zustimmungsrate wies Griechenland auf – immerhin noch mit einer Mehrheit von 56 %. Überraschend ist, dass die Androhung von Strafe für professionelle Sterbehilfe von je 82 % der Spanier und Portugiesen (zwei katholischen Ländern!) sowie von 76 % der Deutschen massiv abgelehnt wird. Die Haltung der deutschen Bundesärztekammer, die den Ärzten Sterbehilfe vollständig verbieten will, wird von den Deutschen mit 79 % abgelehnt.[10]

Aufschlussreich ist auch eine wissenschaftlichen Ansprüchen genügende Meinungserhebung unter Hinterbliebenen verstorbener Krebspatienten. Danach befragt, ob assistierter Suizid oder die Tötung auf Verlangen Teil des ärztlichen Handelns sein sollten, bejahten 76 % der Teilnehmer diese Frage, sodass der Schluss gerechtfertigt ist, dass die Meinung der Allgemeinbevölkerung und die Nahestehender verstorbener Krebspatienten praktisch deckungsgleich ist.[11]

Insgesamt bleibt festzuhalten, dass der Wunsch nach Lebensverkürzung bei unheilbarer und aussichtsloser Krankheit in der deutschen Bevölkerung weitverbreitet ist und eine über das letzte Jahrzehnt hinweg konstante deutliche Mehrheit der Bürger die ärztliche Suizidassistenz befürwortet. Dabei spielt weniger die Befürchtung vor unerträglichen Symptomen eine Rolle als die Angst vor Autonomie- und Kontrollverlust, die selbst eine optimale palliativmedizinische und hospizliche Versorgung oft nicht aufheben kann. Das gesetzliche Verbot der ärztlichen Suizidassistenz (§ 217 StGB) hat die gesellschaftliche Debatte um ihr Für und Wider zweifellos noch verschärft. Und so konnte es nicht ausbleiben, dass sich – ausgelöst durch Klagen einzelner Patienten, Ärzte und Ärztinnen sowie Verbänden und Organisationen, die die Möglichkeit der Suizidhilfe seit Jahren gefordert hatten – das Bundesverfassungsgericht dieser fundamentalen Frage zuwenden und eine Entscheidung herbeiführen musste.

9

Eine Sternstunde der Rechtsprechung: die mündliche Verhandlung in Sachen »§ 217 StGB (geschäftsmäßige Förderung der Selbsttötung)« im April 2019

Der nun folgende Textabschnitt will dem Leser Einblick geben in die Interna des Verfahrens und die Argumente, die Kläger, Beklagte, Sachverständige und die Richterschaft des 2. Senats während der mündlichen Verhandlung am 16. und 17.4.2019 vorbrachten beziehungsweise austauschten, bevor am 26.2.2020 die definitive Entscheidung des Gerichts erging. Allen Verfahrensbeteiligten, aber auch Expertinnen und Experten sollte noch einmal Gelegenheit gegeben werden, in der seit Jahren währenden Debatte und hoch umstrittenen Frage der Suizidhilfe ihre Positionen darzulegen – ein Vorgehen übrigens, das weltweit seinesgleichen sucht und für das Bemühen um Transparenz und die Stärke unserer demokratischen Institutionen spricht. Sechs Verfassungsbeschwerden lagen dem Gericht vor – von Patienten, Ärzten (darunter auch die meinige) und Sterbehilfeorganisationen.

Monate vor der Anhörung hatte das Verfassungsgericht die Selbstablehnung des Verfassungsrichters Müller für begründet erklärt – auch um sich jeglichen Verdachts richterlicher Befangenheit zu entziehen. Müller hatte sich in seinem vormaligen Amt als Ministerpräsident des Saarlandes (und Christ) bei verschiedenen Gelegenheiten für ein strafbewehrtes Verbot geschäftsmäßiger Suizidhilfe ausgesprochen und an der Formulierung des interfraktionellen Gesetzentwurfes, der schließlich als § 217 StGB (Text siehe Anhang 1) parlamentarisch verabschiedet worden war, mitgewirkt. An Müllers Stelle war der als liberal geltende Verfassungsrichter Prof. Johannes Masing zum Mitglied des 2. Senats bestellt worden.

Da Wortprotokolle der Anhörung nicht veröffentlicht werden, beruht die Darstellung allein auf meinen Mitschriften und Erinnerungen.

»Ich lehne es ab«, so der alte Herr L., der als erster Kläger zu Wort kam, unter Aufbietung seiner noch verbliebenen Stimmkraft, »in Abhängigkeit von Abläufen zu kommen, ohne selbst aktiv handeln zu können.« Ein Sterbehilfeverein hatte ihm zwar Suizidhilfe zugesagt, doch sei »seine Gelassenheit und Erleichterung darüber dahin«, seit der Gesetzgeber die Beihilfe zum Suizid strafrechtlich verboten habe. Gebannt – man hätte eine Stecknadel fallen hören können – war das Gericht sodann den Ausführungen des schwerstkranken 85-jährigen Klägers H. gefolgt.

»Es geht hier und heute weder um Politik noch Moral«, hatte Gerichtspräsident Prof. Andreas Voßkuhle gleich zu Beginn der Anhörung konstatiert (er hätte ergänzen können: auch nicht um Transzendenz). »Es geht allein darum, ob § 217 StGB mit unserer Verfassung vereinbar ist.« Schon diese Eröffnung, die sicher auch die enormen Erwartungen an das konfliktträchtige und viel beachtete Verfahren dämpfen sollte, sorgte bei manchen der Anwesenden im Verhandlungssaal, der bis auf den letzten Platz belegt war, für ein erwartungsvolles Raunen.

Es war der Auftakt zu zwei prall gefüllten Verhandlungstagen: Neben Klägern und Beklagten des umstrittenen Paragraphen waren Patienten und Ärzte mit ihren jeweiligen Bevollmächtigten, Vertreter der Bundesregierung, des Bundestages, der Länder und einschlägiger Verbände sowie insgesamt sechzehn Sachverständige geladen; selbst die Vertreterin einer Selbsthilfegruppe für Angehörige von Suizidenten kam zu Wort. Sie alle plädierten vor den hoch konzentrierten und von äußerster Sachkenntnis getragenen acht Richterinnen und Richtern des 2. Senats für ihre jeweilige Position und standen ihnen Rede und Antwort – umfassender und tiefschürfender hätte man die Problematik der Suizidhilfe kaum erörtern können. Auffallend war, dass die Befürworter der Beibehaltung des § 217 StGB sehr ausführlich zu Wort kamen und vom Gericht befragt wurden, wollte sich der Senat doch nicht dem Verdacht aussetzen, gerade die Verbotsunterstützer der Suizidhilfe nicht ausreichend angehört zu haben.

Geklagt hatten schon Jahre zuvor einige schwerstkranke Privatpersonen, Ärzte und Sterbehilfeorganisationen. Das Gericht hatte ihre teils unterschiedlich argumentierenden Verfassungsbeschwerden miteinander verbunden. Gemeinsam war allen Klägern, dass sie das Recht auf Suizid für ein Grundrecht hielten, das die autonome Gestaltung des eigenen Lebensentwurfs einschließlich der »Gestaltung« des eigenen Lebensendes auch mit Hilfe Dritter garantiere. Die Wahrnehmung dieses Grundrechts dürfe der Staat nicht erschweren bzw. faktisch unmöglich machen, wie es § 217 StGB vorsieht. »Vielmehr ist der Gesetzgeber aufgefordert, einen Rahmen zu schaffen, innerhalb dessen jedermann dieses Grundrecht verwirklichen kann. Für suizidwillige Menschen brauchen wir einen Weg«, so Gerichtspräsident Prof. Andreas Voßkuhle, der überraschenderweise die Daseinsberechtigung von Sterbehilfevereinen nicht ausschließen wollte, solange Ärzte kaum bereit seien, Suizidhilfe zu leisten: »Die Gründung von Sterbehilfevereinen ist vielleicht kein Zufall«, so Voßkuhle. Sie böten professionelle Hilfe und könnten dazu beitragen, »dass die Dinge nicht außer Kontrolle geraten«.

Die ärztlichen Kläger monierten neben der Einschränkung ihrer Gewissensfreiheit, ihrer Berufs- und Behandlungsfreiheit insbesondere die Unbestimmtheit der Begriffe »Förderung« und »Geschäftsmäßigkeit«, die § 217 StGB als ein auf Wiederholung angelegtes Handeln verstanden wissen wollte; d. h. die einmalige Suizidhilfeleistung eines Arztes war quasi als Ausnahme gestattet, nicht aber die wiederholte Ausführung. Dies sei nicht einzusehen: Wenn ein Arzt sich zur Suizidhilfe bei einem Patienten entschließt, müsse ihm dies auch in einer vergleichbaren Situation bei einem anderen Patienten möglich sein (gemäß der treffenden Äußerung des Palliativmediziners Prof. Ralf Jox: »Das ärztliche Gewissen ist keine Eintagsfliege.«).

Überzeugend war für mich auch die Anmerkung von Prof. Strates, Verteidiger eines der klagenden Patienten. Er kritisierte, dass § 217 StGB eine Unterstützungshandlung (»Beihilfe«) zu einer Haupttat (Selbsttötung), die ihrerseits nicht strafbar sei, erklärt habe. Suizid indes ist, wie allgemein bekannt, in Deutschland nicht strafbar. Gemäß dem Grundsatz der Akzessorietät kann sich mithin niemand, der einem Suizidwilligen auch wiederholt bei der Verwirklichung seines Willens hilft, strafbar machen. (Im Strafrecht bestimmt der Grundsatz der Akzessorietät, dass die Strafbarkeit eines Tatteilnehmers – Anstifter, Gehilfe – von der Strafbarkeit der Haupttat abhängt.)

Meine eigene, im Interesse meiner Patienten vorgebrachte Verfassungsbeschwerde, vertreten von den Münchener Medizinrechtlern und Anwälten Wolfgang Putz und Tanja Unger, datierte vom 16. Juli 2016. Begründet hatte ich sie mit der Verletzung meiner Gewissensfreiheit (Art. 4 (1) GG) und der Einschränkung meiner Berufsfreiheit (Art. 12 (1) GG). Unterlegt war meine Klage mit Gutachten des Verfassungsrechtlers Prof. Wolfgang Hilgendorf und des Rechtswissenschaftlers Prof. Torsten Verrel.

Die Befürworter der Beibehaltung des § 217 StGB dagegen argumentierten, die Möglichkeit professioneller Suizidhilfe schaffe ein erhöhte Nachfrage, führe damit zu mehr Suiziden und letztlich zu einem »Dammbruch«. Mit Verweis auf die steigenden Zahlen von Patienten in den Niederlanden, die um Suizidassistenz oder Tötung auf Verlangen (aktive Sterbehilfe) nachsuchten – 2019 waren es mehr als 6000 – entgegnete der Vorsitzende nüchtern, dass dies »eben ein Zeichen dafür sei, dass mehr Menschen von ihrem Grundrecht Gebrauch machten«. Gleichsinnig äußerten sich auch die anderen Richter, so zum Beispiel Prof. Johannes Masing: »Sie wollen die Autonomie schützen, indem Sie die Möglichkeit nehmen, sie auszuüben«, warf er den Verbotsvertretern vor. Auch die Berichterstatterin des Verfahrens, Richterin Dr. Sibylle Kessal-Wulf, wischte die liberalen (»abschreckenden«) Sterbehilferegelungen der Beneluxstaaten vom Tisch: Warum sage der deutsche Gesetzgeber nicht, wir machen das einfach besser? Es gebe schließlich ausreichend Möglichkeiten für Regelungskonzepte, wie zum Beispiel eine ärztliche Begutachtung von Sterbewilligen und das Einhalten von Wartefristen zwecks Verhinderung übereilter Entscheidungen. Verfassungsrichter Prof. Peter Huber schlug vor, nach einer Lösung ähnlich der beim Schwangerschaftsabbruch zu suchen, dem eine Beratung voranzugehen habe; damit habe man keine schlechten Erfahrungen gemacht. Suizidhilfe, so das Gericht, mag man bedauern und im moralischen Sinne für nicht rechtens halten, doch verfassungsrechtlich sei dies unerheblich.

Mehrfach vorgebracht von den Gegnern der Suizidassistenz wurde das Argument, dass die Aufhebung des § 217 das Selbstverständnis der ärztlichen Profession grundlegend ändere. Das Vertrauensverhältnis von Arzt und Patient werde unterminiert: Ein Patient könne seinem Arzt nicht mehr vorbehaltlos vertrauen, der doch für die Erhaltung des Lebens und nicht für dessen Beendigung zuständig sei.

Zudem, so der Präsident der Ärztekammer Hamburg, Dr. Emami, führe eine Aufhebung der Strafnorm faktisch dazu, dass Ärzte sich verpflichtet sehen könnten, Patienten beim Suizid zu unterstützen. Im Zuge dieser Befürchtung äußerten einige Ärzte gar, dass die Strafnorm des § 217 für sie quasi eine Schutznorm darstelle, die sie davor bewahre, von Patienten um Suizidhilfe gebeten zu werden.

Durchgehend forderten die Befürworter des § 217, ihn allein schon deswegen beizubehalten, weil die Vorgehensweisen und Mittel der Palliativmedizin nahezu immer ausreichten, terminal Kranken ein angst- und schmerzfreies Sterben zu ermöglichen beziehungsweise zu garantieren. Der CDU-Parlamentarier und Initiator der in Rede stehenden Strafvorschrift Michael Brand stellte in diesem Zusammenhang dem Gericht die Frage, ob denn die kleine Gruppe von ein paar hundert Personen in Deutschland, die selbstbestimmt und frei verantwortlich ihrem Leben selbst ein Ende setzen wollte, »so relevant sei, dass man deswegen riskieren müsse, die überwältigende Mehrheit unter den Druck zu setzen?«

Ebendiese Frage bejahte der Gerichtsvorsitzende: Diese »kleine Gruppe«, die sich vorstellt, dass ein Suizid »gesittet und zivilisatorisch« vor sich gehe sei, wie das Beispiel des Klägers L. zeige, durchaus relevant, auch wenn es vom moralischen Standpunkt verständlich sei, dass der Gesetzgeber eine gesellschaftliche Normalisierung des Suizids verhindern wolle. Doch sei eben der Suizid ein grundrechtlich geschütztes Verhalten, das derzeit faktisch nicht realisierbar sei.

Brand weiter: Es gebe doch, wie die Verhandlung gezeigt habe, trotz des Verbots genügend Möglichkeiten und Freiräume, dass ein Arzt im Zweifelsfall eben doch helfen dürfe, aber eben nicht, wenn er sich generell dazu bereit erkläre. Es sei nun einmal so: »Ein normaler Arzt tut das nicht.« Auch hier konterte das Gericht: »Ja eben«, so Voßkuhle, »eine bestimmte Modalität des Suizids zu untersagen bedeute, dass man etwas Entscheidendes untersage, dafür müsse es gute Gründe geben, die indes nicht vorlägen.«

Breiten Raum während der Anhörung nahm insbesondere die Diskussion über den Begriff der Freiverantwortlichkeit ein. Sie stellt die wichtigste und unbedingte Voraussetzung für eine Suizidassistenz dar. Sie ist entscheidend für die Straflosigkeit des am Suizid Beteiligten (Arztes), andernfalls mache er sich einer Tötung in mittelbarer Täterschaft nach § 212 StGB (Text siehe Anhang 1) strafbar. Der Prozessvertreter der Abgeordneten des Bundestages, Prof. Steffen Augsberg, bezweifelte, ebenso wie der Psychiater Prof. Clemens Cording, dass Suizidwillige ihre Entscheidung autonom träfen; diese sei vielmehr stets von Ambivalenzen getragen; in mehr als 90 % der Fälle seien zudem psychische Krisen oder manifeste psychiatrische Erkrankungen zu diagnostizieren, die die autonome Entscheidung zumindest in Frage stellten. Dennoch erkannten auch sie an, dass frei verantwortliche Entscheidungen zum Suizid grundsätzlich möglich seien.

Aufschlussreich in diesem Kontext war die Bemerkung des Vorsitzenden, dass der Gesetzgeber die Schwelle für frei verantwortliches Handeln generell niedrig ansetze: Ein drogenabhängiges Paar beispielsweise könne »frei verantwortlich« entscheiden, Kinder in die Welt zu setzen. Genauso wie ein an Epilepsie leidender junger oder an Parkinson erkrankter alter Mensch »freiverantwortlich« darüber entscheiden darf, ein Fahrzeug lenken zu wollen (Ergänzung d. Verf.). Niemand brauche einen »Lebensführerschein«, so der Vorsitzende Prof. Andreas Voßkuhle.

Verfassungsrichterin Prof. Christa König fragte schließlich, was denn bleibe, wenn man eine palliativmedizinische Versorgung ablehne, sich auch auf das begleitete sogenannte Sterbefasten (siehe Exkurs 3) nicht einlassen wolle, geschweige denn auf einen Brutalsuizid (sich vor den Zug werfen, Fenstersturz, Waffe u. a.; Anm. d. Verf.). Richter Dr. Ulrich Maidowski gab die Antwort: Für jemanden, der »vorher abbiegen wolle, gibt es keinen Ausweg«. Normalerweise sei die Grundrechtsausübung die Regel, der Grundrechtseingriff die Ausnahme: »Hier ist es umgekehrt.«

Spätestens am Nachmittag des zweiten Verhandlungstages, der sich den Rechtsfragen im Detail zugewandt hatte, wurde mehr als deutlich, dass der Senat geschlossen das Grundrecht auf Suizid und auf Suizidhilfe für höherrangig hielt als alle gegen es vorgebrachten Bedenken.

Ein Vorgeschmack auf ein Urteil in unserem Sinne? Jedenfalls erleichterte mich, ebenso wie die übrigen Kläger, das Resultat der Anhörung. Mit einem Gefühl der Genugtuung, ja fast schon ein wenig euphorisch und voller Hoffnung auf das definitive Urteil, das noch ein knappes Jahr auf sich warten lassen sollte, verließen wir das Gericht.

EXKURS 3

Das sogenannte Sterbefasten

Der freiwillige Verzicht auf Nahrung und Flüssigkeit[1], um das eigene Sterben gezielt und vorzeitig herbeizuführen, ist eine schon seit der Antike bekannte Methode der Selbsttötung. Diese Weise freiverantwortlicher und selbstbestimmter Lebensbeendigung trifft heute wieder zunehmend auf Interesse und Akzeptanz, nicht nur in der Öffentlichkeit, sondern auch unter Ärzten, die stärker eingreifenden Methoden aktiver Lebensbeendigung (Suizid, Suizidhilfe) eher ablehnend gegenüberstehen. Nicht allein Schwerstkranke wünschen zuweilen, diesen Weg bewusst zu gehen, auch manch hochbetagter Mensch, der nach einem erfüllten Leben im wohl verstandenen Sinne »lebensmüde« ist, kann sich vorstellen, auf diese Art das Leben freiwillig zu verlassen. Wer den Weg des Sterbefastens wählt, greift gewissermaßen in den natürlichen Sterbeprozess ein, indem er im Rahmen einer chronisch-progredienten Erkrankung oder im Zustand hochaltriger physischer wie mentaler Auszehrung dem allmählichen unausweichlichen Erlöschen der Lebensfunktionen auf sanfte Weise, die nicht desto weniger eine Selbsttötung genannt werden muss, zuvorkommt.

Entgegenkommt einem Sterbefastenden – zumal wenn er durch Alter oder Krankheit bereits hochgradig geschwächt ist –, dass das Bedürfnis nach Nahrungs- und Flüssigkeitsaufnahme natürlicherweise nachlässt: Ihre Minderung führt im Körper zu Stoffwechselveränderungen, die ihrerseits unter anderem das körpereigene Opioidsystem aktivieren und so zur Angst- und Schmerzlinderung beitragen – durchaus erwünschte Wirkungen am Lebensende, ebenso wie eine sich gleichfalls einstellende Dämpfung des Bewusstseins.

Je nach körperlicher Ausgangsverfassung erstreckt sich der Sterbeprozess beim Sterbefasten über ein bis drei Wochen; einen schwerkranken Menschen lässt er in aller Regel ruhig, angstfrei und schmerzlos in seinen Tod hineindämmern. Mehrere Studien stützen diese Einschätzung: Beispielsweise geht aus einer Untersuchung an 100 Fällen von Sterbefasten im amerikanischen Bundesstaat Oregon hervor, dass die befragten Hospizschwestern den Tod des Betroffenen auf einer Skala von 0 (»sehr schlechter Tod«) bis 9 (»sehr guter Tod«) zu 85 % der Stufe 8 zuordneten.

Uneins ist die Ärzteschaft in der Frage, ob das Sterbefasten als Suizid anzusehen ist. Die weitgehende Akzeptanz des Sterbefastens aufseiten der Palliativmediziner – 2014 hat sich die Deutsche Gesellschaft für Palliativmedizin erstmals positiv zum Sterbefasten geäußert – steht in auffälligem Gegensatz zu ihrer Ablehnung des ärztlich assistierten Suizids. Wo sollte eine normative Differenz zwischen beiden Wegen liegen? Ist es die Umkehrbarkeit des Entschlusses beim Sterbefasten, die im Gegensatz zur Einnahme eines Mittels, das den Tod unumkehrbar herbeiführt, den Ausschlag gibt? Ist es die Entschiedenheit des Sterbewilligen, der im Sterbefasten seinen Entschluss einige Tage »durchhalten« muss und damit seine Ernsthaftigkeit unzweideutiger beweist? Oder ist es die Tatsache, dass der kausale Anteil ärztlicher Unterstützung bei ärztlicher Suizidassistenz für den Arzt schwerer wiegt, weil ohne seine Bereitstellung des Suizidmittels der Suizid gar nicht möglich wäre, im Falle des Sterbefastens der Sterbewillige jedoch auch ohne das ärztliches Zutun einer eventuell notwendig werdenden palliativen Begleitung sterben würde?

Dass das Sterbefasten zumindest eine passive Form des Suizids darstellt, ist kaum zu bestreiten: Sich zu suizidieren bedeutet ja nicht unbedingt, aktiv »Hand an sich selbst zu legen«. Es kann auch Formen geben, wie eben das Sterbefasten, mit dem sich der Suizident passiv – durch Unterlassen – einer Lebensbedrohung aussetzt.

Hervorzuheben ist, dass das Sterbefasten nicht gleichzusetzen ist mit der Zurückweisung der Nahrungsaufnahme – etwa durch Verschließen des Mundes – in der bereits eingetretenen Sterbephase. Abzugrenzen ist es auch von der Ablehnung des Beginns oder der Weiterführung einer künstlichen Ernährung (PEG-Sondenernährung), die rechtlich immer eine Behandlung darstellt, der der zu Behandelnde zustimmen muss.

Nach Inkrafttreten des § 217 StGB »entdeckten« ausgerechnet manche Palliativmediziner, dass das sogenannte Sterbefasten (freiwilliger Verzicht auf Nahrung und Flüssigkeit (FVNF) bzw. auf Essen und Trinken (FVET) angeblich ein Ausweg, will heißen kein Suizid, sei. Und überdies ein so begrüßenswerter Ausweg, weil der Suizident ja entscheidungskonstant bleiben müsse und jederzeit abbrechen könne (Für den bedrohlichen rechtlichen Aspekt eine wahrlich kindliche Argumentation, weil die Sache strafrechtlich erst kritisch wird, wenn nicht abgebrochen wurde. Sonst interessiert es ja keinen Staatsanwalt!).

Juristen und Medizinethiker wiesen bald darauf hin, dass das Strafrecht gleichermaßen für aktive und passive Suizide gelte, und dass Sterbefasten ein Klassiker des passiven Suizids ist. Suizid setzt immer einen eigenen Kausalverlauf – unabhängig von einer ggf. bestehenden Erkrankung – in Gang, der den vorzeitigen Tod herbeiführt.

Gerne wird dann argumentiert, Sterbefasten sei aber »gefühlsmäßig« kein Suizid, eher ein normaler Sterbeprozess; für einen Arzt jedenfalls besser zu verkraften als Hilfe und Begleitung bei einem Suizid mit Medikamenten, die man dem Patienten überdies noch verschaffen müsse. Doch ein solches Vorgehen ist weder eine rechtliche noch eine ethische Alternative, es sei denn, der Sterbewillige selbst ist es, der diesen Weg gehen will und dies auch formuliert. Sollen denn aussichtlos Erkrankte gegen ihren Willen, mit Rücksicht auf die emotionale Befindlichkeit oder – ärger noch – mit Rücksicht auf die Wertewelt ihrer Helfer einen beschwerlicheren Weg gehen, weil Ärzte ihnen den humansten Weg verweigern? So verwundert es kaum, dass mancher aussichtlos erkrankte Patient die viel gepriesenen Angebote der Palliativmedizin nicht wahrnimmt und sich lieber an einen Sterbehilfeverein wendet, weil er den langdauernden zum Tode führenden Weg durch Verzicht auf Essen und Trinken als unzumutbar empfindet. Diese vermeintlich liberale Praxis ist in hohem Maße unethisch.

10

Aufstieg und Fall des Strafrechtsparagraphen 217: das Jahrhunderturteil des Bundesverfassungsgerichts

Am 26.2.2020 schließlich, zehn Monate nach der Anhörung, hatte das Bundesverfassungsgericht, unter großer Beteiligung der Medien, Kläger und Beklagte zur Urteilsverkündung nach Karlsruhe geladen. Als einer der Kläger markierte dieser Tag für mich ein Ereignis, auf das ich über Jahre fieberhaft hingearbeitet und gewartet hatte.

Die Verlesung des mehr als 100-seitigen Urteils und seiner Begründung durch den Präsidenten des Verfassungsgerichts nahm mehr als eine Stunde in Anspruch. Einmütig hatten die acht Richterinnen und Richter entschieden; niemand unter ihnen hatte in der Form eines Sondervotums eine abweichende Meinung zum Ausdruck gebracht: Das Verfassungsgericht erklärte die Rechtsnorm des § 217 StGB für »nichtig«. Ein nach meinem Dafürhalten nicht allein im Rechtssinne »richtiges«, sondern auch ein im moralischen Sinne »gutes« Urteil, weil es die Bewertung des persönlichen Lebensentwurfs, der nur ein individueller sein kann, auch tatsächlich in die Hände des individuellen Menschen legt und ihm die Möglichkeit eröffnet, die Hilfe anderer in Anspruch zu nehmen, so sie denn dazu bereit sind.

Meine Klage und die meiner Mitstreiterinnen und Mitstreiter hatte Beharrlichkeit und Aufwand gelohnt. Indes von einem Sieg, gar einem Triumph in dieser überaus heiklen und vielschichtigen und alle Bürger unseres Landes berührenden normativen Kontroverse zu sprechen, ist mir fremd. Angemessener scheint mir, den Erfolg meiner Klage eine rechtliche und ethische Errungenschaft zu nennen, die letztlich – nach einem verfassungsgerichtlichen Abwägungsprozess auf höchstem Niveau – vom höchsten deutschen Gericht durchgesetzt werden musste und verfassungskonform zu entscheiden war.

Das Verfassungsgericht hatte ein Urteil gefällt, das ein umfassendes Bekenntnis zur Autonomie des Menschen in Fragen von Leben und Tod darstellt, eine Entscheidung, die in dieser Eindeutigkeit weder von den Befürwortern noch den Gegnern der ärztlichen Suizidhilfe erwartet worden war. Die Nichtigkeit wirkt im Übrigen auch in die Vergangenheit und führt rechtlich gesehen zu einem Zustand, als ob das Gesetz niemals erlassen worden wäre! Die Selbstbestimmung über das eigene Lebensende gehöre nach Artikel 2, Absatz 1 GG zum ureigensten Bereich der Personalität des Menschen. Zur Selbstbestimmung gehöre auch, hierzu die Hilfe Dritter in Anspruch zu nehmen. Besonders bemerkenswert an der Entscheidung des Gerichts ist seine Aussage, dass weder Krankheit noch Alter Voraussetzung für die Inanspruchnahme von angebotener Suizidhilfe ist; auch müsse der Suizidwillige sein Vorhaben weder begründen noch rechtfertigen.

Als nach der Urteilsverkündung die Richterinnen und Richter den Verhandlungssaal verließen, brandete im Publikum Beifall auf – ein zuvor nie da gewesenes Ereignis.

Leitsätze der Entscheidung des Bundesverfassungsgerichts

Die Entscheidung respektive das Urteil des Bundesverfassungsgerichts umfasst einschließlich der Urteilsbegründung im Original 115 Seiten. In dieser Länge ist sie jedermann auf der Internetseite des Gerichts zugänglich. Ebenso ist eine 11-seitige vom Gericht autorisierte als Pressemitteilung herausgegebene mittellange Fassung des Urteils im Internet zugänglich.[1]

Die Kerngehalte der Entscheidung des Verfassungsgerichts sind in den folgenden von ihm selbst formulierten Leitsätzen, die das Gericht der Langfassung seines Urteils vorangestellt hat, niedergelegt:

1. a) Das allgemeine Persönlichkeitsrecht (Art. 2 Abs. 1 i. V. m. Art. 1 Abs. 1 GG) umfasst als Ausdruck persönlicher Autonomie ein Recht auf selbstbestimmtes Sterben.

1. b) Das Recht auf selbstbestimmtes Sterben schließt die Freiheit ein, sich das Leben zu nehmen. Die Entscheidung des Einzelnen, seinem Leben entsprechend seinem Verständnis von Lebensqualität und Sinnhaftigkeit der eigenen Existenz ein Ende zu setzen, ist im Ausgangspunkt als Akt autonomer Selbstbestimmung von Staat und Gesellschaft zu respektieren.

1. c) Die Freiheit, sich das Leben zu nehmen, umfasst auch die Freiheit, hierfür bei Dritten Hilfe zu suchen und Hilfe, soweit sie angeboten wird, in Anspruch zu nehmen.

2. Auch staatliche Maßnahmen, die eine mittelbare oder faktische Wirkung entfalten, können Grundrechte beeinträchtigen und müssen daher von Verfassungs wegen hinreichend gerechtfertigt sein. Das in § 217 Abs. 1 StGB strafbewehrte Verbot der geschäftsmäßigen Förderung der Selbsttötung macht es Suizidwilligen faktisch unmöglich, die von ihnen gewählte, geschäftsmäßig angebotene Suizidhilfe in Anspruch zu nehmen.

3. a) Das Verbot der geschäftsmäßigen Förderung der Selbsttötung ist am Maßstab strikter Verhältnismäßigkeit zu messen.

3. b) Bei der Zumutbarkeitsprüfung ist zu berücksichtigen, dass die Regelung der assistierten Selbsttötung sich in einem Spannungsfeld unterschiedlicher verfassungsrechtlicher Schutzaspekte bewegt. Die Achtung vor dem grundlegenden, auch das eigene Lebensende umfassenden Selbstbestimmungsrecht desjenigen, der sich in eigener Verantwortung dazu entscheidet, sein Leben selbst zu beenden, und hierfür Unterstützung sucht, tritt in Kollision zu der Pflicht des Staates, die Autonomie Suizidwilliger und darüber auch das hohe Rechtsgut Leben zu schützen.

4. Der hohe Rang, den die Verfassung der Autonomie und dem Leben beimisst, ist grundsätzlich geeignet, deren effektiven präventiven Schutz auch mit Mitteln des Strafrechts zu rechtfertigen. Wenn die Rechtsordnung bestimmte, für die Autonomie gefährliche Formen der Suizidhilfe unter Strafe stellt, muss sie sicherstellen, dass trotz des Verbots im Einzelfall ein Zugang zu freiwillig bereitgestellter Suizidhilfe real eröffnet bleibt.
5. Das Verbot der geschäftsmäßigen Förderung der Selbsttötung in § 217 Abs. 1 StGB verengt die Möglichkeiten einer assistierten Selbsttötung in einem solchen Umfang, dass dem Einzelnen faktisch kein Raum zur Wahrnehmung seiner verfassungsrechtlich geschützten Freiheit verbleibt.
6. Niemand kann verpflichtet werden, Suizidhilfe zu leisten.

Bedeutet das Urteil eine schrankenlose Freigabe des Suizids?

Formalrechtlich betrachtet läuft die Entscheidung des Gerichts keineswegs auf eine »Liberalisierung« der ärztlichen Suizidhilfe hinaus, wie so oft nach der Urteilsverkündung behauptet wurde. Vielmehr stellt das Urteil den Status quo ante (2015) wieder her, also die Rechtslage vor Inkrafttreten des § 217 StGB, die die jahrzehntelang mögliche ärztliche Suizidhilfe nicht sanktionierte.

Jenseits der Kernaussagen zur Rechtmäßigkeit selbstbestimmter Lebensbeendigung formuliert das Gericht indes Leitsätze, die das Selbstverständnis großer Teile der Ärzteschaft erschüttern: Die Freiheit, sich das Leben zu nehmen, sei nicht nur zu dulden, sondern wirksam und auf humane Weise zu ermöglichen.

Weder Krankheit noch hohes Alter seien Voraussetzung für eine Suizidbeihilfe; auch sei die Suizidabsicht weder zu begründen noch zu rechtfertigen. Niemand aber könne verpflichtet werden, Suizidhilfe zu leisten – also auch kein Arzt und keine Ärztin, wobei es ja gerade die Ärzteschaft ist, die über die geeignetsten, weil humansten Mittel verfügt, einem plausiblen Suizidwillen den Weg zu bahnen.

Ist damit nun einer schrankenlosen Suizidhilfe Tür und Tor geöffnet? Keineswegs, im Gegenteil: Das Gericht hat den Gesetzgeber ausdrücklich zu einer detaillierten Regulierung der Suizidhilfe aufgerufen: Unverzichtbar sei zum einen der Nachweis der Freiverantwortlichkeit, Wohlerwogenheit und Nachhaltigkeit des Entschlusses des Suizidwilligen (was allein schon den Kreis derer, die Suizidhilfe glauben in Anspruch nehmen zu dürfen, massiv einschränkt!); zum anderen müsse der Gesetzgeber »gesellschaftlichen Einwirkungen wirksam entgegentreten, die als Pressionen wirken können und das Ausschlagen von Suizidangeboten von Seiten Dritter rechtfertigungsbedürftig erscheinen lassen.«[2]

Die Suizidhilfe war bis 2015 in breiten Kreisen der Bevölkerung, aber auch bei den Berufen, die Menschen am Lebensende beraten und versorgen, kaum ein Thema. Einzig Humanisten, Agnostiker und andere »Außenseiter« griffen es auf. Es blieb ein gut gehütetes Geheimnis, dass Suizidhilfe für Freiverantwortliche – in aller Regel aussichtslos Erkrankte – auch in Deutschland zwar legales Handeln war, doch es war selten, endete unerkannt oder wurde totgeschwiegen. Als Arzt indes blieb mir eines – vornehmlich in Ärztefamilien – nicht verborgen: Es findet sich schon ein seelenverwandter Helfer und häufig eben auch ein Arzt, der dann zusätzlich zur Suizidhilfe – zur Bewahrung aller Beteiligten vor kritischen Nachforschungen – auf dem Totenschein noch eine »natürliche Todesursache« attestiert. Letzteres wiederum kann aber auch als Straftat verfolgt werden.

Es waren die Sterbehilfeorganisationen, die das Thema Suizidhilfe aus dem gesellschaftlichen Unterholz in den Fokus der Öffentlichkeit gerieten ließen. Entstanden waren sie, weil die Ärzteschaft sterbewilligen Schwerstkranken Suizidhilfe verweigerte. Raffiniert und oftmals polemisch wurde suggeriert, kranke, verzweifelte, deprimierte alte Menschen, denen man Hilfe zum Leben und nicht Hilfe zum Sterben schulde, seien diesen Organisationen schutzlos ausgeliefert. Was ihre Kritiker aber am meisten störte, war, dass die Sterbehelfer sich dafür auch noch bezahlen ließen. Obgleich sie schon aus strafrechtlichem Eigenschutz die Freiverantwortlichkeit der Suizidwilligen penibel prüften, sie vor jeder Unterstützung definitiv feststellten und dokumentierten, empörte sich die

Öffentlichkeit: Suizidhilfe für Vulnerable, für Menschen in ihrem verwundbarsten Zustand? Ein Verbrechen! Das muss bestraft werden!

Suizidhilfe für Vulnerable – schon immer eine Straftat

Den folgenden Textteil habe ich gemeinsam mit meinem Verfahrensbevollmächtigten Rechtsanwalt Wolfgang Putz verfasst.

Dass im Gegenteil genau jener vulnerable Personenkreis schon immer und auch in Zukunft durch das scharfe Schwert des Strafrechts geschützt ist, war unbekannt oder wurde tunlichst nicht angesprochen. Denn eine Suizidhilfe für nicht freiverantwortliche Suizidwillige ist eine Tötung in mittelbarer Täterschaft: § 212 StGB bedroht dieses Handeln mit weit höheren Strafen, als es § 217 StGB in seinem kurzen Leben getan hat. Das war übrigens rechtlich handlungsleitend für »Sterbehilfe Deutschland e. V.«, wo die Rechtslage im Gegensatz zur breiten Öffentlichkeit bestens bekannt war und ist. Im Jahr 2019 bekam der Bundesgerichtshof mit dem Verfahren gegen die Ärzte Dr. Spittler und Dr. Turowski endlich die Gelegenheit, diese Rechtslage höchstrichterlich festzustellen: Beide Ärzte hatten vor Inkrafttreten des § 217 StGB frei verantwortliche Suizidhilfe geleistet und sich selbst angezeigt. Sie wurden freigesprochen.

Von sich aus hatten deutsche Staatsanwälte nicht einmal ersichtlich anrüchige »Sterbehelfer« verfolgt, selbst wenn diese ihre dubiosen Machenschaften im Fernsehen offengelegt hatten, wie der pensionierte Lehrer und Sterbehelfer Wolfgang Puppe (Report Mainz, 14.1.2014). Konsequente Ermittlungen der Staatsanwaltschaften aber sind das effektivste Mittel gegen rechtsmissbräuchliche Suizidhilfe, ungleich wirksamer als der zahnlose Tiger § 217 StGB, der kein einziges Verfahren auslöste. Statt seitens der Justiz für die konsequente Anwendung des § 212 StGB zu sorgen, schuf der Bundestag mit § 217 StGB ein verfassungswidriges, alle Ärzte umfassendes martialisches Generalverbot der Suizidhilfe, das erstmals auch die Suizidhilfe für Freiverantwortliche erfasste.

Notwendig ist also nicht ein neues Strafgesetz. Als Schutzkonzept sind ergänzende, staatlich zu installierende prozedurale Regelungen für organisierte Suizidhilfe geboten, die einerseits die Wahrnehmung des Grundrechts auf angebotene Suizidhilfe ermöglichen und gleichzeitig jene nicht freiverantwortlichen Menschen vor übereilten und unqualifizierten »Helfern« außerhalb stationärer oder ambulanter Arzt-Patienten-Verhältnisse schützen. Statt ihnen zum Suizid zu verhelfen, müssen solch vulnerablen Personen die Hilfsangebote und Therapien – Hilfe zum Leben – nahegelegt oder vermittelt werden. In diesem Kontext ist auch mit dem Irrtum aufzuräumen, dass das Strafrecht Angehörige und Nahestehende nicht bedrohen würde. Auch für sie gilt, dass sie allein freiverantwortlichen suizidwilligen Familienmitgliedern Suizidhilfe leisten dürfen, andernfalls tritt für sie § 217 StGB in Kraft. Gerade Personen aus dem engsten Umfeld stellen für vulnerable Patienten eine gewisse Gefahr dar: Ihnen fehlt nicht selten die Qualifikation, eine krankhafte Störung des Entscheidungsprozesses zu erkennen. Oder das Übermaß an Mitleid macht eine distanzierte Betrachtung nicht möglich. Oder es kommt den nahestehenden »Helfern« aus Eigeninteressen gar gelegen, wenn der Suizident sein Vorhaben verwirklicht. Seltsam – bei der Diskussion um die Patientenverfügung und die Vorsorgevollmacht vor zwanzig Jahren wurde doch immer die Missbrauchsgefahr aus dem Kreis der Angehörigen und nahestehenden Personen beschworen! Dass gerade sie von der Strafandrohung durch § 217 StGB verschont blieben, erscheint unverständlich, ja absurd.

Freiverantwortlichkeit und Beratungspflicht – künftige Anforderungen an eine gesetzliche Neuregelung der Suizidhilfe

Wie immer die Zukunft der Suizidhilfe aussehen wird, es bleibt bei der Grundvoraussetzung, dass der Suizident seine Entscheidung selbstbestimmt, frei von Willensmängeln, wohlerwogen und nachhaltig getroffen haben muss. Ob das auch wirklich der Fall ist, muss jeder Suizidhelfer im Vorfeld sorgfältig geprüft und positiv festgestellt haben, fordert das Bundesverfassungsgericht: »Eine freie Entscheidung setzt zwingend eine umfassende Beratung und Aufklärung hinsichtlich möglicher Entscheidungsalternativen voraus, um sicherzustellen, dass der Suizidwillige nicht von Fehleinschätzungen geleitet, sondern tatsächlich in die Lage versetzt wird, eine realitätsbezogene, rationale Einschätzung der eigenen Situation vorzunehmen.«[3]

Das Gericht fordert aber gerade nicht, dass die Entscheidung zum Suizid selbst rational ist, sondern lediglich, dass mit der Beratung die Voraussetzungen dafür geschaffen werden. Und die Richter stellen unmissverständlich klar: »Maßgeblich ist der Wille des Grundrechtsträgers, der sich einer Bewertung anhand allgemeiner Wertvorstellungen, religiöser Gebote, gesellschaftlicher Leitbilder für den Umgang mit Leben und Tod oder Überlegungen objektiver Vernünftigkeit entzieht.«[4] Mit anderen Worten: Die Entscheidung des Suizidwilligen mag Außenstehenden (hier: dem beratenden Arzt, einer Genehmigungskommission etc.) noch so bizarr, unvernünftig und jeder Rationalität zuwiderlaufend erscheinen; ob sie frei verantwortlich und selbstbestimmt getroffen wurde oder nicht, ist allein davon abhängig, wie sie zustande gekommen ist bzw. welche strukturellen Merkmale der Entscheidungsprozess und die mentale Verfassung des Entscheidungsträgers aufweisen. Das Urteil verbietet konsequenterweise ausdrücklich, dass man »den Entschluss zur Selbsttötung einem unwiderleglichen Generalverdacht mangelnder Freiheit und Reflexion unterstellt«.[5] Hinsichtlich neuer Regelungen verlangt das Urteil vom Gesetzgeber »strikte Beschränkung«.[6] Für eine freie Entscheidung ist eine Kenntnis möglicher Entscheidungsalternativen zwar sinnvoll. Einer Beratungspflicht erteilt das Bundesverfassungsgericht indes eine klare Absage unter Bezug »auf dieselben Grundsätze wie bei der Einwilligung in eine Heilbehandlung«. Das Gesetz kennt keine Aufklärungs- oder Beratungspflicht, sondern nur die Pflicht des Arztes, Aufklärung und Beratung anzubieten. Der Patient hat das Recht, sie abzulehnen (§ 630 e Abs. 3 BGB), und es bedarf dafür sowie für den Suizidentschluss »keiner weiteren Begründung oder Rechtfertigung«.

Die völlig überzogenen Beratungsverpflichtungen einiger nun vorliegender Gesetzentwürfe weisen hingegen in die genau entgegengesetzte Richtung. Offensichtlich will man nicht einsehen, weshalb der § 217 StGB verfassungswidrig und nichtig war: weil er Grundrechte unangemessen einschränkte. Und neuerdings angedachte Gesetzesentwürfe, die bis zu dreifache, zudem weit über den intimen Raum der Arzt-Patienten-Beziehung hinausgehende Beratungspflichten vorsehen, würden das ebenso unangemessen tun. Keine neue Regelung darf erneut durchschaubar ein »Suizidverhinderungsgesetz« sein. Von Verfassungs wegen geboten ist der ausgewogene und angemessene Schutz der Grundrechte auf selbstbestimmtes Leben und selbstbestimmtes Sterben.

Dem muss ein künftiges »Sterbehilfegesetz« zwingend gerecht werden, damit nicht eine Neuregelung der Suizidhilfe beschlossen wird, die letztendlich auf eine »Wiederbelebung« des für nichtig erklärten § 217 StGB hinausläuft. Warum? Die erklärten Gegner der Suizidhilfe werden nichts unversucht lassen, das Prinzip der Freiverantwortlichkeit des Suizidwilligen zu unterlaufen und die Hürden für diesen Befund so hoch zu legen, dass Suizidhilfe faktisch unmöglich sein wird: Die Deutsche Gesellschaft für Palliativmedizin (DGP) hält nach wie vor nahezu jedes terminale Leiden für therapierbar und den assistierten Suizid damit für entbehrlich; die Mehrheit der Psychiater, die ja eine zentrale Rolle in der Beratung Suizidwilliger spielen werden, sprach ihnen stets die Freiverantwortlichkeit per se ab. Das ist nach dem Urteil des Bundesverfassungsgerichts – also schon jetzt – verfassungswidrig. Ob sich die Psychiater insoweit inzwischen rechtstreu verhalten, darf mit Fug und Recht bezweifelt werden. Die einflussreichen Kirchen verdammen die Suizidhilfe seit jeher, mag auch jüngst unter Protestanten ein Dissens über eine mögliche Suizidhilfe innerhalb kirchlicher Einrichtungen zu konstatieren sein. Die katholische Kirche dagegen scheut vor einem geradezu inquisitorischen Vorgehen nicht zurück: Die vatikanische Kongregation für die Glaubenslehre erklärte im Oktober 2020, dass einem Suizidwilligen die Sterbesakramente zu verweigern seien, es sei denn, er widerrufe seinen Entschluss.

Meine Klage gegen den Strafrechtsparagraphen 217 war keineswegs allein getragen von »abstrakten« Erwägungen dessen, was ich rechtlich und ethisch für angemessen und geboten hielt, vielmehr gingen ihr meine eigenen Erlebnisse und Erfahrungen mit aussichtlos Erkrankten und Sterbenden voraus.

11

Eigene frühe Erfahrungen: ärztliche Sterbehilfe in der Grauzone

Im Unterschied zu den 1970er- und 1980er-Jahren ist ärztliches Handeln und Entscheiden heute weitgehend »verrechtlicht« und unterliegt neben der Berufsordnung den von den medizinischen Fachgesellschaften kontinuierlich auf den neuesten Stand gebrachten Behandlungsleitlinien. Dies gilt zumal für die Medizin am Lebensende.

Begriffe und Konzepte wie beispielsweise »passive Sterbehilfe«, »indirekte Sterbehilfe«, »Therapiezieländerung«, »Behandlungsabbruch« (siehe Exkurs 1), »Palliativmedizin«, »hospizliche Versorgung«, »Sondenernährung« chronisch Kranker (siehe Exkurs 3) existierten als solche (noch) nicht, auch wenn die sie bezeichnenden ärztlichen und pflegerischen Maßnahmen Teil der klinischen Behandlung und Versorgung waren. Patientenwille, Selbstbestimmung, eine Patientenverfügung gar? Zum ersten Mal bekam ich eine solche im Dezember 2009 zu Gesicht, vorgelegt von den Angehörigen eines hochaltrigen Patienten, der im Falle schwerster Erkrankung und anhaltender Nichteinwilligungsfähigkeit eine intensivmedizinische Behandlung untersagt hatte. Das sogenannte Patientenverfügungsgesetz, in Kraft getreten im Oktober des gleichen Jahres, hatte bezüglich seiner Auslegung zwischen Ärzteschaft einerseits, Patienten und Angehörigen sowie den sie oftmals vertretenden Rechtsbeiständen andererseits zu zahllosen Konflikten und Prozessen geführt.

Dispute zwischen Patient und Arzt über dessen angeordnete diagnostische oder therapeutische Vorgehensweise waren damals eine Rarität. Bis weit in die 1990er-Jahre hinein bestand eine »Grauzone«, die der Ärzteschaft einen weiten, nur selten in Frage gestellten Ermessensspielraum bei ihren Entscheidungen auch und gerade dann eröffnete, wenn das Lebensende absehbar war. Heute indes umfasst allein die »S3-Leitlinie-Palliativmedizin« 555 Seiten inklusive der Angabe von 1688 Literaturstellen.[1] Und ein Arzt, der heute den Willen eines einwilligungsfähigen Patienten übergeht oder eine valide Patientenverfügung nicht umsetzt, nimmt ein Strafbarkeitsrisiko auf sich.

Unausgesprochen war ärztliches Handeln von einer Haltung getragen, die im benevolenten Paternalismus ihren Ausdruck fand: Der Patient ist ein Unwissender, sein Wille ist deshalb unmaßgeblich, um nicht zu sagen unerheblich; vielmehr weiß der Arzt, was für seinen Patienten richtig und gut, ja das Beste ist, getreu einer noch 2007 (!) von einem meinungsbildenden ärztlichen Ordinarius geäußerten Ansicht: »Wenn Patienten oder Angehörige kommen und sagen, Herr Doktor, hier ist die Patientenverfügung, dann sage ich: Die können Sie ruhig in Ihrem Nachtkästchen liegen lassen, sie interessiert mich nicht.«[2] Eine nach heutigen Maßstäben geradezu skandalöse Aussage, nicht allein aus ethischer Perspektive; sie würde gegenwärtig unter Umständen auch zumindest disziplinarrechtliche Konsequenzen nach sich ziehen.

Ein lange Zeit bezeichnendes und durchaus heute noch aktuelles ärztliches Selbstverständnis belegt das Statement des Vorsitzenden der Landesärztekammer Baden-Württemberg während der Karlsruher Anhörung zum § 217 StGB im Februar 2019: »Es darf nicht auf alles Licht gelenkt werden, was im Vertrauensverhältnis zwischen Arzt und Patient passiert.«[3] Dies liest sich wie eine unausgesprochene Verteidigung der (juristischen) Grauzone ärztlichen Entscheidens und Handelns, nach der sich wohl auch heute noch mancher Arzt anstelle der seit nunmehr fast zwei Jahrzehnten rechtlich hoch regulierten Medizin am Lebensende zurücksehnt. Nach meinem Kenntnisstand ist in jener Zeit ärztliche Sterbehilfe – vom »Fall Julius Hackethal« (1984) einmal abgesehen – niemals Gegenstand berufsrechtlicher oder strafrechtlicher Verfahren gewesen.

In der Rückschau auf den Beginn meines ärztlichen Berufslebens – 1978 erhielt ich die ärztliche Approbation – darüber Auskunft zu geben, wie wir, die Ärzteschaft, uns zur damaligen Zeit zum Lebensende, zu Schwerstkranken und Sterbenden verhielten, sie behandelten und begleiteten, weckt in mir ernsthafte Fragen und ein Gefühl der Beklommenheit.

1979 hatte die Bundesärztekammer erstmals Richtlinien für die Sterbehilfe formuliert. Darin hieß es unter anderem: »Sterbehilfe ist die Beschränkung auf eine Linderung von Beschwerden bei gleichzeitigem Verzicht auf lebensverlängernde Maßnahmen beim Todkranken. (...) Der Arzt hat bei der Behandlung nach angemessener Aufklärung den Willen des urteilsfähigen Patienten zu respektieren. Beim bewusstlosen oder sonst urteilsunfähigen Patienten sind die im wohlverstandenen Interesse des Kranken medizinisch erforderlichen Behandlungsmaßnahmen im Sinne einer Geschäftsführung ohne Auftrag durchzuführen. Angehörige müssen angehört werden, rechtlich aber liegt die letzte Entscheidung beim Arzt. (...) Die gezielte Lebensverkürzung durch künstliche Eingriffe in die restlichen Lebensvorgänge, um das Eintreten des Todes zu beschleunigen, ist nach dem Strafgesetzbuch vorsätzliche Tötung.«[4]

Wie wurden diese Richtlinien im klinischen Alltag von der damaligen Ärztegeneration ausgestaltet? Untersuchungen zu dieser heiklen Thematik existieren meines Wissens nicht. Allein meine persönlichen Erfahrungen und Gespräche mit älteren Kolleginnen und Kollegen lassen gewisse Rückschlüsse zu, die dieses Dunkelfeld ärztlichen Handelns erhellen. Dabei bin ich weit davon entfernt, der Ärzteschaft pauschal Missbrauch, Anmaßung und Selbstherrlichkeit zu unterstellen, die das Interesse und das Wohl eines terminal Kranken nicht im Blick hatte. Das Gegenteil trifft zu; und doch lag letztlich das Deutungsmonopol, ja die Definitionsmacht über Wohl, Interesse und Urteilsfähigkeit des Kranken eben beim Arzt und nicht beim Patienten oder seinen Angehörigen. Indes ausgesprochen wurde sie kaum, ihr war vielmehr etwas Selbstverständliches und dem Arzt-Patienten-Verhältnis Immanentes eigen. Davon, dass diese Macht selbst manchen Ärzten Unbehagen bereitete, deutet auch die Art der Kommunikation der Ärzte untereinander am Krankenbett an. Manche Entscheidung, beispielsweise eine Infusionstherapie nicht fortzuführen, fiel wortlos: Mit einer sparsamen verneinenden Kopf- oder Handbewegung war das weitere Vorgehen festgelegt, zumal wenn sie ein leitender Arzt bei der Visite machte.

Bisweilen, wenn gewisse Informationen, selbstredend aus »guten Gründen«, gegenüber dem Patienten verschwiegen werden sollten, griffen Ärzte am Krankenbett auf einen regelrechten Code lateinischer Begriffe und Kürzel zurück; eine Erfahrung, die ich an mehreren Kliniken machte und die mich belustigte und zugleich befremdete. Kaum ein Patient verstand ihre Bedeutung: »Non multum est« signalisierte ausbleibende Besserung; »Potator est« verriet, dass man einen Alkoholiker vor sich hatte; ein »Caput calcificans praematurum« meinte einen uneinsichtigen oder nach ärztlicher Einschätzung eben urteilsunfähigen Patienten. Nicht selten verordnete der Arzt nicht explizit beispielsweise »Morphin 3 × 10 mg«, stattdessen erschien in der Patientenkurve das Kürzel »M. 3 × 10 mg« (obwohl dies sicher auch der damals unter Ärzten noch weit verbreiteten Opiophobie geschuldet ist). Schließlich erörterte man manche ärztliche Vorgehensweise oder Entscheidung, gerade dann, wenn es sich um aussichtslos Erkrankte handelte, nicht am Krankenbett, sondern »extra muros« nach Verlassen des Patientenzimmers auf dem Stationsflur oder während der Frühbesprechung.

Einige Fallbeispiele mögen das Vorgesagte illustrieren:

1983. Innere Abteilung, Rudolf-Virchow-Krankenhaus, Berlin. Die Visite des Oberarztes ist beendet. Wir, das sind der Oberarzt und drei meiner Assistentenkollegen, trinken Kaffee im Arztzimmer und diskutieren über die Krankheitsverläufe einiger Patienten, unter ihnen der alleinstehende Herr T., ein 68-jähriger mit »pulmonaler Kachexie«, Endzustand eines ausgebrannten Lungenemphysems (Lungenüberblähung). Er wiegt noch 45 kg, seine Nahrungsaufnahme tendiert gegen null, er kann kaum noch sprechen. Die Hinfälligkeit und Kurzatmigkeit des Mannes, der zum x-ten Mal auf dieser Station behandelt wird, ist auch für uns Ärzte nur schwer erträglich. Mehrfach schon deutete Herr T. an, so nicht mehr weiterleben zu können und zu wollen. Kollege Dr. B. wirft in den Raum: »Geben wir ihm doch Morphin, 3 × 5 mg per os (durch den Mund;

Anm. d. Verf.).« »M. bei pulmonalen Erkrankungen? Sie wissen, dass dieses Opiat bei Lungenerkrankungen wegen seiner atemdepressiven Wirkung kontraindiziert ist? Doch vielleicht keine schlechte Idee, denn neuere Arbeiten relativieren das im Sinne …«, konstatiert der Oberarzt und unterlegt seine Ansicht gleich mit zwei wissenschaftlichen Publikationen. Niemand zweifelt oder widerspricht. »Ist zwar eine heikle Angelegenheit, aber wir schauen mal, wie T. es verträgt, ist ja zu seinem Besten; tragen Sie es gleich in seine Kurve ein«, weist er den ersten Stationsarzt an, »3 × 5 mg M«. 36 Stunden später wird Herr T. morgens vom Frühdienst tot aufgefunden. War dies wirklich zu »seinem Besten«? Hätte dieses Vorgehen nicht wenigstens der Aufklärung und des Einverständnisses unseres Patienten bedurft?

Wenige Jahre später, zwischenzeitlich habe ich eine neue Stelle angetreten: Klinikum Am Urban, Station 83, Innere. Dauergast Herr S. leidet an einer aggressiven Lungenfibrose, einer Lungengerüsterkrankung, die zur allmählichen »Versteifung« des Organs führt, zu hochgradiger Atemnot und schließlich zum Atemversagen. (Der Patient wäre aus heutiger Sicht ein Kandidat für eine Lungentransplantation, die zur damaligen Zeit allerdings noch ein experimentelles Verfahren war und deswegen als Möglichkeit ausschied.) Um die zunehmende Luftnot zu lindern und die extrem niedrigen Sauerstoffwerte in seinem Blut anzuheben, trägt S. eine Sauerstoffbrille. Sie ist mit einem neben seinem Bett stehenden Sauerstoffkonzentrator von der Größe eines Kühlschranks über einen meterlangen Schlauch verbunden, sodass er sich wenigstens hin und wieder auf dem Stationsflur bewegen kann. Atmen indes bedeutet für S. japsen, er holt Luft wie ein Fisch auf dem Trockenen, verbunden mit ständiger Ruhelosigkeit und Angst, die sich bis zur Panik steigern konnte. Zweifellos ein Patient im Endstadium einer kausal nicht behandelbaren Lungenerkrankung. Und doch – S. war ein Kämpfer.

Eines Morgens: Visite bei S.. Chefarzt Professor D. und seine Assistenkorona sind um S.'s Bett versammelt. D. verfügt über immenses klinisches Wissen, ein mit Intuition gepaartes, geradezu stupendes Urteilsvermögen sowie eine seltene Zuwendungsbereitschaft: Ein im besten Sinne »benevolenter Paternalist« – damals mein Lehrer und Vorbild.

D. sitzt auf der Bettkante und legt seine Hand auf die Schulter des Patienten. »Helfen Sie mir, Herr Professor«, haucht er, »die Kiste hier«, und er weist mit schlaffer Geste auf den Sauerstoffkonzentrator, »die bringt's nicht mehr.« D. nickt, schaut abwechselnd zu Boden und zu ihm: »Herr S., wollen wir was Neues tun gegen Ihre Luftnot und Unruhe? Beides wollen wir Ihnen gern nehmen; Sie essen doch so gern Bananen, stimmt's?« S. bejaht, erschöpft, die Augen halb geschlossen. Währenddessen zieht D. eine halb geschälte Banane aus seiner Kitteltasche und drückt stumm, unbemerkt von S., mehrere Tabletten Valium in die Frucht und reicht sie ihm: »Lieber Herr S., essen Sie die, sie tut Ihnen gut und macht's Ihnen leichter.« Kurze Zeit später ist S. eingeschlafen und wacht nicht wieder auf – er stirbt 36 Stunden später.

Dass ich 1979 meinen an einem metastasierenden Prostatakarzinom final erkrankten Vater davon hatte überzeugen können, das Krankenhaus zu verlassen und sich zuhause der pflegerischen Obhut unserer Familie anzuvertrauen, erwähnte ich bereits. Den medizinischen Part seiner Versorgung übernahm ich selbst, als Assistenzarzt in der Anästhesie hatte ich viel gelernt und im Umgang mit Schmerzmitteln und Narkotika fühlte ich mich sicher. Mein Vater war nunmehr permanent bettlägerig, trotz täglicher Alkoholeinreibungen und häufigem Lagerungswechsel hatte sich bereits ein handtellergroßes Druckgeschwür im Bereich des Kreuzbeins entwickelt. Nahrung nahm er kaum noch zu sich. Zunehmend litt er an diffusen bohrenden Knochenschmerzen, auf die das ihm in der Klinik verordnete Fortral (ein halbsynthetische Opioid) nur mäßig ansprach; zudem führte es zu Verstopfung. Stattdessen erhielt er von mir nun Morphin. Mein leidender Vater dankte es mir, abzulesen an seinen sich nach jeder meiner Gaben entspannenden Gesichtszügen, den nachlassenden schmerzbedingten Schweißausbrüchen und den allmählich tiefer werdenden ruhigen Atemzügen, begleitet von wohlig-säuselnden, kaum hörbaren Seufzern.

Anfangs reichten Injektionen in sechsstündlichem Abstand, zu denen ich übergegangen war, da das Schlucken von Tabletten ihm immer schwerer fiel. Er verweigerte zusehends die Nahrungsaufnahme, selbst die von meiner Mutter zubereiteten Brühen. Mundpflege ertrug er nur widerwillig. In den seltenen Momenten, in denen er die Augen aufschlug und wir mit ihm noch wenige Worte wechseln konnten, äußerte er, in seinem Dämmer eher lallend als sprechend: »Lasst mich … lasst mich … will nur noch schlafen … einschlafen … die Schmerzen … der Rücken, mein ganzer Rücken … nicht mehr wach werden … gib mir noch was …«

Zweifellos waren es die Wirbelsäulen-, Rippen- und Hüftmetastasen, die ihm unerträgliche Schmerzen bereiteten. Zögernd entschloss ich mich schließlich nach Rücksprache mit meiner Mutter und meinen Geschwistern, die subkutanen Opiatgaben aufzugeben und meinem Vater stattdessen mit einer kontinuierlichen Morphininfusion, der ich auch ein Sedativum zusetzte, zu versorgen. Dabei war mir bewusst, dass ich vermutlich sein Sterben beschleunigen würde, doch war ich der ehrlichen Überzeugung, dass mein Vorgehen seinem Willen und einer angemessenen und guten medizinischen Behandlung entsprach. Er fiel in einen narkoseähnlichen Schlaf, aus dem er nicht mehr erwachte, und starb drei Tage nach Beginn der Infusionen am frühen Morgen des 30. November 1979 im Schoße unserer Familie.

In der Rückschau seines nun mehr als 40 Jahre zurückliegenden Sterbens kommen mir, gemessen an den heutigen Standards der Palliativmedizin, Fragen und Zweifel. Um es vorweg auszusprechen: Entsprach mein Vorgehen, wenn ich die heute gültigen strengen Kriterien für eine palliative Sedierung – und die hatte ich bei meinem Vater zweifellos eingeleitet – zugrunde lege, letztlich nicht doch einer Tötung? Krass formuliert: Habe ich meinen Vater nach den heute gültigen strafrechtlichen Kriterien umgebracht?

Das bedarf einer genaueren Analyse: Palliativmedizin intendiert ausnahmslos die optimale, zumeist medikamentöse Linderung von Symptomen wie Schmerzen, Luftnot, Übelkeit, Angst u. a. gemäß dem Willen des Patienten. Niemals indes zielt Palliativmedizin – so die Richtlinien – auf eine Beschleunigung des Sterbeprozesses oder unmittelbar auf den Tod des Patienten, mag dieser auch im Sinne der indirekten (aktiven) Sterbehilfe als »in Kauf genommene Nebenwirkung« im Rahmen der Symptomlinderung früher eintreten als ohne sie. Dies ist weder ethisch noch rechtlich strittig.

Die äußerste palliativmedizinische Vorgehensweise stellt die palliative Sedierung dar. Sie besteht in einer überwachten, vorübergehenden oder dauerhaften pharmakologischen Ausschaltung des Bewusstseins des Patienten und ist dann angezeigt, wenn die Symptomlast des Erkrankten auf andere Weise, also mit anderen, weniger »invasiven« Mitteln nicht gelindert werden kann. Eine palliative Sedierung darf nur eingeleitet werden, wenn sie zuvor mit dem Patienten besprochen ist und er (und möglichst auch die Angehörigen) ihr zugestimmt hat. Auch die palliative Sedierung darf nicht eine Lebensverkürzung (im Sinne einer sogenannten slow euthanasia) zum Ziel haben.

Doch wie valide war meine Indikationsstellung zur palliativen Sedierung meines Vaters, frage ich mich heute. Bestand meine »gute Absicht« tatsächlich allein in der Linderung seines Leidens und nicht auch in der Verkürzung seines Lebens? Hatte ich nicht doch die aus heutiger Sicht bestehende Grenze zwischen »erlaubt« und »unerlaubt« mehr oder weniger bewusst überschritten und mich also formal des Vergehens seiner Tötung schuldig gemacht – ob gegen seinen Willen oder mit seiner Zustimmung –, was das Strafrecht nach wie vor als aktive Sterbehilfe sanktioniert und nach § 216 StGB mit Strafe bedroht?

Unstreitig war meinem Vater ebenso wie mir, meiner Mutter und meinen Geschwistern klar vor Augen, dass ihm, in dem Moment, wo er aus dem Krankenhaus in seine Wohnung zurückkehrte, nur noch eine sehr begrenzte Zeit gegeben war, bemessen in Tagen, allenfalls wenigen Wochen. Unstreitig war auch, dass mein Vater seinen lange, zäh und tapfer geführten Kampf gegen die Krankheit aufgegeben hatte, sein Leben gleichbedeutend war mit Schmerz und Leiden und der Sterbeprozess sich seiner zusehends bemächtigte. »Nur noch schlafen« wollte er, und das hatte ich als seinen Sterbewunsch verstanden. Eine direkte Bitte indes oder gar einen Willen, sein Lebensende aktiv zu beschleunigen, hatte er mir gegenüber nie geäußert.

Würde ich also meinen Vater heute anders behandeln? Sicher bin ich nicht. Allerdings hätte ich im Sinne seiner Selbstbestimmung seinen Willen zu einem früheren Zeitpunkt genauer erkunden müssen. Eben dies aber hatte ich unterlassen. Vielmehr hing auch ich dem damals weit verbreiteten ärztlichen Selbstverständnis an, stellvertretend für den Patienten, in dem Fall der eigene Vater, entscheiden zu können, was »gut« für ihn ist.

Die hier erörterten Fallbeispiele wollen keinesfalls die damalige Ärzteschaft pauschal diskreditieren. Sie belegen jedoch, dass die Art und Weise der »Sterbehilfe«, die Ärzte noch vor wenigen Jahrzehnten ihren aussichtslos kranken Patienten angedeihen ließen – ob mit oder ohne deren klarer Willensäußerung – ein Dunkelfeld war (das aus heutiger Sicht auszuleuchten schwerwiegende ethische und juristische Fragen aufwirft). Für dessen Ausmaß mag eine Umfrage des Wochenmagazins STERN während des Herbstes 1996 einen Anhaltspunkt geben. Ihr zufolge hatten in Deutschland 6,4 % aller Klinikärzte und 10,5 % aller niedergelassenen Ärzte aktive Sterbehilfe durch Ärzte erlebt. Ende 1996 gab es hierzulande 115 143 Krankenhausärzte und 112 660 niedergelassene Ärzte, woraus sich auf mehrere Jahre verteilt mindestens 19 000 Fälle aktiver Sterbehilfe errechnen. Zudem ist zu berücksichtigen, dass manche Ärzte mehrfach aktive Sterbehilfe erlebt oder selbst geleistet haben. Die Dunkelziffer der verbotenen aktiven Sterbehilfe durch Ärzte in diesen Jahren dürfte deshalb erheblich höher liegen.[5]

Damals war der Patient als Willensträger faktisch ein unbekanntes Wesen (der als solcher im Übrigen auch heute noch manchem Mediziner suspekt erscheint). Angestoßen durch die Rechtsprechung hat sich inzwischen ein grundlegender Wandel vollzogen (siehe Kapitel 4): Heute ist das Maß aller ärztlichen Behandlung der Wille des Kranken. Diesen im Dialog mit Arzt und Angehörigen zu ermitteln und ihm zur Geltung zu verhelfen ist eine zentrale, jedoch noch eine weithin vernachlässigte ärztliche Aufgabe.

Wie ich diesen Auftrag verstehe und ihm nachkomme, berichte ich in den folgenden Kapiteln.

12

Der Wunsch nach Leidensverkürzung durch Suizidhilfe – Erfahrungen aus meiner ärztlichen Praxis

Zu dem, was ich »Lebensendemedizin« nenne, habe ich mich während der vergangenen zwanzig Jahre vielfach geäußert: Mehrere Bücher, etliche Beiträge in Printmedien, diverse Auftritte in Rundfunk und Fernsehen, zahllose Vortragsveranstaltungen in Hospizen, Pflegeeinrichtungen und Buchhandlungen, meine Teilnahme als Referent an intensiv- und palliativmedizinischen Kongressen und juristischen Seminaren machten mich einer breiten Öffentlichkeit als einen der wenigen Ärzte in Deutschland bekannt, der nicht allein der Palliativmedizin das Wort redet, sondern auch die ärztliche Suizidhilfe unter bestimmten Bedingungen für gerechtfertigt, ja geboten hält.

Dass sich zahlreiche Menschen mit Suizidgedanken oder entschlossen Suizidwillige an mich wandten und wenden, ist alles andere als überraschend. Da überdies zu meinem Freundes- und Bekanntenkreis nicht wenige chronisch und teils schwer Erkrankte fortgeschrittenen Alters zähl(t)en, sorgt eine gewisse Mundpropaganda dafür, dass ich vielen Menschen mit Rat und einigen mit tätiger Hilfe zur Seite stehe. Gerade gebildete Menschen bestehen heute nahezu ausnahmslos auf ihrer persönlichen Autonomie und der Kontrolle über die letzte Phase ihres Lebens: Sie wollen über Zeitpunkt und Umstände ihres Sterbens selbst verfügen.

Dies gilt nicht zuletzt für die Angehörigen meiner Profession. Während der letzten vier Jahre kamen 22 Kolleginnen und Kollegen auf mich zu, überwiegend Hochaltrige und/oder schwer Erkrankte. Ihr Motiv war meist nicht, ihren Suizid unmittelbar vollziehen zu wollen; vielmehr ging es ihnen darum, für den »Fall des Falles« einen »Notausgang« zu haben. Sie baten mich, ihnen die Vorgehensweisen und speziellen Mittel zu nennen, die einen sicheren, friedlichen und »nebenwirkungsfreien« Suizid herbeiführen. Das überraschte mich umso mehr, als gerade Medizinerinnen und Mediziner über einen privilegierten Zugang zu (potentiellen) Suizidmitteln verfügen und deren pharmakologischen und toxikologischen Eigenschaften kennen sollten. Über die Gründe lässt sich nur spekulieren: Manch älteren Ärzten mag ausreichendes Wissen und Erfahrung im Umgang mit potentiell tödlich wirkenden Arzneimitteln schlicht fehlen; unter ihnen galten die Opioide immer schon ihres Abhängigkeitspotentials und der Gefahr der Überdosierung wegen als heikle Mittel, die zu verordnen man eher vermied (zu Lasten der Patienten!); zudem mag auch die unter Ärzten immer noch anzutreffende historisch bedingte Opiophobie, die aus einer restriktiven bundesdeutschen Betäubungsmittelgesetzgebung resultiert, eine Rolle spielen.

Befremdlich indes, ja geradezu bestürzend während all dieser Jahre war (und ist) für mich, dass die Mehrheit suizidwilliger Patienten, die meinen Rat und/oder meine Hilfe such(t)en, kaum jemals andere Möglichkeiten der Hilfeleistung in Anspruch genommen hatte. Je nach Leidenssituation bieten sich hierfür Gespräche mit Ärzten, Psychologen, Psychiatern und Palliativmedizinern an; auch die Telefonseelsorge sowie zahllose und unmittelbar zugängliche Hilfs- und Beratungsangebote der Einrichtungen der freien Wohlfahrtspflege und der Kirchen stehen dafür zur Verfügung. Meine Vermutung geht dahin, dass ernsthaft und entschlossene Suizidwillige solche Beratungsangebote eher meiden, weil sie ahnen, dass ihnen letztlich »nur« Lebenshilfe angeboten wird, jedoch ihr Wunsch nach Sterbehilfe nicht wirklich akzeptiert und ernst genommen wird.

Andererseits fiel mir auf, dass manche Patienten zwar davon Gebrauch gemacht hatten, allerdings ohne dass ihnen wirklich geholfen worden wäre: Wie bereits erwähnt, lehnt ein Großteil der Ärzteschaft schon ein Gespräch mit suizidwilligen Patienten rundheraus ab, sei es aus Angst, rechtlich unsicheren Boden zu betreten, sei es aus ihrer persönlichen ethischen Überzeugung heraus, dem Wunsch nach Hilfe zum Suizid unter keinen Umständen stattzugeben (was im Übrigen ihr gutes Recht ist). Selbst gestandene Palliativmediziner schöpfen bei schweren Symptomen wie Luftnot oder unerträglichen Schmerzen die Optionen der rechtlich wie ethisch unbedenklichen indirekten Sterbehilfe nicht aus, entweder aus Unkenntnis der Rechtslage oder weil sie aus prinzipiellen Erwägungen nicht bereit sind, ihren Patienten mehr Sedativa und/oder Opiate zu verordnen, als die allzu oft ungenügenden Standarddosierungen vorsehen – aus Angst, die Grenze zwischen indirekter Sterbehilfe und aktiver Sterbehilfe nicht einzuhalten.

Unschwer nachzuvollziehen ist, dass allein die schiere Zahl der mich konsultierenden Patienten bei weitem zu hoch ist, um jedem Einzelnen von ihnen – in welcher Weise auch immer – »gerecht« zu werden. Denn einem Patienten gerecht zu werden bedeutet für mich zuallererst, ihm ausgiebig zuzuhören: seine Biographie und Krankengeschichte, seinen Lebensentwurf und sein soziales Netz im Detail kennenzulernen. Das wiederum setzt aufseiten des Patienten insbesondere Dialogfähigkeit und -bereitschaft voraus. Ersteres erfordert Zeit, und letzteres liegt oft nicht vor, ganz zu schweigen davon, dass ich mich niemals als »Dienstleister« verstanden habe, von dem Sterbewillige die Aushändigung tödlich wirkender Substanzen erwarten oder gar einfordern dürften. So verwundert es kaum, dass ich letztlich nur wenigen Menschen tatsächlich Suizidhilfe leisten konnte.

Niemand jedoch – es sei denn der Kontakt wurde vonseiten des Kranken mehr oder weniger unvermittelt abgebrochen – blieb meinerseits ohne einen Rat oder eine Empfehlung; selbst wenn diese nur darin bestanden, unbedingt das Gespräch mit vertrauten Menschen zu suchen oder Kontakt zu einer der oben genannten Beratungseinrichtungen aufzunehmen. Denn bekanntermaßen sind es gerade Einsamkeit und Isolation, die Menschen mit Suizidabsichten oftmals in einen ausweglosen Circulus vitiosus geraten lassen.

Die in diesem und im nächsten Kapitel folgenden Falldarstellungen zeigen exemplarisch, wer sich aus welchen Gründen an mich wendet, um sich mit meiner Hilfe zu suizidieren. Sie sind nur eine Auswahl unter vielen. Ihnen liegen – selbstredend – anonymisierte und verschlüsselte, indes ungefilterte Briefwechsel, E-Mails, Telefonmitschnitte sowie Protokolle von mir persönlich geführten Gesprächen und schließlich Verlaufsaufzeichnungen bei denjenigen Patienten zugrunde, denen ich tatsächlich Suizidhilfe leistete. Ergänzt und durchbrochen werden sie durch reflektierende Auszüge aus meinen Tagebuchaufzeichnungen. Denn es ist mir ein Anliegen, mich ausdrücklich zu meinen eigenen Gefühlen, Skrupeln und Zweifeln zu bekennen, die allen meinen Kontakten zu Suizidwilligen innewohnen.

Was die Fallgeschichten deutlich machen, ist die Vielgestaltigkeit der Motivationslagen und Erwartungen von Menschen, die einen Suizid erwägen: Manche Anfragen offenbaren eine geradezu himmelschreiende Unbedarftheit, manche einen als Suizidwunsch verkapselten Hilferuf, manche offensichtliche psychische Krankheit, verzweifelte Ambivalenz oder schlicht Unwissenheit über die Angebote palliativmedizinischer und hospizlicher Versorgung oder des sogenannten Sterbefastens (siehe Exkurs 3). Von ernster, tiefgreifender und langwieriger Selbstbefragung, die in eine wohlerwogene Suizidabsicht mündete, zeugen die wenigsten Anfragen.

Um es gleich vorwegzunehmen: Lebenshilfe im weitesten Sinne war das, was die Mehrheit der Ratsuchenden eigentlich suchte und benötigte: Sei es soziale Aufgehobenheit oder gute Symptomkontrolle (Schmerz), sei es spiritueller Halt oder »nur« tröstender Zuspruch. Hilfe zum Sterben indes, ihr Leben nach einem reifen, plausiblen und für mich nachvollziehbaren Entschluss beenden wollten die wenigsten.

So ausgiebig das Thema »Sterbehilfe« nach wie vor auf allen gesellschaftlichen Ebenen in Wort und Schrift verhandelt wird, so selten sind Einblicke in die innere Befindlichkeit, das weite Spektrum der Gedanken und Motive und die Lebens- und Leidenswirklichkeit von Menschen, die sich mit Suizidgedanken tragen und Suizidbeihilfe wünschen.

Das mag auch daran liegen, dass unter den zahllosen Verfassern kluger Essays und Betrachtungen zum Suizid und zur Suizidhilfe, seien sie nun

Befürworter oder Gegner, sich nur wenige finden dürften, die Aug in Aug Suizidwilligen begegnet sind und sich ernsthaft auf sie eingelassen haben.

In eben dieses »Unterholz« allzu oft wirklichkeitsferner Diskurse über Suizid und Suizidhilfe wollen meine Zeugnisse und Niederschriften vordringen. Sie dokumentieren die konkrete Lebens- und Leidenswirklichkeit von Menschen mit Suizidabsichten und meinen Umgang mit ihnen: Was bewegt Menschen dazu, ihrem Leben ein Ende setzen zu wollen? Was verstehen sie unter dem zum Schlagwort gewordenen Begriff des »selbstbestimmten Sterbens«? Was passiert wirklich im Gespräch und am Bett eines terminal kranken Suizidwilligen? Was heißt es, nicht allein unerträglich physisch, vielmehr auch existentiell zu leiden? Kann Ambivalenz in überzeugende Entschlossenheit münden? Kann der Tod zu einem Versprechen werden? Welchen Fragen und Zweifeln bin ich selbst ausgesetzt, um mich dessen zu vergewissern, was unbedingte Voraussetzung jeder verantwortlichen Hilfe zum Sterben sein muss: Freiverantwortlichkeit, Wohlerwogenheit und Nachhaltigkeit des Entschlusses eines Sterbewilligen? Schließlich: Wie verändert meine Hinwendung zu Suizidwilligen mich selbst, mein Bewusstsein eigener Endlichkeit und der Unausweichlichkeit des eigenen Sterbens? Kann mich die Erfahrung mit ihnen etwas lehren, mein Leben gar bereichern?

Die auf den folgenden Seiten wiedergegebenen Dokumentationen nehmen ihren Anfang im Sommer 2014. Allein zwischen September 2017 und Mai 2020 traten 136 Menschen über verschiedene Wege (Brief, E-Mail, SMS, Telefon) mit der Bitte um Suizidhilfe an mich heran. Ihre Namen und Wohnorte sowie namentlich benannte Ärztinnen und Ärzte und Krankenhäuser sind von mir unkenntlich gemacht, ebenso Datum und Uhrzeit des Kontakts; auch die Bezeichnungen potentieller Suizidmittel, soweit von Patienten genannt, gebe ich nicht wieder. Manche Briefe und E-Mails habe ich um mir unwesentlich erscheinende Passagen gekürzt; die entsprechenden Auslassungen sind durch Klammern [...] gekennzeichnet.

»Sie machen doch Sterbehilfe …«

Eine der frühesten Anfragen hinterließ ein 64-jähriger Mann auf meinem Anrufbeantworter:

> *Hallo, hier ist Herr M. aus D., Sie machen doch Sterbehilfe, oder bin ich da falsch bei Ihnen? Ich hab nicht mehr lange, nur so viel jetzt, bin 64, Diplomingenieur, hab Bauchspeicheldrüsenkrebs, Endstadium, ist schon in der Lunge und der Leber, vielleicht zwei Monate noch, meinte die Klinik […], will ich aber nicht abwarten. Novalgin hat mir mein Hausarzt verschrieben, mehr sei nicht drin, hat er gesagt und nicht nötig, hilft aber kaum. Rufen Sie mich zurück, bald, am besten sofort. (Nennt seine Telefonnummer.)*

Ich bin irritiert und verärgert; drücke zweimal die Wiederholungstaste meines Anrufbeantworters: Da ist etwas Forderndes und zugleich Hilfeheischendes in seiner Stimme. »Sofort zurückrufen«, nicht einmal ergänzt um ein »bitte«. Schlagartig wird mir klar: Beliebige Menschen können über das Internet oder andere Kanäle leicht in Erfahrung bringen, dass ich der Suizidhilfe grundsätzlich offen gegenüberstehe, und Kontakt zu mir aufnehmen. Doch sollte ich auf solche Anfragen überhaupt antworten? Muss ich antworten? Und wenn ja, wie? War das »nur« der Hilferuf eines Mannes, der ein Gespräch wollte, der jemanden suchte, der ihm zuhörte, Hoffnung oder Trost zusprach? Geht mein Helfersyndrom mit mir durch? Stundenlang sinniere ich darüber, ihn zurückzurufen, denn Irgendetwas glaube ich ihm antworten zu müssen. Bin ich jetzt in der Verantwortung ihm gegenüber? Tut er sich möglicherweise etwas an, erwägt einen »Brutalsuizid«, mir von meinen Einsätzen als Notarzt nur zu gut bekannt? Stürzt er sich vielleicht aus dem Fenster, wie 2013 der verzweifelte herzkranke Autor Erich Loest in Leipzig? Legt sich irgendwo auf die Gleise? Greift zu einer Waffe, wie der MDR-Intendant Udo Reiter oder der Schriftsteller Wolfgang Herrndorf, dem seine Ärzte nach drei Hirntumoroperationen ein humanes Suizidmittel vorenthielten? Zwei Tage später rufe ich Herrn M. zurück. Nach einmaligem Klingeln ist er am Telefon:

Herr M.: *Ach, ich dachte schon, Sie hätten mich vergessen, danke, dass Sie zurückrufen, vielen Dank.* (Sein Ton jetzt freundlich, fast sanft.)

MdR: *Ich danke für Ihr Vertrauen, ich weiß um Ihr Anliegen. Aber bitte haben Sie Verständnis dafür, dass ich hierzu am Telefon nicht Stellung nehmen kann und will. Bitte übersenden Sie mir per Briefpost einige Unterlagen: Ihren Lebenslauf, Ihren Krankheitsverlauf, so wie Sie ihn von Beginn an erleben, sowie alle medizinischen Befunde, Arztbriefe und Klinikberichte. Ganz wichtig sind mir Informationen zu Ihrer Familie oder anderen Menschen, die Ihnen nahestehen. Sind Sie vielleicht verheiratet, haben Kinder? Wenn ja, haben Sie mit Ihrer Frau und Ihren Kindern über Ihr Vorhaben gesprochen? Unterstützen sie es?*

Herr M.: *Sie stellen ja Fragen! Das hab ich mir unkomplizierter vorgestellt. Diese ganzen Unterlagen, das dauert ja seine Zeit … Krieg ich die Papiere überhaupt von meinem Hausarzt und der Klinik? Warum das alles? Ich bin fest entschlossen, verstehen Sie? Weil ich unheilbaren Krebs habe und Schmerzen und mein Leben für mich abgeschlossen ist.*

MdR: *Verzeihen Sie, aber das, was ich von Ihnen erwarte – ich nenne es einmal »Schulaufgaben« – ist unerlässliche Voraussetzung dafür, dass wir überhaupt in ein ernsthaftes Gespräch über Ihr Anliegen eintreten. Es geht ja hier nicht um eine Kreditberatung oder eine andere x-beliebige Dienstleistung. Um es auszusprechen: Es geht um Ihr Leben, das zu beenden Sie erwägen – mit meiner Hilfe. Ist Ihnen klar, dass ich Verantwortung übernehme für Sie? Auch wenn Sie den letzten Schritt selbst tun? Und was Ihre Entschlossenheit betrifft, die ich mir erlaube in Frage zu stellen: Haben Sie einmal über Palliativmedizin und hospizliche Versorgung nachgedacht?*

Eine Woche später erhalte ich ein Postpaket mit Arztbriefen und Klinikberichten: Seitenweise Laborwerte, OP-Berichte, Befunde bildgebender Verfahren, Protokolle gastroenterologischer Eingriffe. »Wir bitten um ambulante Kontrolle der Tumormarker und wöchentliche Blutkulturen … Wiedereinweisung zum Yamakawa-Drainagewechsel … Wiedervorstellung bei auftretendem Ikterus …« Doch wozu frage ich mich. Längst steht die Last diagnostischer und therapeutischer Interventionen in keinem Verhältnis mehr zur Prognose und zum Wohlergehen des Kranken. Und immer noch zielt der ärztliche Tunnelblick ausschließlich auf das Objekt Krankheit statt die Person Herrn M. in den Blick zu nehmen. Auf 38 Seiten kein Satz zu den Möglichkeiten palliativer oder hospizlicher Versorgung, die Herr M. schon seit Monaten so dringend benötigt.

Die benenne und erkläre ich ihm ausführlich in einem Brief, den seine Frau an seiner statt – er selbst ist mittlerweile anhaltend bettlägerig und zu schwach – dankend beantwortet (Auszug):

> »… *Das haben wir ja alles gar nicht gewusst! Nie hat ein Arzt mit uns SAPV (spezialisierte ambulante Palliativversorgung; Anm. d. Verf.) besprochen. Der von Ihnen vermittelte Palliativarzt ist sehr freundlich und verständnisvoll, er hat gleich Morphiumpflaster verordnet, seitdem sind seine Suizidabsichten verflogen. Und seit heute steht mein Mann auf der Warteliste für einen Hospizplatz. Er ist erleichtert, und ich auch. Danke. – Frau M.*«

Fünf Wochen später stirbt Herr M., friedlich und schmerzfrei in einem Hospiz.

»Lebenssatt« – mit 36 Jahren?

> Anruf: *Guten Tag, ich heiße H. S.. Sie sind doch der Arzt, der gegen Paragraph 217 geklagt hat, stimmt's?*

Die Stimme einer jungen Frau, lebhaft, fast freudig erregt. Ich drücke die Mitschnitttaste meines Telefons.

MdR: *Ja, der bin ich.*

H. S.: *Wunderbar, dann hab ich ja den Richtigen; nach dem Karlsruher Urteil kann sich doch jetzt jeder umbringen, oder?*

MdR: *Das kommt ganz darauf an. Bitte, sprechen Sie.*

H. S.: *Gut, Sie haben ja Schweigepflicht. Also, ich bin 36 Jahre alt, alleinstehend und arbeite in einem Start-up. Das geht gerade den Bach runter; aber das ist nicht mein Problem. Auch hab ich keine Krankheit, im Gegenteil, bin körperlich fit und kerngesund. Aber jetzt kommt's, und vielleicht erklären Sie mich ja gleich für verrückt wie schon andere vor Ihnen; also in einem Satz, ich will Sie ja nicht lange behelligen: Mein Geist ist so reif, dass mir die Welt und das Leben nichts mehr bedeuten und bieten können. Wie ein alter Mensch bin ich lebenssatt, in mir gibt es nur Leere und das Warten darauf, dass sie endet. Und deswegen will ich Schluss machen, am besten mit diesem Schweizer Mittel, Pento … dingsbums. Verstehen Sie das?*

MdR: *Offen gestanden, nein.*

H. S.: *Hab ich mir fast gedacht, dass Sie so antworten; genau wie die beiden Psychologen, bei denen ich nacheinander war, nur einer Freundin zuliebe übrigens, weil sie mich so gedrängt hat und ich sie nicht verprellen wollte, verstehen Sie? Leider kapieren die wenigsten Leute was von Philosophie, weder die Psychologen noch meine Freundin; Sie wohl auch nicht, Sie sind ja Arzt.*

MdR: *Ich fühle mich für Schwerstkranke zuständig und nicht für junge gesunde Menschen wie Sie, die vor lauter Philosophie, wie Sie das nennen, nicht erkennen können oder wollen, dass Sie mit ihren*

36 Jahren wohl kaum lebenssatt sein können. Ich schlage Ihnen zwei Dinge vor: Gestatten Sie mir, dass ich mit einem Ihrer Psychologen spreche? Und außerdem: Bitte schreiben Sie mir Ihren bisherigen Lebensweg auf, Familie, Schule, Ausbildung, Freundinnen und Freunde, Erwartungen, Wünsche; und gern möchte ich mehr darüber erfahren, was Sie Ihre Philosophie nennen. Würden Sie das tun? Ich gebe Ihnen meine Postadresse. Es versteht sich und ich verspreche Ihnen, dass alles, was Sie mir mitteilen, von mir absolut diskret behandelt wird.

H. S.: *Das mit dem Psychologengespräch schlagen Sie sich mal aus dem Kopf, das will ich nicht. Dass Sie was Schriftliches von mir haben wollen, find ich zwar okay, aber darüber muss ich nachdenken. Ich melde mich wieder.*

Eben dies tat die junge Frau nicht. Und dabei blieb es.

»Können Sie mir ne Pille schicken?«

Zwischenzeitlich habe ich mir angewöhnt, bei jedem Anruf vorher aufs Display zu schauen; nur bei mir bekannten Rufnummern nehme ich direkt ab, bei unbekannten nicht. Mein Anrufbeantworter ist immer eingeschaltet.

Sind Sie der Sterbearzt? Mein Name ist Frau P., bin 58. Sie sind meine letzte Hoffnung! Ich hab ein Klarzellsarkom, ganz böser Krebs, metastasiert, austherapiert. Können Sie mir ne Pille schicken? Eine, mit der's schnell geht? Vielleicht melden Sie sich mal bei mir? Am besten morgen Vormittag, da ist mein Mann nicht da, der darf nichts davon wissen, der ist schon ausgetickt, als ich nur andeutete, dass ich bald Schluss machen will. Ich bitte Sie, es ist mir dringend! Ach so, noch was, Geld spielt keine Rolle, gern auch Vorkasse. (Es folgen Name und Telefonnummer.)

Klarzellsarkom? Eine medizinische Rarität, ein bösartiger und sehr seltener Weichteiltumor, wie mir mein »Harrison« (medizin. Nachschlagewerk) erklärt; ein extrem maligner Krebs, der chirurgisch behandelt wird und auf Chemo- und Strahlentherapie kaum anspricht. Ich erinnere mich nicht, je von diesem Krebs gehört, geschweige denn, ihn bei einem Patienten erlebt zu haben.

Etwas anderes irritiert mich mehr: Bin ich »der Sterbearzt«? Eine Etikettierung, die mich unangenehm berührt, auch wenn sie einen wahren Kern hat. Sie reduziert mich – wenigstens unterschwellig – auf jemanden, den man im Notfall wie den Schlüsseldienst anruft; der kurze Zeit später mit einem Werkzeugkasten spezieller »Sterbeinstrumente« anrückt, um auf Bestellung das Leben professionell, routiniert und erfolgreich zu beenden; bei dem man nach Art einer Versandapotheke zum Suizid geeignete Arzneimittel ordert, schnell, sicher und ohne lästige Nachfragen. Nein – nichts liegt mir ferner als das Selbstverständnis eines Handlangers des Lebensendes, der »Sterbehilfe« als eine Art IGEL-Leistung (vom Arzt angebotene, von den Krankenkassen jedoch nicht erstattete Leistungen) anbietet, inklusive vom »Kunden« möglicherweise akzeptierter Phantasiepreise. Wer so unbedarft und unernst an mich herantritt, darf kaum auf mein Verständnis oder Hilfe hoffen.

Dennoch antwortete ich auch dieser Frau, nicht wie sie wünschte telefonisch, ich entschied mich für eine SMS:

> MdR: *Bitte übersenden Sie mir Ihre von Ihnen selbst verfasste Krankheits- und Leidensgeschichte, alle Arzt- und Klinikberichte. Ist Palliativmedizin Ihnen ein Begriff? Im Übrigen: Die Zustimmung Ihres Mannes zu Ihrem Vorhaben wäre für mich unbedingte Voraussetzung.*

Eine Antwort blieb aus.

»… will es unbedingt heute noch hinter mich bringen«

> Anrufbeantworter: *Herr Dr. de Ridder dort? Will Sie gar nicht weiter belästigen, entschuldigen Sie bitte. Nur eine kurze Frage. Gerade erhielt ich per Post die Mittel zum Sterben, hab ich im Internet bestellt. Können Sie mir freundlicherweise noch mal die Reihenfolge ihrer Einnahme und die genaue Dosierung mitteilen?* (Nennt die Namen der Medikamente.) *Ich will ganz sichergehen, sitze gerade mit den Schachteln am Küchentisch, will es heute noch hinter mich bringen, und ja, sicher wollen Sie wissen warum? Ich hab Nierenkrebs, schon mit Absiedlungen (Metastasen;* Ergänz. vom Verf.) *in Leber und Lunge, seit gestern weiß ich, dass ich auch ne Metastase im Kopf habe und will nicht warten, bis ich nicht mehr denken kann.*

Sie weint. Gerade als ich im Begriff bin, ihr zu antworten, legt sie auf. Ich bin entsetzt und dazu vollkommen hilflos. Im Display meines Telefons erscheint keine Nummer, stattdessen »Anonym«. Mir während des Anrufs einen Kontakt mitzuteilen, hat sie in ihrer Aufregung vergessen. Da sitzt eine schwerkranke Frau, irgendwo in diesem Land, zuhause, vermutlich allein, und ist offenbar kurz davor, sich umzubringen! Und ich sitze hier ohne eine Möglichkeit zu intervenieren. Tagelang gehe ich nicht aus dem Haus, in der Hoffnung, dass sie sich noch einmal meldet. Vergeblich.

»Ein legitimer Wunsch, den ich meiner Frau gern erfüllen würde«

Mich erreicht der Brief eines mir bis dahin unbekannten Kollegen, Facharzt für Psychiatrie und ehemals Leitender Arzt einer psychiatrischen Einrichtung:

> *Sehr geehrter Herr Kollege, mit großem Interesse habe ich Ihren Text im Dossier der letzten ZEIT vom 11.4.2019 gelesen.*
>
> *Es ist mutig, eine so offene Position so differenziert zu vertreten. Natürlich rühren Ihre Worte vieles an, worüber ich schon nachgedacht*

und mit meiner Frau (habilitierte Soziologin) schon gesprochen habe. Es ist ihr deutlich an mich gerichteter Wunsch, dass ich (ich bin 83 Jahre alt und vier Jahre älter als sie) für den Fall, dass sie – ein lebensfroher Mensch – glaubt, aus dem Leben scheiden zu müssen, ihr dies ermögliche.

Ich bin Psychiater und kann insofern ermessen, dass sie bisher niemals in relevantem Maße depressiv oder gar suizidal war und es auch jetzt nicht ist. Aber ich sehe ihren Wunsch, wie offenbar einige ihrer ärztlichen Kollegen und Sie selbst auch, als legitim an und würde ihn gern erfüllen, das heißt, ich würde diese »Reserve« gern im Safe deponieren.

Es sei noch gesagt, dass die Mutter meiner Frau (sie hatte eine klare Vergangenheit mit depressiven Episoden) einige Zeit nach dem Tode ihres Mannes mit selbsttätig gesammelten Tabletten einen Suizidversuch unternahm, der misslang und zu einer jämmerlichen Zeit des Überlebens führte.

Meine Bitte an Sie. Wäre es möglich, Ihre Angabe: Sechzig Tabletten, die das Herz im Tiefschlaf stillstehen lassen, zwanzig Schlaftabletten, zwei gegen Übelkeit mit Präparatenamen und Dosierungen zu ergänzen?

Zu Ihrer Sicherheit lege ich eine Kopie meines Personalausweises und meines Arztausweises bei.

Schon jetzt besten Dank.

Wenige Tage später antwortete ich dem Kollegen, dass ich die gewünschten Informationen weder fernmündlich noch per elektronischer oder Briefpost herausgäbe. Allein in einem persönlichen Vier-Augen-Gespräch wäre ich dazu bereit. Damit erklärte er sich einverstanden; er kam nach Berlin und wir trafen uns zu einem mehrstündigen Gespräch, an dessen Ende ich ihm die gewünschten Details mitteilte. Zuvor hatte ich mich von der Ernsthaftigkeit und Wohlerwogenheit seines Anliegens überzeugen können.

Letzte Hilfe für einen »Sandkastenfreund«

Eine E-Mail-Anfrage eines mir befreundeten habilitierten und psychiatrisch versierten Kollegen:

Lieber Michael,
ein mir sehr nahestehender Freund aus Kindheitstagen (ein »Sandkastenfreund«) leidet an terminalem Parkinson. Als er noch einigermaßen fit war, sagte er mir, er werde, wenn er hinfällig werde, Sterbehilfe in Anspruch nehmen. Aber er hat sich dann immer wieder an Hoffnungen auf Heilung durch Hirnschrittmacher, Zelltransplantationen etc. geklammert. Als ich ihn das letzte Mal besucht habe vor einem halben Jahr, war er ein Bild des Jammers: an den Rollstuhl gefesselt, zunehmende Demenz, infolge eines Lidkrampfes konnte er kaum noch sehen. Er flüsterte mir ins Ohr, das sei kein Leben mehr, er wolle sterben. Gestern habe ich mit seiner Frau telefoniert, auch kurz ein paar Worte mit ihm gewechselt. Er erkennt mich noch, aber bringt kaum noch einen Satz zustande. Seine verzweifelte Frau sagte zu mir, er habe den Zeitpunkt für Sterbehilfe verpasst.

Ich würde ihm gerne einen letzten Freundschaftsdienst leisten und ihm helfen, seinen Sterbewunsch zu erfüllen. Er hat noch lichte Momente, in denen man das mit ihm besprechen könnte. Seine zwei Kinder müssten mit einbezogen werden.

Meine Frage an Dich: Wie könnte ich das angehen, was muss ich alles beachten (Rechtslage) wie bekomme ich die nötigen Medikamente, wie kann ich mich absichern, dass mir niemand einen Strick draus dreht?

Du bist einer der wenigen Kollegen, die sich damit auskennen und öffentlich mutig Position beziehen zu diesem in Deutschland aus historischen Gründen so tabuisierten Thema. Ich wäre Dir für einen Rat dankbar. Vielleicht können wir einmal telefonieren.
Herzliche Grüße – C.

Gern kam ich seinem Wunsch nach einem Treffen nach, das wenige Tage später stattfand. Es stellte sich heraus, dass bisher die Möglichkeiten palliativer und hospizlicher Versorgung sowie die des »Sterbefastens« weder von seinem Freund selbst noch von seinen Angehörigen oder Ärzten bedacht worden waren. Dies aber sei, so gab ich zu bedenken, im Sinne der Wohlerwogenheit unverzichtbar, bevor von einem Suizid und Suizidhilfe die Rede sein dürfe. C. setze sich zudem unter Umständen einer Anzeige vonseiten eines der behandelnden Ärzte oder eines Angehörigen aus, falls sie, aus welchen Gründen auch immer, der Suizidabsicht seines Freundes widersprechen sollten. Mittelpunkt unseres Gesprächs war aufgrund seiner fluktuierenden Bewusstseinslage indes die Selbstbestimmungs- und Einwilligungsfähigkeit des Kranken, die aktuell jedoch nicht gegeben sei. C. nahm meine Informationen dankbar zur Kenntnis und sagte zu, sie bald in Gespräche mit seinem Freund und der Familie einzubringen. (Das geschah bisher noch nicht; das Gespräch mit meinem Freund fand vor einigen Monaten statt).

»Ich möchte dieses Ende nun auch selbst setzen«

E-Mail (nach kurzer telefonischer Kontaktaufnahme einer auch mir bekannten Freundin der Patientin mit mir):

Sehr geehrter Herr Dr. de Ridder,
Frau H. hat dankenswerterweise mit Ihnen Kontakt aufgenommen, in der Hoffnung, dass Sie mir weiterhelfen können.

Ich bin ALS-Patientin, erste Symptome Januar 2018, Diagnose August 2018 in […], seit Herbst 2018 bin ich in der ALS-Ambulanz in […], meine behandelnde Ärztin ist Frau Dr. L.

Bedauerlicherweise haben Frau Dr. L. und ich uns in den letzten zwei Monaten missverstanden. Während ich danach fragte, zumindest zu fragen meinte, wie ich mein Leben beenden kann, wenn ich die Krankheitssymptome nicht mehr ertragen möchte. Sie hatte mir daraufhin zwei Medikamente […] zukommen lassen und mir gesagt, dass »es« nach Einnahme zwei Stunden bis zwei Tage dauere, bis das Ende eintrete, und ich dafür auch keinen Arzt bräuchte. Frau Dr. L.

ging davon aus, dass ich nach einem möglichen Ende frage, wenn die Funktion der Lunge ohnehin nicht mehr ausreichend ist und gegebenenfalls der finale Prozess mit Medikamenten vereinfacht werden soll. Gestern hat sich das Missverständnis aufgeklärt, sie meinte, sie könne mir bei einer selbstbestimmten Beendigung meines Lebens nicht helfen. Da ich mich jetzt zwei Monate lang auf einen Sterbeprozess vorbereitet habe und nach wie vor von der Richtigkeit meiner Entscheidung überzeugt bin, möchte ich dieses Ende nun auch setzen.

Entscheidend ist für mich, dass ich derzeit meine Sprachfähigkeit und meine Gehfähigkeit (nur noch wenige Meter mit Rollator) definitiv verliere. Bei einer Lungenuntersuchung im Mai in […] wurde mir nahegelegt, eine Nachtbeatmungsmaske zu verwenden, was ich abgelehnt habe. Ich ertrage es nicht, meine Souveränität zu verlieren (war lange Zeit als Rundfunkjournalistin, dann als Leiterin der Presse- und Öffentlichkeitsarbeit einer Wissenschaftseinrichtung in […] tätig und habe innerlich das Gefühl, mein Leben gelebt zu haben und es so nicht mehr fortführen zu wollen).

Mein Mann und meine erwachsene Tochter akzeptieren meine Entscheidung und tragen sie in allen Konsequenzen mit.

Wenn möglich, würde ich mein Leben gerne zuhause beenden, ich habe ein sehr stimmiges Umfeld und eine Handvoll Freundinnen, die sich neben der Familie intensiv um mich kümmern und mich auch bei einem Sterbeprozess begleiten würden. Hospiz also nur, wenn es nicht anders geht.

Meine Fragen an Sie:

Gibt es in meiner Situation eine andere Möglichkeit, mein Leben zu beenden als durch Sterbefasten (in die Schweiz möchte ich nicht gehen)? Und wäre diese mit Ihnen oder über Sie möglich?

Würden Sie eine Beendigung des Lebens durch Sterbefasten empfehlen? Leisten Sie selbst Hilfe / Begleitung beim Sterbefasten?

Falls Sie diese Begleitung nicht übernehmen können, könnten Sie mir einen vertrauenswürdigen und engagierten Palliativarzt in [Ortsname] empfehlen, ich wohne wie Frau H. in […]?

Falls sie medizinische Gutachten, Arztbriefe benötigen, lassen Sie es mich bitte wissen.

Ich weiß von Frau H., dass ich Sie im Urlaub behellige, was mir sehr leid tut. Ich würde gerne den Prozess meiner Verabschiedung in der 2. Julihälfte beginnen.
Ihnen vorab schon einen sehr herzlichen Dank,
K.T.

Antwort MdR:

Sehr geehrte Frau T.,
Dank für das mir entgegengebrachte Vertrauen. Nach meiner Rückkehr aus Italien Ende Juli werde ich Ihnen weiterhelfen können, wenn auch sehr wahrscheinlich nicht selbst, da ich mit der Versorgung mehrerer anderer Schwerstkranker sehr belastet bin. Zwischenzeitlich empfehle ich Ihnen die Kontaktaufnahme mit der Palliativpraxis in […]. Fragen Sie bitte nach Dr. S., den ich über Sie bereits informiert habe. Ich wünsche Ihnen Gefasstheit und Vertrauen in diesen von mir sehr geschätzten Kollegen.
Herzlich – Michael de Ridder

Eine weitere E-Mail von Frau T. (14 Tage nach ihrer ersten Nachricht):

Sehr geehrter Herr Dr. de Ridder,
herzlichen Dank, dass Sie sich selbst in Ihrem Urlaub die Zeit genommen haben, mir zu antworten. Ich behellige Sie nur ungern nochmals, aber das Bedürfnis nach Klärung ist in mir doch so groß, dass ich Ihnen nochmals schreiben muss.

Ich bin mit der Palliativpraxis in […] in Kontakt. Herr Dr. K., der noch nicht lange in der Praxis ist, war letzte Woche bei mir zuhause, er ist sehr sympathisch und menschlich, meinte aber, dass er – und auch die anderen KollegInnen in der Praxis – mich lediglich palliativ bei einem Sterbefasten begleiten könnten, dass es mit Ihnen keine sanftere und schnellere Lösung gebe.

Sterbefasten ist für mich eine mögliche, aber die letzte Option. Ich finde meine ALS-Erkrankung quälend genug und würde mir und meinen Angehörigen gerne weitere Qualen ersparen. Deshalb die Suche nach einem sanfteren und schnelleren Abschied.

Ich wäre Ihnen sehr dankbar, wenn Sie mich verbindlich wissen lassen könnten, ob ich diesbezüglich mit Ihnen rechnen darf und wann genau Sie gegebenenfalls Zeit hätten bzw. wie lange der Prozess dauern würde (es gibt ja vielleicht ein Gespräch davor?). Sie hatten angedeutet, dass sehr wahrscheinlich nicht Sie selbst mir weiterhelfen können, da Sie derzeit völlig überlastet sind. Falls Sie wissen, wer mir weiterhelfen könnte, wäre ich außerordentlich dankbar, wenn Sie schon jetzt einen Kontakt herstellen könnten.

Ich bitte um Nachsicht, aber: Das Warten und die Unklarheit sind in dieser Situation nur schwer auszuhalten.

Beste Grüße – K.T.

Antwort MdR:

Sehr geehrte Frau T.,

aus meinem Urlaub heraus bin ich nur sehr bedingt in der Lage, mich vertieft mit Ihrem Anliegen zu befassen, so sehr ich auch Verständnis für Ihre Situation habe. Das ist frühestens Ende Juli / Anfang August möglich, wenn ich aus dem Urlaub zurück bin.

Seit Monaten erreichen mich Anfragen von schwerstkranken sterbewilligen Menschen; und als einer der wenigen Ärzte in Deutschland, die sich solchen Anfragen stellen, können sie sich sicher vorstellen, dass dies für mich – will ich denn meiner Verantwortung gerecht werden – nicht zu bewältigen ist. Bereits Wochen und Monate vor Ihrer Anfrage bin ich Kranken gegenüber Verpflichtungen eingegangen, denen ich mich nicht entziehen kann. Jeder »Fall« ist mit hohem Aufwand verbunden: Gespräche mit Patient und Angehörigen, Information und Aufklärung, Entbindung von der Garantenpflicht und manches andere, das ich hier im Einzelnen nicht mitteilen kann.

Noch einmal zum »Sterbefasten«: Auch dies ist eine sehr gute Option, die bei palliativer Begleitung ein leidfreies und »schnelles« Lebensende herbeiführt, zumal dann, wenn sie ärztlicherseits möglicherweise unter palliative Sedierung erfolgt.

Ich entnehme Ihrer E-Mail, dass Sie nicht warten wollen, vielmehr einen Arzt suchen, der Ihnen kurzfristig hilft. Mir selbst ist kein/e Kollege/Kollegin bekannt, der/die dazu bereit und in der Lage ist, Ihnen in der gewünschten Weise zu helfen, bis auf einen Kollegen, der, wie ich gestern erfahren habe, allerdings bis auf Weiteres nicht in Berlin ist.

Ich schlage Ihnen vor, sich an die Deutsche Gesellschaft für Humanes Sterben (DGHS) zu wenden. Sie hat derzeit sicher den besten Überblick über Ärzte, die Ihrem Anliegen entsprechen könnten.

Ich wünsche Ihnen Kraft und grüße Sie herzlich
Michael de Ridder

Antwort Frau T.:

Sehr geehrter Herr de Ridder,
ich danke Ihnen sehr für Ihr Engagement und Ihre Offenheit. Ich habe mich jetzt entschieden, den Weg des Sterbefastens zu gehen in der Begleitung von Dr. S.
Auch Ihnen alles Gute,
K. T.

Ihr Entschluss hat mich erleichtert. Frau T. starb – friedlich und im Beisein ihrer Freundinnen – anderthalb Wochen nach dieser Nachricht zuhause. Dr. S. hatte ihr Sterbefasten palliativ begleitet.

»… Ohne viel Fragerei und Versuche mich umzustimmen …«

E-Mail:

Sehr geehrter Dr. Ridder,
Wir hatten telefonisch kurz Kontakt, und ich hoffe somit, dass die E-Mail-Adresse stimmt, die Sie mir genannt hatten. Ich bin auf der Suche nach Sterbehilfe, um sicher, selbstbestimmt und würdig gehen zu dürfen, solange dies noch möglich ist. Ich weiß, dass Sterbehilfe in Deutschland im ›Geheimen‹ stattfindet. Nach langer Leidenszeit ohne Aussicht zurück in ein würdiges Leben hoffe ich auf jemanden, der mir zeitnah ohne viel Fragerei und Versuche mich umzustimmen, meine Bilanz seriös unterstützt. Wenn auch über Dritte.

Ich habe ausgiebig recherchiert und schreibe Ihnen deshalb in der Hoffnung, auf seriöse Resonanz zu stoßen.
Mit freundlichen Grüßen,
Frau D.

Antwort MdR:

Dank für Ihr Schreiben und die Übermittlung Ihres Wunsches, Ihnen beim Sterben zu helfen.

Ich bin Arzt und kein medizinischer Dienstleister, bei dem man Suizidmedikamente bestellt wie ein paar Schuhe in einem Online-Shop. Wenn ich Sterbehilfe leiste, kann dies überhaupt nur auf der Grundlage eines persönlichen und respektvollen Dialogs geschehen, der mir als Arzt letztlich die Überzeugtheit vermittelt, dass Ihr Suizidwunsch sich mir als freiverantwortlich, wohlerwogen und nachhaltig darstellt. Dies bedeutet unter anderem, dass ich Ihre Biographie, Ihre Leidens- und Krankengeschichte zuvor im Detail kennenlernen muss und will; so jedenfalls mein ethisches Selbstverständnis.

Sie hingegen diktieren Bedingungen (»… zeitnah, ohne viel Fragerei und Versuche umzustimmen …«), auf die ich mich auf keinen Fall einlasse; denn sie sind, ganz im Gegenteil zu den meinigen, in der Tat unseriös und ethisch nicht zumutbar. (In der Anlage finden Sie als PDF einen ZEIT-Artikel von mir, der Ihnen meine Vorstellungen und mein Vorgehen im Rahmen einer Suizidbeihilfe anschaulich vermittelt.)

Es tut mir leid, dass ich Ihrem Anliegen nicht entsprechen kann. Dennoch hoffe und wünsche ich, dass Sie einen Weg finden, Ihr Leiden auf die für Sie bestmögliche Weise zu bewältigen.

Dr. Michael de Ridder

Antwort Frau D.:

Sehr geehrter Herr Dr. Michael de Ridder,
anbei Details zur Biographie, aus der Sie evtl. entnehmen können, dass diese zwischen den Welten stattgefunden hat und mit vielen Hürden verbunden ist.

Ab dem 18. Lebensjahr begannen dann die ›Krankengeschichten‹ psychosomatische, psychiatrische Klinikaufenthalte. Trotz allem, dank toller Pädagogen in der Ausbildung und einer Sozialarbeiterin, die eine große Vorbildfunktion hatte, habe ich meine Ziele weiterhin verfolgt. Nach dem Verlust meiner langersehnten Stelle als Anerkennungspraktikantin, durch die Obdachlosigkeit seit nun einem Jahr folgten erneut Klinikaufenthalte der letzte, längste und besonders traumatisierende hat mit der Gesamtsituation eine Wesensveränderung körperlich und seelisch bei mir ausgelöst, welche ich mir selbst und anderen nicht zumuten kann und dies praktisch auch nicht zulässt, jemals wieder eine Tätigkeit, vor allem das Anerkennungsjahr, welches für meine Entwicklung sehr wichtig gewesen wäre, aufzunehmen.

Durch die Monate ungewollt ohne Rückzugsraum (nur Obdachlosenheime) versuchte ich u. a. wegen des Milieus – Junkies, Gewalterfahrung – so lang als möglich zu umgehen, und da diese in meinen Augen menschenunwürdig sind (genauso wie das, was das System mit den Menschen, die einmal darein geraten, macht), begannen Symptome, mit deren Erinnerung kein Mensch leben kann. Inzwischen habe ich zig Diagnosen, dafür meine Lebensaufgaben, sozialen Status verloren. Kein Geld der Welt könnte diese schmerzhaften Erlebnisse wieder gut machen.

Ich möchte nicht als psychisch Kranke, sozial Schwache in der Gesellschaft platziert leben müssen. Muss ich jedoch; da ich kein gewaltsamer Mensch bin, weiß ich, dass ich keine harte Methode benutzen kann, um aus dem qualvollen Leben zu scheiden.

Wie die Menschen einen nun sehen, spürt man und kann man irgendwann nicht mehr ändern. Noch kann ich ein bisschen Würde wahren, und ein paar Menschen mich als Kämpferin in Erinnerung behalten, aber auch irgendwann werden diese Leute Infos erreichen, wie es in der vernetzten Welt so ist, gegen die ich mich nicht mehr wehren kann.

Mit freundlichen Grüßen – Frau D.

Antwort MdR:

Sehr geehrte Frau D.,
Sie können sicher sein, dass ich die von Ihnen über Ihre Person mitgeteilten Informationen diskret behandle.

Indes muss ich auf der Grundlage Ihres Schreibens Ihr Anliegen, Ihnen beim Suizid zu helfen, ohne Wenn und Aber zurückweisen. Ein Suizid setzt zuallererst Freiverantwortlichkeit voraus, diese wiederum Einsichts- und Einwilligungsfähigkeit. Und die scheint mir, zumal Sie ein junger, offenbar psychisch kranker Mensch sind, zweifelhaft.

Dass Sie sich seit geraumer Zeit in einer schweren Lebenskrise befinden – welche »Diagnose« auch immer man Ihnen bislang gegeben hat –, mag ich nicht in Abrede stellen, und es tut mir leid, dass Ihnen bisher offenbar niemand hat zur Seite stehen können, um aus dieser leidvollen Krise herauszufinden. Dennoch will und muss ich Sie bitten, nicht aufzugeben, d. h. Lebenshilfe zu suchen und nicht Sterbehilfe.

Ich wünsche Ihnen, dass Sie diese Hilfe bald finden; mehr als Ihnen das zu wünschen kann ich nicht tun.
Dr. Michael de Ridder

(Angabe mehrerer Adressen für Menschen in psychischen Krisensituationen)

»Wir hätten mit ihm ja nach Holland gehen können«, meinte das Palliativteam

Brief:

Guten Tag, Herr De Ridder,
Thomas W. lässt Sie herzlich grüßen, ich bat ihn um Ihre Mailadresse, weil ich aus den Medien weiß, wie sehr Sie sich für ein würdevolles Sterben einsetzen.

Mein Vater ist 91 Jahre, schwerstkrank, leidet sehr unter Schmerzen und derzeit Psychosen (Absetzung von Fentanyl, weil die Schmerzpflaster wegen fehlendem Fettgewebe nicht mehr wirkten), jetzt Morphiumspritzen – aber zwischenzeitlich eben starke Schmerzen. Vermutet wird Bauchspeicheldrüsenkrebs, es gibt aber keine Diagnose, weil er Vollnarkose und Biopsie ablehnte. Er hat keinen Lebenswillen mehr und bittet dringend darum, sterben zu können. Wir Angehörigen sehen keine Möglichkeit, ihm zu helfen. Das Palliativteam lehnt Sterbehilfe ab, ebenso die Hausärztin.

Haben Sie einen Rat, was wir unternehmen könnten, um meinem Vater bei einem selbstgewählten Ende zu unterstützen?

Es wäre für uns eine große Hilfe – ich danke schon einmal und wünsche auch Ihnen in diesen Zeiten alles Gute!
Herzlichen Gruß – Lena B.

Mehrfach telefonierte ich mit Frau B. und empfahl ihr, mit dem Palliativteam über die Möglichkeit einer Sedierung ihres Vaters zu sprechen. Zwei Wochen später schrieb mir Frau B. erneut:

Lieber Herr de Ridder,
vielen Dank, dass Sie mich in der schweren Zeit unterstützt haben, Ihr Rat hat mir sehr geholfen und mir Mut gemacht, mich durchzusetzen – auch wenn ich an der Situation nicht sehr viel ändern konnte. Mein Vater ist inzwischen gestorben, allerdings nach weiteren Auseinandersetzungen mit dem Palliativteam, dass sich erst nach viel Theater bereit

erklärte, meinen Vater – wie gewünscht – mehr zu sedieren. Dann konnte er endlich friedlich werden und gehen. Seine Qualen mitzuerleben war fast nicht auszuhalten.

Ich hoffe sehr, dass sich die Gesetzgebung und das Verhalten der Mediziner in Richtung würdevolles und selbstgewähltes Sterben und Sterbehilfe endlich mehr bewegt! »Wir hätten mit ihm ja nach Holland gehen können«, meinte das Palliativteam. Das Argument der Hausärztin war bei allen Diskussionen, dass sie das Mittel nicht geben kann, weil sie juristisch nicht abgesichert sei …
Danke und herzlichen Gruß – Lena B.

»Bitte um ein Narkosemittel, um friedlich von der Welt zu gehen.«

(Die folgende E-Mail ist sprachlich unbeholfen und fehlerhaft, ich gebe sie so wieder, wie sie mich erreichte):

Guten Tag Herr Ridder,
mein Name ist P. (hier nur der Vorname) ich bin 37 Jahre alt und hab folgende Krankheit: absolute Schlaflosigkeit ohne aussicht auf Heilung (Schlaftabletten und Tavor) wirken nicht mehr. Meine Leiden dauern schon mehr als 8 Wochen ich habe körperliche Probleme, Schmerzen – Wunden heilen Schlecht – hoher Puls- Herzrasen- Konzentrations und Aufmerksamkeitsschwierigkeiten- Körpertemperatur schwankt immer- Seit Letzte Woche Druck in der Brust und Probleme mit der Atmung – Starke Krämpfe meistens Abends – Bin nicht in der Lage mein Haushalt zu schaffen weil mir Energie fehlt, muss mich oft ins Bett legen. Ich habe Angst grausam zu sterben, weil ich nicht in der Lage bin einzuschlafen. Ich bin unheimlich müde. Meine einzige Hoffnung ist das Narkosemittel […] um Friedlich von der Welt zu gehen. Ich hoffe Sie Schreiben mir zurück.
Mit Freundlichen Grüßen – A.R.

Antwort MdR:

> *Sehr geehrter Herr R.,*
> *Ich kann zwar nachvollziehen, dass Sie offenbar an irgendetwas leiden, aber Ihre Angaben dazu sind vollkommen unzureichend. An welchen Krankheiten leiden Sie, außer der von Ihnen angegebenen Schlaflosigkeit, unter der Millionen Menschen in unserem Land leiden? Ehe wir weiter miteinander reden, benötige ich alle von Ärzten bei Ihnen erhobenen Befunde. (Arztbriefe, Krankenhausberichte, Labordaten, EKG usw.).*
> *Mit freundlichen Grüßen – M. de Ridder*

Antwort A. R.:

> *Guten Abend Lieber Herr Ridder,*
> *habe Ihnen meine Unterlagen geschickt müsste Nächste Woche bei Ihnen sein. Gesundheitlich habe ich leider ein Infakt bekommen, der oberen und Unteren Atemwege mir kommt Ständig Grüner Schleim aus der Nase, ich hab dazu Wahrscheinlich eine Chronische Bronchitis bekommen Ich Husten Ständig und es kommt weisser Schleim raus, dazu habe ich Atemnot. Ich war am Mittwoch beim Lungenarzt der hat ein Röntgen und ein Lungenfunktionstest gemacht er meinte auf dem Röntgenbild zu sehen das meine Lunge schon vernarbt ist und beim Lungenfunktionstest nutze ich nicht den ganzen Volumen meiner Lunge. Ich habe Angst diesen Virus nicht zu besiegen denn es bilden sich auf meiner Haut Risse es Heilt nichts mehr. Seit wir das Letze mal geschrieben haben habe ich keine Minute Schlaffen können ich bin 24 Std wach dass Tag für Tag.*
> *Mit Freundlichen Grüßen – A.R.*

Antwort MdR:

> *Sehr geehrter Herr R.,*
> *nach den mir übersandten Unterlagen sind Sie wohl ein körperlich völlig gesunder Mann. Könnte es sein, dass Ihre Probleme eher im psychischen*

Bereich liegen? So möchte ich Sie bitten, eine dementsprechende Beratungsstelle oder einen Arzt Ihres Vertrauens aufzusuchen, der Ihnen weiterhilft. Meinerseits wünsche ich keinen weiteren Kontakt zu Ihnen. Ihre übersandten Unterlagen gehen per Post an Sie zurück.

Er hatte mir den Bericht einer wenige Tage zurückliegenden ambulanten Notfallbehandlung eines Krankenhauses übersandt, das er wegen Rückenschmerzen und Verstopfung aufgesucht hatte. Dem Klinikbericht waren ein normales EKG und die Ergebnisse einer umfänglichen Laboruntersuchung beigefügt, indes ohne einen einzigen pathologischen Wert. Die Diagnose auf dem Notfallschein lautete: »Stuhlverhaltung« (!). Er hatte ein Klistier erhalten und die Klinik anschließend verlassen.

Seine Bitte um ein namentlich genanntes Narkosemittel, das im Lauf der letzten Jahre in der Drogenszene zu einem beliebten Stoff geworden ist, machte mich misstrauisch. Sein Alter, sein diffuses Beschwerdebild und der Klinikbefund nährten den Verdacht in mir, dass ich es tatsächlich mit einem Drogenkonsumenten zu tun hatte, der sich ein Rauschmittel erschleichen wollte. Daher brach ich den Kontakt zu Herrn R. ab.

»In so ein Heim will ich nicht …«

Ein handschriftlicher Brief:

Sehr geehrter Herr Doktor,
Meine Name ist Gerlinde H., ich bin 83 Jahre alt und war früher Bibliotheksangestellte. Ich bin schon etwas gebrechlich, aber für mein Alter noch recht gut beisammen. Ich sah Sie kürzlich im Fernsehen, deswegen überhaupt wende ich mich an Sie.

Vor wenigen Monaten starb meine etwas ältere Schwester, mein Bruder ist schon lange tot, meine zwei Kinder, zwei Töchter, leben im Ausland, meine Freunde und Bekannten aus früherer Zeit sind fast alle weggestorben. Ich lebe allein in einer Anderthalbzimmerwohnung. Vielleicht ahnen Sie ja jetzt schon, was ich von Ihnen will: Ich will sterben, obwohl ich eigentlich noch ein bisschen weiterleben möchte. Aber die Umstände sind so traurig und deprimierend, dass ich nicht mehr weiter weiß. Die Wände anstarren, immer alleine vor dem Teller sitzen, wenig Appetit und das Gewicht ist auch nicht mehr das alte. Der Hausarzt kommt alle paar Wochen, er hat mir Tabletten verschrieben, aber die will ich nicht mehr, sie machen mich ganz duselig im Kopf. Er wie auch meine Töchter haben mir geraten, in ein Pflegeheim zu ziehen. Meine Schwester und auch zwei Freundinnen sind da gestorben. Aber ihre Versorgung beschränkte sich nur auf das Nötigste. Essen kriegt man hingestellt, Gemeinschaftsleben kaum, ein kleines Fest oder mal Musik, dafür hätten sie aus Personalmangel keine Zeit. Immer machten sie den Fernseher an, der war groß und der wichtigste Einrichtungsgegenstand im Zimmer; Plastikmöbel, und ja, ein Teppich; und immer und überall roch es nach Urin. In so ein Heim will ich nicht, da will ich lieber, dass es zu Ende ist. Und überhaupt pflegebedürftig werden und dann dahinsiechen, das mag ich mir nicht vorstellen.

Ich weiß, dass es bessere Heime gibt, wo es mehr Pflegekräfte gibt, die sich auch mehr Mühe geben, es den Alten schön zu machen, aber die kann ich mir bei meiner schmalen Rente nicht leisten, und meine Töchter leben weit weg, haben selbst Familie und wenig Geld, die könnten mir auch nichts dazutun.

Sehr geehrter Herr Doktor, können Sie mich verstehen? Am liebsten würde ich einschlafen und nicht mehr wach werden. Ob sie mir dabei helfen könnten? Ich würde mich sehr freuen, wenn Sie dazu bereit wären. Mit freundlichen Grüßen – Ihre G. H.

Mich rührte der Brief dieser einsamen und verlassenen alten Frau, die für viele Tausend andere in vergleichbarer Lage spricht. Auf den Punkt gebracht, wünschte die alte Dame: Lebenshilfe! Ansprache, Zuwendung, Geselligkeit ist das, was sie eigentlich sucht. Und da ihr solches nicht gewährt wird, resigniert sie – verständlicherweise – und bittet darum, diesem Unglück durch Sterbehilfe ein Ende zu setzen.

Mir kam eine lange zurückliegende Umfrage unter 2050 Bundesbürgern (GfK 2007) in den Sinn. Sie hatte ermittelt, dass sieben von zehn

Bürgern im Alter enorme Angst vor Abhängigkeit und Kontrollverlust infolge Pflegebedürftigkeit hätten und ein Drittel der Befragten deswegen einen »Freitod« vorziehen würde. Vorsicht ist geboten bei der Interpretation solcher Umfragen; indes legt sie den Finger in die Wunde eines lange bekannten und immer wieder neu diskutierten blinden Flecks unserer Überflussgesellschaft: die Würdelosigkeit, in der zahllose Alte auf ihr Lebensende zuzugehen gezwungen sind – ein beschämender, unerträglicher Zustand.

Dass gerade manch alter, gebrechlicher und chronisch kranker Mensch einen Suizid erwägt oder gar vollzieht, allein weil ihn die (allzu oft berechtigte) Angst umtreibt, dass ihm Aufgehobenheit, Zuwendung und eine gedeihliche Pflege, zumal in Alters- und Pflegeheimen, nicht zuteilwird, sollte eine Gesellschaft wie unsere, die sich gern das Etikett »zivil« und »solidarisch« anheftet, nicht zulassen. Und genau das macht auch aus meiner Sicht (neben der schlechten Bezahlung) den Kern des »Pflegenotstands« aus: die mangelnde Wertschätzung der gebrechlichen Alten, die an der Produktion gesellschaftlicher Güter und am Konsum nicht mehr teilnehmen. Zementierte sich diese Haltung im gesellschaftlichen Bewusstsein weiter, gerade auch angesichts der rapiden Zunahme der »Last Pflegebedürftiger«, wären in der Tat die Weichen für einen »Dammbruch« gestellt, vor dem die Gegner der Suizidhilfe nicht müde werden zu warnen.

Spontan entschloss ich mich, Frau H. aufzusuchen; sie wohnte in meiner Nähe. Zwei Stunden tauschten wir uns miteinander aus, bei Kaffee und Kuchen. Sie schien währenddessen geradezu aufzublühen, was es mir leicht machte, ihren Lebenswillen zu stärken und unser Gespräch auf Suizidalternativen zu lenken. Zögerlich willigte sie ein. Ich versprach ihr, mich um einen Platz in einem Altenheim zu kümmern, das ihren Erwartungen weitgehend gerecht würde. Das gelang mir, und nach sechs Wochen siedelte sie dorthin über. *»Das ist immer noch ein Versuch«,* sagte sie verschmitzt, als ich sie nach zwei Wochen besuchte, *»einer auf Widerruf.«* Sie hat ihn bis heute nicht widerrufen.

EXKURS 4

Die Krankheit ALS (Amyotrophe Lateralsklerose)

Amyotrophe Lateralsklerose (ALS) ist eine schwere, bis heute unheilbare neurodegenerative Erkrankung, die letztlich zur Lähmung der gesamten Muskulatur führt. In Deutschland sind von ihr aktuell etwa 8000 Patienten betroffen. Die mittlere Lebenserwartung ab Diagnosestellung liegt zwischen drei und fünf Jahren. Die Krankheit schreitet unter lebenserhaltender Beatmung fort – bis zum vollständigen Locked-in-Syndrom: d. h. das Bewusstsein des Patienten ist voll erhalten, Atmung, Bewegung und Kommunikation jedoch sind nicht mehr möglich. Der natürliche Tod tritt infolge einer Lähmung der Atemmuskulatur ein. Indes erlebt ein Teil der Patienten das Sterben im Atemversagen nicht bewusst mit, weil der steigende Kohlendioxidgehalt des Blutes zur (Selbst-)Narkotisierung des Kranken führt (sogenannte CO_2-Narkose).

Selten – wenn die Krankheit bereits im frühen Erwachsenenalter auftritt – kann sie bei bester ärztlicher und pflegerischer Versorgung einen jahrzehntelangen Verlauf nehmen, wie bei dem weltbekannten Physiker Stephen Hawking. Er erkrankte mit 21 Jahren an ALS, starb aber erst 2018 76-jährig eines natürlichen Todes. Der wohl bekannteste an ALS erkrankte Deutsche war der Maler Jörg Immendorf, der 2007 mit 61 Jahren nach zehnjährigem Krankheitsverlauf verstarb.

Entscheidende Mittel des (körperlichen) Überlebens in den Spätstadien der Erkrankung sind Atemunterstützung (Masken, künstliche Beatmung u. a.), Sondenernährung und maschinelle Hilfe beim Abhusten (Cough-Assistent).

Entscheidend für die Beurteilung des Schweregrades und den Verlauf einer ALS ist der sogenannte ALS Functional Rating Scale: Anhand der Beurteilung von zwölf Symptomen lassen sich Schweregrad und Verlauf der Erkrankung eines Patienten gut einschätzen. Beurteilt werden: Sprache, Speichelfluss, Schlucken, Handschrift, Handhabung von Besteck und Schneidemöglichkeit, Ankleiden und Körperpflege, Drehen im Bett, Treppensteigen, Atmung (unter Ruhe und Belastung, Angewiesenheit auf Atemhilfsmittel bzw. maschinelle Beatmung). Jede Funktion bewertet der Untersucher mit einem Wert von 0 (keine Funktion) bis 4 (normale Funktion). Die zu erreichende Maximalpunktzahl beträgt 40 Punkte. Je geringer die erreichte Punktzahl, desto fortgeschrittener die Erkrankung.

13

Protokolle begleiteter Suizide

Wem denn sollte es zustehen, darüber zu verfügen, wie lange ein schwer Kranker sein Leiden zu ertragen hat, wenn nicht ihm selbst? Und wenn man dem zustimmt, ist es dann für den Arzt nicht ein Gebot der Menschlichkeit, ihm die gewünschte Erlösung über den Weg der Suizidhilfe zuteilwerden zu lassen, wenn alle anderen Möglichkeiten der Leidenslinderung erschöpft oder aus nachvollziehbaren Gründen vom Kranken nicht gewollt sind?

Prima vista mögen diese Fragen als rhetorische erscheinen, indes möchte ich sie keineswegs so verstanden wissen. Seitdem ich ein selbstständig und bewusst denkender Mensch bin – angestoßen und befördert durch meine humanistische Ausbildung – ist mir das offene Fragen, Suchen und Zweifeln im Sinne eines radikalen Skeptizismus eine Bedingung redlichen Denkens und damit zur zweiten Natur geworden. Sie macht es mir jedoch schwer, über das Fragen hinaus letztlich auch Antworten zu finden und zu geben, einen Entschluss zu fassen und eine Entscheidung zu treffen. Und dies als Arzt? Ein entscheidungsschwacher, ein zweifelnder Arzt, der sich seiner Behandlungsempfehlung oder -entscheidung nicht gewiss ist? Eine alles andere als geeignete Voraussetzung dafür, das Vertrauen eines Patienten zu gewinnen, zumal dann, wenn sie ihm offenbar wird. Zu Hilfe kam mir meine langjährige Tätigkeit als Intensivmediziner und Notarzt, die zügige, ja oftmals sekundenschnelle Entscheidungen unumgänglich macht: Zeit zu zweifeln bleibt da nicht, wenn ich beispielsweise entscheiden muss, einen multimorbiden pflegebedürftigen Patienten in einem Heim künstlich zu beatmen, gar wiederzubeleben, oder es zu unterlassen. Und doch verließ mich auch in solch beklemmenden Situationen der Zweifel nicht, er ereilte mich nicht selten umso heftiger – nachdem ich entschieden hatte.

Und so ist und bleibt das Nebeneinander von Zweifel und der Überzeugung, das Richtige getan zu haben auch und gerade in den folgenden »Fällen«, in denen ich tätige Suizidhilfe leistete, ein unauflösbarer Konflikt und eine bleibende Last. Sie zu tragen hilft mir der Arzt und Dichter Gottfried Benn; in seinem Buch *Doppelleben* heißt es: »Immer alles gewusst zu haben, immer recht behalten zu haben, das alleine ist nicht groß. Sich irren und dennoch seinem Innern weiter Glauben schenken müssen –das ist der Mensch.«

Obwohl sich zahlreiche Menschen mit einem Suizidwunsch an mich wandten (und auch weiterhin wenden) konnte ich, allein schon aus zeitlichen Gründen, nur einer begrenzten Anzahl tatsächlich Suizidhilfe leisten. Exemplarisch schildere ich auf den folgenden Seiten die Schicksale von drei schwerst erkrankten Menschen und meine Mithilfe beim Vollzug ihres Sterbewunsches.

»Der Freitod ist mein einziger Ausweg«

Meine erste Begegnung mit dem schwer erkrankten Richard S. findet im Februar 2015 in einem Berliner Restaurant statt. Vermittelt hatte sie sein Urologe, der – zufälligerweise – auch mir gut bekannt ist, sich jedoch außerstande sah, der Bitte seines Patienten um ein Gespräch über ein selbstbestimmtes Lebensende zu entsprechen. Chauffiert von seiner nichts ahnenden Pflegerin ist S. aus Bielefeld mit dem Pkw angereist. Spontan gibt er seiner Erleichterung darüber Ausdruck, dass ich zu einem Treffen bereit war: »Kaum einer ihrer Kollegen lässt es ja zu, angesichts einer unheilbaren, fortschreitenden und zermürbenden Erkrankung wie der meinigen auch nur die Möglichkeit, seinem Leben selbst ein Ende zu setzen, ins Auge zu fassen.«

Skizzenhaft berichtet er mir sein Leben und Leiden: 72 Jahre ist er alt, seit sechs Jahren im Ruhestand. 41 Jahre Schuldienst; ein begeisterter Pädagoge, der Biologie, Chemie und Physik an einem Bielefelder Gymnasium unterrichtete; nebenberuflich ist er Schriftsteller. Mit 36 heiratet er eine kunstbegeisterte Referendarin seiner Schule, eine über Jahrzehnte erfüllende Verbindung; sie bleibt kinderlos, für beide ein großes Unglück.

1996 erste schleichende Anzeichen seiner Erkrankung: Beim Spazierengehen mit seiner Frau kann er nicht mehr mithalten, er wird gangunsicher, verliert Gefühl und Kraft in Beinen und Füßen, begleitet von schmerzhaften Krämpfen, aufsteigend bis in Rücken und Unterleib. Behandlung durch ausgewiesene Spezialisten, immer wieder Klinikaufenthalte: »Paraplegisches Syndrom«, »hereditäre sensorisch-motorische Neuropathie unklarer Ursache«, »Verdacht auf Amyloidose«; die Diagnosen verbleiben im Ungefähren. Allein dass es sich um aufsteigende fortschreitende Lähmungen handelt, scheint festzustehen. Eine ursächliche Therapie existiert nicht, sie beschränkt sich allein auf schmerz- und krampflösende Mittel sowie Physiotherapie. Selbständiges Gehen ist ihm seit eineinhalb Jahren nur mittels eines Rollators möglich, seit einigen Wochen kann er sich gleich einem Querschnittsgelähmten nur noch im Rollstuhl fortbewegen. Vor drei Jahren starb seine über alles geliebte Frau an einem tückischen Lymphdrüsenkrebs. Mit ihr verlor er auch die wichtigste Stütze in seiner Krankheit: »Heute bin ich – ein bitteres Lächeln legt sich über sein Gesicht – ein gebrochener Mann, körperlich und seelisch ein Torso; die Lähmungen schreiten unaufhaltsam voran; irgendwann bleiben mir nur noch das Bett und der Blick an die Decke. Ich war stets ein Kämpfer, das Glas war immer halbvoll und nie halbleer. Noch ist es nicht leer, aber würden Sie mir helfen, wenn es zur Neige geht? Ich will mir nicht Gewalt antun, will keinen Strick.«

Klar ist, dass sein Sterben nicht absehbar ist, insofern ist S. ein untypischer »Fall«. Auch ist er nicht depressiv. Ebenso offensichtlich ist aber, dass sein Leiden einen von Beginn an schubartigen und quälenden Verlauf angenommen hat. Über die bloßen körperlichen Einschränkungen und Ausfälle hinaus umfasst es »krakenartig«, so S., seine gesamte Persönlichkeit: Er leidet existentiell.

Ich will und muss unser Gespräch so lenken, dass ich die Plausibilität, medizinisch gesprochen: die Indikation, prüfen kann.

Ich erläutere ihm daher zunächst die weitreichenden Möglichkeiten der Palliativmedizin und hospizlichen Versorgung in aussichtloser Krankheit und im Sterbeprozess; ihr enormes Spektrum körperlicher wie psychischer Symptom- und Leidenslinderung: menschliche Zuwendung, beste pflegerische und ärztliche Versorgung, differenzierte medikamentöse Behandlung, Erfüllung spiritueller Bedürfnisse, eingebettet in die Wahrung des Respekts vor seiner Autonomie.

Er hört aufmerksam zu, wiegt den Kopf, will mich wohl nicht verprellen: »Ich habe mich, werter Herr Doktor, eingehend informiert und viel dazu gelesen. Ja, es ist ein guter Weg, für viele, für die meisten, aber es ist nicht der meinige. Ich möchte meine Krankheit nicht bis zur totalen Hilflosigkeit durchleiden, wie ein auf dem Rücken liegender Käfer – das verletzt mein Schamgefühl, meine Würde.« Das sagt er überzeugend und festen Blicks.

Mein Eindruck von diesem ersten Abend: Richard S. scheint seinen Sterbewillen nachhaltig befragt und wohl erwogen zu haben. Ich versichere ihm, an seiner Seite zu bleiben, in welcher Weise auch immer. Wir verabschieden uns und vereinbaren ein weiteres Treffen.

In den nächsten Wochen vergegenwärtige ich mir noch einmal die in der Ärzteschaft umstrittenen Positionen zur Suizidhilfe, die die ärztliche Berufsordnung ethisch zwar missbilligt, bis 2011 aber nicht sanktionierte. Noch Anfang 2011, kurze Zeit vor seinem Tod, formulierte der damalige Präsident der Bundesärztekammer, Prof. Jörg Dietrich Hoppe: »Die Beihilfe zum Suizid gehört nicht zu den ärztlichen Aufgaben; sie soll aber möglich sein, wenn der Arzt das mit seinem Gewissen vereinbaren kann.« In meinen Augen eine weise Position.

Indes beschloss der Deutsche Ärztetag nach kontroverser Debatte unter seinem neuen Präsidenten Prof. Montgomery am 1.6.2011 mit 166:56 Stimmen bei sieben Enthaltungen eine neue Musterberufsordnung (MBO), in deren § 16 es heißt, dass Ärzte »keine Hilfe zur Selbsttötung leisten dürfen«. Umgesetzt wurde dieser Passus der MBO in nur zehn von siebzehn Landesärztekammerbezirken, sieben haben es bei einer liberaleren Regelung belassen, die die Suizidhilfe jedenfalls nicht unter Strafe stellt.

Von der sehr uneinheitlich gehandhabten Regelung einmal abgesehen – darf die Ärzteschaft etwas sanktionieren, was das Strafrecht grundsätzlich zulässt? Muss ich, wenn ich der Bitte von Richard S. nachkomme, möglicherweise mit Approbationsentzug oder einer Geldstrafe rechnen? Ist das ärztliche Gewissen, wie auf dem Ärztetag geschehen, einer demokratischen Entscheidung zugänglich? Darf in einer substantiellen Frage meines ärztlichen Selbstverständnisses auf diese Weise in meine ureigene Gewissensentscheidung eingegriffen werden? Dagegen sträubt sich alles in mir: Ein standesrechtliches Verbot der Suizidbeihilfe kommt für mich einer Normierung der Sterbebegleitung gleich, einem Eingriff in die grundgesetzlich garantierte freie Gestaltung des eigenen Lebensentwurfs und seines Vollzugs. Dieser, in dem Fall: sein Sterben zu gestalten, gehört allein in den Intimraum des Verhältnisses von Patient und Arzt.

Ein Drittel der deutschen Ärzte steht der Suizidassistenz offen gegenüber. Immer wieder haben Befragungen ergeben, dass eine deutliche Mehrheit unserer Bevölkerung die ärztliche Suizidhilfe gutheißt. Seit Jahren werden in der Öffentlichkeit und in den Medien alle Pro- und Kontra-Argumente ausgetauscht. Letztere haben mich nie überzeugt: »Entsorgung« der sozial Schwachen und Alten per Sterbehilfe – nicht allein die Erfahrungen im amerikanischen Bundesstaat Oregon sprechen dagegen (siehe Exkurs 5). »Vertrauensschwund« in die Ärzteschaft – gerade das Gegenteil wäre der Fall, wenn ergebnisoffene Gespräche über selbstbestimmtes Sterben zwischen Patient und Arzt möglich wären. Zudem begeben wir Ärzte uns so einer Möglichkeit der Suizidprävention (siehe Kapitel 14). Schließlich der immer wieder zu hörende Verweis auf die Euthanasieverbrechen der Nazis – trage nicht auch ich, wie alle deutschen Ärzte, eine besondere Verantwortung gerade dafür, die Autonomie der ihr anvertrauten Patienten zu achten und zu wahren, in begründeten Fällen bis hin zur Hilfe für ein freiverantwortlich verlangtes Sterben in aussichtsloser Krankheit und bei nicht beherrschbarem Leid?

Der amerikanische Rechtsphilosoph Ronald Dworkin bringt es für mich auf den Punkt: »Jemandem eine Weise des Sterbens aufzuzwingen, die anderen zusagt, die er selbst aber als grausamen Widerspruch zu seinem Leben empfindet, ist – grundsätzlich – eine finstere, krude Form der Machtausübung.«

Ich besuche S. in Bielefeld. Seine Wohnung im zweiten Stock – ein begehbarer Bücherschrank; zahllose Erinnerungen an die gemeinsame Zeit mit seiner Frau. Um keinen Preis würde er diese seine »Höhle« verlassen. Jedes nur denkbare Pflege- und Hilfsmittel ist vorhanden, vom Toilettenstuhl bis zum Greifarm. Seine geschätzte kroatische Pflegerin ist zugleich Gesellschafterin und Reinigungskraft, ein Fahrdienst ermöglicht Einkäufe, Arzt- und Theaterbesuche. Seine Beweglichkeit und Unabhängigkeit gehen ihm über alles; er will Teilhabe, koste es was es wolle.

Er besteht darauf, eigenhändig und ohne meine Hilfe ein kleines Abendessen für uns zuzubereiten; in seinem Rollstuhl sitzend zieht er sich mühsam durch die Küche, klirrend geht eine Schüssel zu Boden: »Tomaten schneiden? Immer häufiger fällt mir das Messer aus der Hand; ich scheitere mehr und mehr an den einfachsten Verrichtungen, soll ich das bis zum Ende ertragen müssen?« Will er mich unter Druck setzen, indem er mir sein Leiden buchstäblich vorführt?

Während des Abendessens spüre ich mein inneres Zögern. Wenn es denn wirklich bestem Wissen und Gewissen folgt, unterliegt jedes ärztliche Handeln einem Zweifel, auch wenn der letztlich einer Entscheidung weichen muss. Für welche ärztliche Entscheidung würde dies mehr zutreffen als für die zur Suizidhilfe? Würde sich S. darauf einlassen können – was auch mich entlasten würde – statt eines »harten« oder »aktiven« Suizids, wie es die Einnahme einer tödlichen Medikamentendosis darstellt, freiwillig auf Nahrung und Flüssigkeit zu verzichten? Das sogenannte Sterbefasten (siehe Exkurs 3) verlangt Durchhaltevermögen, auch im Sinne einer Selbstprüfung. S. eröffnet mir, dass er einen solchen Versuch bereits unternommen habe, jedoch gescheitert sei: Zwei Tage ohne Flüssigkeit, vier Tage ohne Speisen hielt er durch; schon wollte seine Pflegerin den Rettungsdienst rufen, dann gab er auf. Mit meinem Vorschlag, einen neuen Versuch zu unternehmen, den ich palliativ begleiten würde, um die belastenden Symptome des Durstens und Fastens zu dämpfen, möchte er sich nicht anfreunden: »Wenn – dann will ich einen Schnitt.«

Während der kommenden Wochen will S. seine persönlichen Angelegenheiten regeln und ein Testament aufsetzen.

Mein bisheriger Eindruck hat sich gefestigt: Richard S. ist eine starke, klarsichtige Persönlichkeit und – leidensfähig; doch bis zu welcher Grenze? Wer legt sie fest? Ich wüsste sie mir selbst zu setzen und mir zu helfen, wie jeder Arzt. Wer weiß schon, wie viele meiner Kollegen – es dürften nicht wenige sein – sich zuhause »für alle Fälle« ein kleines Depot mit zum Suizid geeigneten Mitteln angelegt haben, so wie ich selbst?

Noch einmal vertiefe ich mich in die Arztbriefe zu Richard S., die mich nicht zufriedenstellen. Ist wirklich alles Erdenkliche unternommen worden, um die Ursache seiner Leiden zu klären? Gibt es nicht doch einen Therapieansatz? Ich mache eine neurologische Spezialabteilung an einer Universitätsklinik ausfindig, rufe S. wenige Tage später an und schlage ihm vor, sich dort noch einmal einweisen zu lassen, um letzte Sicherheit zu erhalten – in seinem ebenso wie in meinem Interesse. Er zögert, weil er sich von einer erneuten diagnostischen Abklärung seines Leidens nichts verspricht, versteht jedoch mein Ansinnen und gibt ihm schließlich nach.

Meine Gedanken sind oft bei ihm. Wir telefonieren mehrfach wöchentlich. Sein Testament steht, er hat »abgeschlossen«. Immer deutlicher wird: Trotz seiner vergleichsweise privilegierten Situation erlebt er sein Leiden als unerträgliche Einschränkung. Gewichtsverlust, Appetitlosigkeit, Müdigkeit; kein Impuls mehr, mit seiner Pflegerin im Rollstuhl das Haus zu verlassen: Teilhabe ist nicht mehr möglich, sein Lebensentwurf ist dahin, die letzten Spuren von Lebensfreude zerrinnen.

Wer aber hat das Recht, darüber zu befinden, wie lange er sein Leiden zu ertragen hat, wenn nicht S. selbst? Und, darf er dann, wenn alle anderen Optionen ausscheiden, ärztliche Hilfe erwarten? Sie grundsätzlich abzulehnen kommt für mich einer verengten Sicht gleich, auch als Gründer und ehemaliger Leiter eines Hospizes: Suizidhilfe und Palliativmedizin schließen einander eben nicht von vornherein aus, verhalten sich nicht antagonistisch zueinander, vielmehr bezeichnen sie die beiden Pole eines einheitlichen Spektrums. Es gibt Leidenskonstellationen – mögen sie auch selten sein –, in denen Suizidhilfe nicht allein gerechtfertigt, sondern geboten sein kann. Konkret heißt dies für mich: Einem aussichtlos kranken Menschen wie Richard S., der frei verantwortlich zu entscheiden und zu handeln in der Lage ist; der optimale ärztliche und pflegerische Zuwendung erfährt; der über alle palliativmedizinischen Möglichkeiten aufgeklärt ist – und dennoch weiter leidet, sollte auf seinen klar und nachhaltig geäußerten Wunsch hin gestattet werden, mit ärztlicher Hilfe sein Leben zu beenden.

Anruf von S.: plötzlicher, heftigster Bauchschmerz, er kann kaum sprechen; seine Pflegerin ist nicht erreichbar; ich alarmiere von Berlin aus den Rettungsdienst; S. wird in eine Klinik eingewiesen, notfallmäßig operiert: Durchbruch eines Dickdarmdivertikels; es hat keinen Bezug zu seiner Grunderkrankung.

Mehrere Nachoperationen folgen. Er liegt auf der Intensivstation: massive Bauchfellentzündung, hohes Fieber, vier Schläuche in der Bauchdecke zur Spülung des Bauchraums; Nierenversagen; eine Woche Dialyse; sechs Wochen Klinikaufenthalt. Wir telefonieren häufig, ich spreche ihm Mut zu, er wirkt verzweifelt: »Wäre ich doch nur in der Narkose auf dem Tisch geblieben!« Den Klinikärzten gegenüber äußert er kein Wort über seine Suizidgedanken: »Die würden mir gleich einen Psychiater schicken; aber glauben Sie mir, ich halte das durch hier. Nach der Reha muss ich Sie unbedingt wiedersehen.« Ich sage zu.

Sein 14-tägiger Aufenthalt in der von mir empfohlenen Spezialklinik, den er bald nach seiner Reha antritt, endet – bei niedrigen Erwartungen – enttäuschend: Keine neuen Erkenntnisse, die bekannten Verdachtsdiagnosen und therapeutischen Empfehlungen werden bestätigt.

Erneut besuche ich ihn in Bielefeld. Einen Blasenkatheter trägt er schon seit Jahren, aber nun ist auch der Stuhlgang nicht mehr zu halten: »Es ist scheußlich, erniedrigend; ich kann die Wohnung nicht mehr verlassen; auch wegen der Treppe.« An deren Geländer hat er sich bisher täglich zweimal hochgehangelt, jeweils eine Viertelstunde: aus »Trainingsgründen«, aus »Ehrgeiz«. Drei Tage zuvor war er auf der Treppe zusammengebrochen, Nachbarn hatten ihm geholfen. Er sei zu einer Zumutung geworden, besonders für sich selbst: »Meine Kraft ist dahin, physisch und mental, verstehen Sie das?« Brüchig jetzt seine Stimme, Hoffnungslosigkeit in seinen Zügen. Erschöpfung, nur noch schlafen will er.

Ich weiß, dass die Zeit gekommen ist, seinem Wunsch nachzukommen. Und doch zweifle ich noch, weniger an seiner Entschlossenheit, als an der meinigen.

So kommt es zu einem weiteren Besuch: S. drängt – sachte, verhalten. Gemeinsam mit ihm leuchte ich noch einmal jeden Winkel der Möglichkeiten diesseits eines Suizids aus. Ist da wahrhaftig nichts, was ihn seinen Wunsch noch einmal überdenken ließe?

Ein letztes Mal versuche ich, mich in ihn hineinversetzen und zugleich Distanz zu halten: Er erfährt Zuwendung, hat Freunde; er wird versorgt und gepflegt. Das weiß er zu würdigen. Aber nicht ertragen könne er, »als ein beklagenswertes Bündel Mensch – und das werde ich sein, früher oder später« – in völliger Hilflosigkeit sich der Sorge anderer zu überlassen und von ihnen abzuhängen: »Nein – ich will ein Ende, aber verenden will ich nicht. Ich muss mich der Krankheit beugen, aber meine Selbstachtung und Souveränität ist mir heilig. Noch kann ich selbst entscheiden und handeln, die Grenze ist in Reichweite; ich bin fest entschlossen: Der Freitod ist der einzige Weg, der mir bleibt.«

Ist dies tatsächlich seine Wahrheit? Was ist in seiner Lage, bei einer unaufhaltsamen und unbehandelbaren Erkrankung sein Wohl? Ist sein Wille gleichzusetzen mit seinem Wohl? Muss ich seinem Willen folgen? Zweifellos »muss« ich nicht. Ich bin, wie es jeder Arzt in meiner Situation wäre, frei in meiner Entscheidung.

Ich bin nun überzeugt von der Ausweglosigkeit seines Leidens, die er mir glaubwürdig vermittelt hat. Und dennoch möchte ich, dass er sich eine allerletzte Zwei-Wochen-Frist gibt, um sich seiner selbst ganz sicher zu sein, denn der Suizid ist ein unwiderruflicher Akt. Er akzeptiert.

Die Suizidmedikamente erwerbe ich in einer Apotheke auf Vorlage meines Arztausweises, sie unterstehen nicht der Betäubungsmittelverschreibungsverordnung. Jetzt liegen sie zwischen uns auf dem Tisch. Noch einmal überzeuge ich mich von seinem unverbrüchlichen Willen, sein Leben selbst zu beenden. Sein Entschluss ist unumstößlich. Jegliche Zwangssituation ist ausgeschlossen, er steht nicht unter dem Einfluss von Psychopharmaka.

Eingehend erkläre ich ihm die Umstände der Einnahme der Medikamente, ihre Reihenfolge und ihre Dosierung. Er unterschreibt ein Schriftstück, das seinen frei verantwortlich und bei klarem Verstand gefassten Entschluss, durch Suizid aus dem Leben scheiden zu wollen, dokumentiert und jede Intervention untersagt, falls er im Sterbeprozess aufgefunden werden sollte.

Ich wünsche bei ihm zu sein, wenn er seinen Entschluss vollzieht. Er sagt zu, mich zu verständigen. Es ist alles gesagt; ein stiller, bewegender Abschied. Er umarmt mich und dankt mir.

Nach zwei Wochen erreicht mich von seiner Pflegerin die Nachricht, dass sie Richard S. am Morgen des 27.12.2015 leblos im Bett liegend aufgefunden hat, in der Hand noch ein geleertes Glas. Ich bin erleichtert, er hat es geschafft. Und doch versetzt es mir einen Stich, ja ich empfinde Schmerz darüber, dass ich, als er sich das Leben nahm, nicht bei ihm war; er hatte darauf verzichtet, mich in Kenntnis zu setzen. Aus Stolz? Aus Scham? Aus Angst, ich könnte sein Vorhaben doch noch vereiteln? Wollte er mir sein Sterben nicht zumuten? Mir eventuelle juristische Konsequenzen ersparen?

Zwischenzeitlich war am 10.12.2015 der neu geschaffene Strafrechtsparagraph 217 in Kraft getreten, der nicht allein die Suizidhilfe, sondern auch jegliche Form der Förderung praktisch ausnahmslos untersagt, Angehörige in gewissen Fällen ausgenommen. Der anhaltende Druck der Bundesärztekammer, der Kirchen und sogenannten Lebensschützer hatte seine Wirkung nicht verfehlt. Unter den vier im Bundestag verhandelten Gesetzentwürfen hatte der konservativste, maßgeblich vertreten von der CDU, eine Mehrheit gefunden. Fortan stand die »geschäftsmäßige Förderung der Selbsttötung eines anderen unter Strafe«.

Ursprünglich zielte das Gesetz auf das Verbot von Sterbehilfeorganisationen, doch tatsächlich hat es – sicherlich nicht ohne Absicht! – ein Damoklesschwert geschmiedet, das nun auch über jedem Arzt schwebte: Denn was exakt unter »Förderung« und »Geschäftsmäßigkeit« (die laut Gesetzesbegründung nicht mit Gewerbsmäßigkeit identisch ist, sondern ein auf Wiederholung angelegtes Handeln meint, das auch erstmaliges Handeln einschließen kann!) zu verstehen ist, wird, wenn das Verfassungsgericht nicht Eindeutigkeit schafft (was zum damaligen Zeitpunkt noch nicht der Fall war), wohl der Interpretation der Strafgerichte überlassen bleiben. Das wird jeden Arzt zutiefst verunsichern und dazu führen, sich selbst auf ein Gespräch mit einem sterbewilligen Patienten kaum einzulassen.

Die Reichweite des Gesetzes war enorm, sie betraf nicht nur Ärzte: Ein Taxifahrer beispielsweise, der regelmäßig Sterbewillige zu einem Suizidhilfeverein in die Schweiz fährt, fiel zweifellos ebenfalls unter das neue Gesetz und machte sich strafbar. Ebenso ein Hospiz, das einen aussichtslos Kranken mit dem vorsätzlich gefassten Entschluss, sein Leben gezielt durch Sterbefasten zu beenden, aufnahm: Unter Juristen war kaum strittig, dass es sich auch beim vorsätzlichen Sterbefasten um einen Suizid handelt, wenn er auch durch Unterlassen und nicht durch aktives Handeln eintritt.

Monate mit Diskussionen unter Kollegen, Freunden, Palliativ- und Hospizpersonal, Schriftstellern und Juristen über das neue Gesetz folgten. Unverständnis, Empörung, ja Fassungslosigkeit über die nun wirksame Einschränkung der Grundrechte von (Schwerst)kranken ebenso wie von Ärztinnen und Ärzten waren die vorherrschenden Reaktionen. Ärzte verfügen nun einmal über die menschenwürdigsten Methoden und Mittel, zum Sterben entschlossenen aussichtslos Kranken zu helfen. Ihnen diese Hilfe nicht vorzuenthalten, ist in meinen Augen niemals unethisch, sondern vielmehr äußerster Ausdruck ärztlicher Empathie, wenn andere Wege nicht gangbar sind, wie das Leiden meines Patienten Richard S. vor Augen führt.

Konsequenterweise wuchs während dieser Zeit die Gewissheit in mir, meine Überzeugung nicht verraten zu dürfen, was bedeutete, ihr bis an die Grenze des Möglichen Geltung zu verschaffen.

Richard S. war – da bin ich sicher – in seinem selbst gewählten Sterben ganz bei sich. Sein Leiden war übermächtig geworden; er war des Leidens und nicht des Lebens müde geworden. Nach bestem Wissen und

Gewissen habe ich ihm zur Seite gestanden und entschieden. Ich würde es in einer vergleichbaren Situation in gleicher Weise wieder tun, selbst in Erwartung einer wie auch immer gearteten Strafe.

»Mehrmals täglich ringe ich um Luft und mit der Angst«

Ernst T. hatte mich im Internet ausfindig gemacht. Vor seiner im Folgenden dokumentierten E-Mail kontaktierte mich seine Tochter im Mai 2019 telefonisch und fragte an, ob ihr an Amyotropher Lateralsklerose (ALS), eine schwere Erkrankung des motorischen Nervensystems (siehe Exkurs 2), erkrankter Vater sich an mich wenden dürfe. Dem hatte ich zugestimmt. Wenige Tage später erreichte mich die folgende E-Mail:

Sehr geehrter Herr Dr. de Ridder,
Sie hatten heute früh kurz telefonisch mit meiner Tochter gesprochen.

Hier nun die etwas ausführlichere Darstellung zunächst der aktuellen Situation, dann meiner Anliegen. Im Anhang auch die letzten klin. Entlassungsberichte und die Antwort des Bundesinstituts für Arzneimittel, das meinen Antrag auf den Erwerb von Natrium-Pentobarbital zum Zwecke der Selbsttötung zurückwies.

(Anm. d. Verf.: zu Natrium-Pentobarbital und dem »Nichtanwendungserlass« dieses Suizidmittels durch den Bundesgesundheitsminister siehe Exkurs 2)

Situation: Ich habe im April 2011 die Diagnose Amyotrophe Lateralsklerose bekommen.

Bereits im Anschluss habe ich mich auch damit befasst, unter welchen Umständen ich wie mit der Krankheit leben möchte. Früh habe ich daher auch eine Patientenverfügung erstellt, in der ich sowohl die künstliche Ernährung als auch die künstliche Beatmung untersagt habe. Daran halte ich fest, komme aber nunmehr in den Bereich der Grenzen dieser Entscheidung und der Krankheit.

Durch ihren Fortschritt raubt mir die Krankheit die Möglichkeiten der Teilhabe Stück für Stück. Inzwischen kann ich nur noch meinen Kopf und ein wenig meine Finger bewegen. Bereits das Verlassen der Wohnung – mit einem elektrischen Rollstuhl, den ich inzwischen nicht mehr selbst steuern kann – ist mühsam. Ausflüge und Reisen sind anstrengend und mit vielen Widrigkeiten verbunden. Selbst das Umblättern von Buchseiten gelingt mir nun nicht mehr, sodass ich meist auf rein passive Unterhaltung (Fernsehen, Hörbuch, Radio) beschränkt bin.

Trotz Intensivpflege (durch geschultes Pflegepersonal), ambulanten Palliativdienst, ärztliche Hausbesuche und familiäre Pflege durch meine Frau verschlechtert sich meine Lebensqualität zunehmend. Schmerzen sind allgegenwärtig. Bereits meine Lagerung im Bett oder Rollstuhl, um Schmerzen zu vermeiden, ist ein kompliziertes Unterfangen und auch nicht ausreichend; ständige Veränderung meiner Lage (Beinstellung, Hände, Arme, selbst Finger) ist notwendig. Um noch Schlimmeres zu verhindern, benötige ich Lymphdrainage für Arme und Beine, manuelle Therapie durch Physiotherapeuten, sowie Ergo- und Logotherapie. Neben dem Bewältigen des »Alltags« bleibt daher kaum Raum und Zeit zum Leben. Eine Privatsphäre gibt es eigentlich nicht mehr. Es muss immer entweder eine Pflegekraft oder ein Mitglied der Familie zur Betreuung anwesend sein.

Auch die Atmungsmuskulatur ist stark beeinträchtigt. Es treten oft Probleme beim Atmen und Schlucken auf. Auch das Abhusten (trotz Cough-Assist) ist oft ein Problem. Das Sprechen ist anstrengend. Mehrfach täglich ringe ich um Luft und mit der Angst, wenn ich mich etwa beim Trinken verschluckt habe oder sich zu viel Schleim in den Atemwegen oder im Mund gesammelt hat.

Schwierigkeiten beim Schlucken und Atmen, aber auch Probleme bei Lagerung durch andere, gehen oft mit Panikattacken einher. Zur Linderung nehme ich […], das aber die Atmung selbst sogar verschlechtert. Aber die weitere Verschlechterung meiner Atmung, die bei meiner Krankheit zu erwarten ist, beängstigt mich gerade sehr, da sie mit immer mehr Not und Angst verbunden ist.

Die Bemühungen, mein Leben zumindest zuhause lebenswert zu gestalten – hier kann man durch viele kleinere Tricks und Hilfsmittel sowie gute Organisation, die Probleme mindern – stoßen an ihre Grenzen. Ich sehe auch nicht, dass ein Schritt ins Hospiz eine Hilfe sein könnte. Im Gegenteil. Wir haben hier ein sehr umfangreiches System zu meiner Unterstützung entwickelt, dass nicht einfach zu verlegen oder verbessern ist. Dennoch ist es unzureichend, und meine Situation verschlechtert sich stetig.

Mein Anliegen:

Inzwischen ist die Krankheit so weit fortgeschritten, dass ich mich auch mit der Frage nach Freitod bzw. passiver Sterbehilfe beschäftige. Insbesondere will ich einen schleichenden Todesprozess, ein Ringen mit den Symptomen der Krankheit, verhindern. Eine Verlängerung meines Leidens durch künstliche Beatmung lehne ich weiterhin ab.

Ich würde Sie gerne konsultieren, um die verschiedenen Möglichkeiten zu vergleichen und offen zu besprechen. Wenn ich mein Leben auf einfache und ungefährliche Weise beenden könnte, würde ich dies nun tun. Allerdings ist dies ja nicht so einfach und gerade in diesem Bereich fühle ich mich bisher nicht ausreichend informiert. Oft scheinen mir die Experten vor sehr offener Diskussion aller Optionen zu scheuen.

Meist werde ich von Ärzten auf die Nahrungseinstellung oder die zunehmend höhere (palliative) Dosierung der mir verschriebenen […] als Option verwiesen. Aber ich habe Bedenken, mit welchen Widrigkeiten dies verbunden ist; insbesondere ob ich durch langsam höhere Dosierung in einem Graubereich ›landen‹ kann, in dem ich weitere Entscheidungen gerade nicht mehr selbst treffen kann. Diese Vorstellung behagt mir nicht. Aber auch schlicht die Verlängerung der aktuellen Situation ist nicht mehr attraktiv. Für eine eigenmächtige Einnahme einer genügend hohen Dosis … weiß ich nicht ausreichend, welche Probleme auftreten können, welche Risiken ich damit eingehe. Ich will nicht meine Angehörigen mit der Situation eines missglückten Suizids zurücklassen.

Ich habe bereits beim Bundesamt für Arzneimittel und Medizinprodukte einen Antrag auf Erwerb von Natrium-Pentobarbital gestellt.

Aber die erste Antwort geht (wie erwartet) davon aus, dass das Bundesministerium für Gesundheit das entsprechende Urteil des Bundesverwaltungsgerichts für verfassungswidrig hält; der Antrag habe keine Aussicht auf Erfolg.

Die Option Schweiz/Dignitas erwäge ich ebenfalls; sie dauert wohl aber eine geraume Zeit. Es wäre daher für mich von großem Vorteil, wenn eine Konsultation hier in […] erfolgen könnte. Es gibt aber auch die Option, dass ich nach Berlin komme. Allerdings ist ein solcher ›Ausflug‹ sehr anstrengend und ich habe etwas Bedenken, wie viel Kraft ich dann noch habe, die Situation zu besprechen und Fragen zu stellen.

(Hier folgen die Kontaktdaten)

Ich danke Ihnen bereits für die Bereitschaft, sich mit unserem Anliegen zu beschäftigen.

Mit freundlichen Grüßen, Ernst T.

Mehrere der E-Mail angehängte Klinikberichte aus den vorangegangenen Jahren bestätigten die Erkrankung und ihren fortschreitenden Verlauf. Ernst T. war bereits seit Jahren an eine universitäre ALS-Ambulanz angebunden; ein Palliativteam hatte die medizinische Versorgung und häusliche Pflege übernommen, ein nahe gelegenes Krankenhaus versorgte ihn, wenn Schluckstörungen auftraten oder Probleme mit dem von ihm seit 2015 benötigten Cough-Assistenten. Ein halbes Jahr vor der an mich gerichteten E-Mail hatte die ALS-Ambulanz der Universität eine ALS-FSR-R-Punktzahl von 20 erhoben (ein Wert, mit dem sich anhand der Beurteilung von zwölf Symptomen Schweregrad und Verlauf einer ALS gut einschätzen lassen), die einer gravierenden Einschränkung wichtiger motorischer Körperfunktionen gleichkommt. Bescheinigt wurden Ernst T. außerdem eine hochgradige Lähmung aller Extremitäten, Schluckstörungen, Husteninsuffizienz, ein durchgemachter Herzinfarkt, eine überstandene Sepsis (Blutvergiftung), Bluthochdruck und eine Unterfunktion der Schilddrüse. Das machte eine umfangreiche und mühsam zu schluckende Medikation notwendig.

Die ablehnende Antwort des Bundesinstituts für Arzneimittel und Medizinprodukte (BfArM) auf seinen im April 2019 gestellten Antrag auf Erteilung einer Erlaubnis zum Erwerb von Natrium-Pentobarbital zum Zweck der Selbsttötung hatte Ernst T. dem Schreiben ebenfalls beigefügt.

Die in Ernst T.'s Nachricht ausführlich und sehr anschaulich von ihm selbst dargestellte Not und Verzweiflung hatten mich nachhaltig beeindruckt. (Aus Gründen eigenen Unvermögens hatte er den Text einer seiner Töchter diktiert). Ich beschloss daraufhin, seinem Anliegen nachzukommen und ihn und seine Familie in seinem Heimatort aufzusuchen, um mir ein unmittelbares Bild von seinem Leiden sowie der familiären und pflegerischen Situation zu verschaffen.

Ich betrat eine gepflegte, schlicht eingerichtete Wohnung in einem Zweifamilienhaus. Ernst T.'s Ehefrau und die beiden Töchter begrüßten mich herzlich und mit großem Dank für mein Kommen. Ernst T. selbst saß im Wohnzimmer in einem Rollstuhl, daran ein Computer mit Sprachsteuerung befestigt. Eine Nackenstütze und breite Gurte stabilisierten Kopf, Brust und die stockdünnen Arme, ein Bild, das mich spontan an einen zum Tode Verurteilten auf dem elektrischen Stuhl denken ließ. Sichtlich und mit äußerster Mühe »verzog« er seine Mimik zu einem mir zugewandten, angedeuteten und gequälten Lächeln, sein Mund öffnete sich zögerlich zu einem kaum hörbaren unverständlichen Versuch zu sprechen, weil auch Kiefer- und Wangenmuskulatur als Folge der Erkrankung ihre gesunde Funktion eingebüßt hatten.

Entgegen meiner Erwartung war die Stimmung gelöst, es gab Kaffee und Kuchen, im Hintergrund war klassische Klaviermusik zu hören. In den vier Stunden, die ich gemeinsam mit Ernst T. und seiner Familie verbrachte, erläuterten mir seine Angehörigen noch einmal detailliert den Krankheitsverlauf und das nunmehr seit Jahren sich verschlimmernde und nun unerträglich gewordene Leiden. So schwer es der Familie auch fiel, sie befürwortete geschlossen und zweifelsfrei den von ihrem geliebten Vater und Ehemann geäußerten Willen, sein Leiden aktiv zu verkürzen. Über Jahre hatten Töchter und Ehefrau »selbstverständlich und gern«, wie die jüngere Tochter erzählte, die Pflege übernommen, und natürlich würden sie ihn auch weiterhin bis zu seinem natürlichen Ende umsorgen; indes hatte Ernst T. ihnen wiederholt und eindeutig zu verstehen gegeben, dass er am Ende seiner Kräfte sei und nichts so sehr herbeisehne wie den Tod. Dieses Anliegen, von der Familie mitgetragen, wurde zu »unserem Anliegen«, wie mir Ernst T. mitgeteilt hatte.

ALS-Patienten erleben ihr Dasein, selbst in fortgeschrittenen Krankheitsstadien, keineswegs immer als unerträglich; manche Kranken fühlen sich in einer der zahlreichen Selbsthilfegruppen wie in einer Familie gut aufgehoben, erfahren in der Gemeinschaft mit Schicksalsgenossen ihren eigenen Aussagen zufolge eine Stärkung ihrer Überlebensressourcen, Lebensmut und eine sinnhafte Existenz. Für manche gar, wie den Journalisten Benedict Mülder, der zwölf Jahre mit der Krankheit lebte und beatmet werden musste, wird der Kampf ums Überleben geradezu zum politischen »Projekt«, das letzterer auch öffentlich machte: »Ich bin weit davon entfernt, über jeden Akt der Selbsttötung den Stab zu brechen«, so schrieb er 2015 im Berliner *Tagesspiegel*, »auch das gehört zur Freiheit, aber ich glaube fest daran, dass ein solcher verzweifelter Akt die Sozialität der Gesellschaft in Frage stellt. [...] Der Verfügbarkeit des Menschen ist der Tod entzogen, unabwendbar, unausweichlich. Die Knopfdruckgesellschaft will damit Schluss machen. [...] Das schlechte Gewissen, der Allgemeinheit oder der Familie zur Last zu werden, das Einfallstor der vermeintlichen Selbstbestimmung, geht einher mit einer Zersetzung des Lebenswillens und der Selbstachtung. Über dem unheilbar Kranken schwebt ein Fallbeil. [...] Dabei ist zu wünschen, dass er wie ein Schatz behandelt wird, nicht nur wegen seines Reichtums an Erfahrungen, sondern als Resonanzraum für ungewöhnliche Perspektiven [...].«[1]

Die Haltung Benedict Mülders seinem eigenen schweren Schicksal gegenüber ringt mir Respekt und Bewunderung ab, die auch seiner Frau, seiner Familie und seinen Freunden gelten; sie alle pflegten und versorgten ihn von Beginn seiner Erkrankung an bis zu seinem Tod im Dezember 2020 hingebungsvoll, behandelten ihn in der Tat wie einen Schatz.

So erging es auch Ernst T., wie er mir unmissverständlich zu verstehen gab. Indes unterscheidet sich das Ausmaß seines Leidens, das er selbst zu tragen bereit und gewillt war, deutlich von Benedict Mülder, der in der gleichen Erkrankung kämpfend »untergehen« wollte; so mein Eindruck, den ich während zweier Besuche von ihm hatte. Zwei Haltungen, die nach meinem Dafürhalten nicht gegeneinander abgewogen werden dürfen, vielmehr sind beide gleichwertiger Ausdruck der Freiheit, die uns am Lebensende gegeben ist.

Was aber ist Leiden überhaupt, zumal unerträgliches Leiden? Wie wird es nachvollziehbar für jemanden wie mich, der sich mit dem Gedanken trägt, Ernst T. Suizidhilfe zu leisten? Welche »Beschaffenheit« muss ein Leiden aufweisen, um eine erbetene Suizidhilfe moralisch zu rechtfertigen? Dass Ernst T. in schwerstes Leiden regelrecht eingeschlossen ist, wurde mir – wie wohl auch jedem anderen Menschen – augenblicklich klar, als ich des oben beschriebenen sichtbar sich zerstörenden Körpers unmittelbar gewahr wurde. Das unterscheidet ihn von Patienten, die unter »bloßem« Schmerz leiden; selbst wenn dieser etwa von einem Patienten mit Knochenmetastasen zeitweise auch als unerträglich geschildert wird. Schmerz kann, er muss aber nicht schwerstes Leiden bedeuten. Schmerz ist für ein Gegenüber »nur« indirekt durch sprachliche Mitteilung, indes nicht »objektiv« erfahrbar wie das Leiden Ernst T.'s, das sich einem Außenstehenden als sinnlich wahrnehmbare Atemnot, seiner Fesselung an einen Rollstuhl und schwerste Einschränkung der Kommunikationsfähigkeit erschließt.

Es war nicht nur T.'s Schreiben an mich, es war das hautnahe Erleben seiner gequälten Existenz, an der mir beispielhaft und geradezu mit Händen greifbar wurde, was Leiden wirklich bedeutet: Leiden erwächst grundsätzlich aus einem tiefgreifenden Verlust, einer Beschneidung persönlicher Freiheitsgrade, einem Mangel an Teilhabe, der indes viele Lebenssituationen kennzeichnen kann. Zudem ist Leiden regelhaft kein punktuelles Ereignis, als vielmehr ein zeitlich sich streckender Prozess (der nicht mit einer terminalen Krankheit einhergehen muss!). Leiden kann nicht objektiv definiert oder diagnostiziert werden; allein aus der Innenperspektive des Betroffenen wird es anderen zugänglich und verständlich. Glücklicherweise verfügen leidende Menschen häufig über eigene Ressourcen, mit ihrem Leiden zu leben oder es gar, oftmals mit (therapeutischer) Hilfe anderer, erträglich zu machen oder bestenfalls zum Schwinden zu bringen. Ernst T.'s Leiden hingegen gründete in einer fortschreitenden, unheilbaren, terminalen und sein Leben zerstörenden Erkrankung, die mit äußerster seelischer Not einhergeht und ihn als ganze Person umfasst: Körper, Psyche, soziale und gesellschaftliche Teilhabe sind insgesamt aufs Schwerste betroffen. Sein Leiden hat eine Dimension erreicht, *dass er nicht mehr sein will* – der Tod ist ihm zum einzigen Desiderat geworden.

In Anwesenheit der Familie untersuchte ich Ernst T. und erhob seinen ALS Functional Rating Score (ein Test zur Einschätzung des Schweregrades der Erkrankung; siehe auch Exkurs 3): Er hatte sich deutlich verschlechtert. Ich erklärte ihm und seinen Angehörigen, dass ich entschlossen sei, seinem unmissverständlich geäußerten Willen zu entsprechen. Zuvor wollte ich jedoch mit der ALS-Ambulanz und dem Palliativteam Kontakt aufnehmen, um möglichst Einvernehmen zwischen allen Beteiligten herzustellen. Ich wollte mit den Kollegen klären, ob nicht der Weg der palliativen Sedierung für Ernst T. ein möglicher wäre. Dabei werden dem Patienten über eine Infusion sedierende Medikamente gegeben, um anders nicht beherrschbare Symptome zu lindern. Dabei kann allerdings der Sterbeprozess unter Umständen beschleunigt werden, weshalb das Verfahren umstritten ist.

Bei meinem Abschied versprach ich Ernst T. und der Familie, sie keinesfalls alleinzulassen und erklärte meine Bereitschaft zur Suizidhilfe, falls meine Rücksprache erfolglos bliebe. Ich sagte ihnen zu, sie in einer Woche erneut aufzusuchen, was auch immer das Ergebnis meines Meinungsaustauschs sein würde.

Meine Bemühungen um eine beschleunigende Verkürzung von Ernst T.'s Leiden mittels palliativer Sedierung blieben erfolglos. Das Palliativteam sprach von einer »heiklen Vorgehensweise«, die rechtlich nicht abgesichert sei, auch wolle man sich selbst »im Kollegenkreis nicht in Schwierigkeiten« bringen. Die ALS-Ambulanz zog sich auf objektive Daten zurück und argumentierte allein mit ihnen: Zwar habe man im Herbst letzten Jahres »eine Verminderung der Vitalkapazität der Lunge (SCF 35 %) konstatiert; auch ist der Hustenstoß vermindert (Peak-Flow aktuell 100 l/Min, Normwert 280 l/Min); allerdings ist der Gesamtverlauf der ALS mit Verlust von 0,28 ALS-FRS-Skalenpunkten recht gering (Referenz: Verlust von 1,0 Skalenpunkten pro Monat).« Insgesamt halte man die Behandlungsoptionen für noch nicht ausgeschöpft. So wäre auch die Beendigung der Hustenassistenz und die komplementäre Erhöhung der Opiat-Medikation möglich. Hinzukommt, dass der Patient selbst die Möglichkeit des Sterbefastens ins Auge gefasst habe.

Mein Resümee: Der Raum einer freien und unbeirrbaren Entscheidung wurde für Ernst T. durch rechtliche Bedenken, Eigeninteressen, Mess- und Zahlenwerte des Palliativteams und der ALS-Ambulanz massiv eingeengt. Deren Selbstbezogenheit, ihre formale Herangehensweise an seine Symptomatik und eine defensive (ärztliche) Grundhaltung ließen keinen Platz für das Leid des Patienten, der mit Fug und Recht danach verlangte, es mit ärztlicher Hilfe zu beenden. Ihm diese Hilfe bereitzustellen, hielt ich nicht allein für gerechtfertigt, sondern vielmehr für eine gebotene ärztliche Aufgabe, die zu erfüllen ich bereit war.

Wie vereinbart suchte ich Ernst T. und seine Familie ein zweites Mal auf. Die Atmosphäre war beklommen und dennoch gefasst und unaufgeregt. Ernst T. saß in einem schlichten Anzug in seinem Rollstuhl, dessen Ablage mit einer Kerze und einer kleinen Vase mit weißen Rosen dekoriert war. Wir saßen um ihn herum, und ich teilte allen das enttäuschende Resultat meines Meinungsaustauschs mit dem Palliativteam und der ALS-Ambulanz mit. Weder Ernst T. noch seine Angehörigen schienen überrascht.

Für seinen Suizid hatte ich alles vorbereitet; die verschiedenen Medikamente waren pulverisiert und portioniert; in leicht gesüßtem Tee sollte er sie über ein biegsames Plastikröhrchen aufsaugen und zu sich nehmen.

Zuvor schon hatte Frau T., der ihr Mann Vollmacht für alle ihn betreffenden gesundheitlichen Angelegenheiten erteilt hatte, auf meine Veranlassung hin einen Text verfasst, der den freiverantwortlich gefassten und stabil gebliebenen Willen ihres Mannes dokumentierte und außerdem eine Erklärung, die sogenannte Entbindung von der Garantenpflicht, unterschrieben. Sie untersagt jedem, der bei einem Suizid zugegen sein sollte, bei Eintreten der Bewusstlosigkeit Rettungsmaßnahmen gleich welcher Art einzuleiten.

Ich beugte mich zu Ernst T., überzeugte mich davon, dass er saugen und schlucken konnte. Ich fragte ihn noch einmal, ob er weiterhin den unverbrüchlichen Willen habe, sein Leben zu beenden. Er nickte, und, mehr gehaucht als gesprochen, kam aus seinem Mund ein leises und doch klares »Ja«. Sein Wille war zum Anliegen der ganzen Familie geworden – wie er es in seinem Schreiben an mich formuliert hatte.

Eine Zeit lang schwiegen wir und lauschten der Musik, während der einzuschlafen sich Ernst T. gewünscht hatte: die Goldberg-Variationen von Johann Sebastian Bach, gespielt von Glenn Gould.

Ernst T.'s Sterben verlief – in meiner Anwesenheit und der der Familie – friedlich und ohne Komplikationen. Innerhalb weniger Minuten hatte er ohne zu zögern die in einem Glas Tee gelösten Medikamente über das Plastikröhrchen zu sich genommen, frei von jeder Hilfestellung. Sein ohnehin extrem geschwächter Körper ließ den Tod bereits nach einer halben Stunde eintreten. Ein angedeutetes Lächeln lag auf seinem Gesicht. »Erlöst schaut er aus«, flüsterte die jüngere Tochter ergriffen – und in ihrer Stimme schwang Erleichterung mit.

»Angst zu sterben habe ich nicht, ich hatte ein erfülltes Leben«

Astrid K., 67 Jahre alt, alleinstehend, pensionierte Germanistin, eine stille, empfindsame und zarte Frau. Und doch so kraftvoll, ihrer selbst so gewiss und in sich ruhend in einer Weise, wie ich es bislang fast nie bei einem zu Tode erkrankten Menschen erlebt habe.

Wir lernten uns zufällig in einer Buchhandlung kennen, anlässlich einer dort stattfindenden Vortrags- und Diskussionsveranstaltung über den Schriftsteller und Arzt Gottfried Benn. Sie saß am äußersten Rand einer Stuhlreihe, neben sich einen zusammengeklappten Rollator, ich saß hinter ihr. In der Pause nach dem Vortrag klemmte das Gerät. Sie wandte sich an mich, ich half ihr, den Rollator zu entfalten, und es ergab sich ein kurzer Wortwechsel. Beiläufig teilte sie mir mit, bereits seit Jahren an Multipler Sklerose, Diabetes und einem schleichenden Sehverlust zu leiden: »Man kann sich an so Vieles gewöhnen«, seufzte sie und ergänzte mit leiser Ironie: »Hauptsache, der Kopf tut's noch halbwegs; danke für Ihre Hilfe; darf ich Sie zu einem Glas Wein einladen?«

In einer Ecke der Buchhandlung plauderten wir, über ihre und meine Arbeit, unsere Interessen und – natürlich – über Benn; sie hatte vor Jahrzehnten ihre Staatsexamensarbeit über Benns späte Essays verfasst; mich begleitete »Kollege« Benn schon seit meiner Studienzeit, insbesondere seine späte Lyrik, und gerade erst hatte ich die fulminante Benn-Biografie von Fritz J. Raddatz gelesen.

»Der hat sich doch 2015 in der Schweiz bei Dignitas suizidiert, obwohl er offenbar weder physisch noch psychisch schwer erkrankt war«, bemerkte sie.

»So ist es«, gab ich zur Antwort, »kennen Sie zufällig seinen letzten Beitrag für die ZEIT, den dort veröffentlichten Brief an seinen Verleger Alexander Fest? Da schreibt der 83-jährige Raddatz: ›Ich bin leergelebt. Nur noch eine Hülse. Ich irre durch eine taube echolose Welt – ortlos. Ein überflüssiger Mensch.‹ Mit diesem Wort – ›leergelebt‹ – hatte er seinen Suizid begründet, ist das nicht schrill? Gibt es, wenn Kopf und Körper noch intakt sind, selbst im hohen Alter nicht immer noch eine Zukunft, eine Fülle des Daseins, die das Leben lohnt? Beklemmend, diese Raddatz'schen Zeilen, finden Sie nicht?«

»Mir sind solche Gedanken nicht ganz fremd.« Etwas Verlorenes lag in ihren Zügen, und sie fuhr fort: »Sie kennen eines der letzten Gedichte von Benn? ›Es gibt nur zwei Dinge: die Leere und das gezeichnete Ich‹? Über diese Zeile ist unendlich viel räsoniert worden, ohne dass ihr je ein eindeutiger Sinn hätte zugeordnet werden können … aber was mich angeht: Was Leere ist, habe ich nie erfahren, gezeichnet aber fühle ich mich schon lange – durch meine Krankheiten, die von meiner Innenwelt nicht zu trennen sind … und meinem Leben selbst ein Ende zu setzen«, fügt sie nach einer Weile hinzu, »wenn sie irgendwann meine Kräfte übersteigen werden, ist mir seit Jahren ein immer wiederkehrender und vertrauter Gedanke.«

Unser so intensives Gespräch hatte uns die Diskussion über den Vortrag verpassen lassen, die Veranstaltung war beendet. Draußen wartete bereits ein von ihr bestellter Fahrdienst, wir trennten uns in herzlichem Einvernehmen. »Es tut gut, mit Ihnen zu reden. Ob ich Sie vielleicht anrufen darf … wenn ich glaube, ärztlichen Rat zu brauchen?« »Gern«, gab ich zurück, »ich würde mich freuen.«

Acht Wochen später klingelt mein Telefon.

»Bitte entschuldigen Sie, aber darf ich Sie gleich mit einer Frage überfallen? Bin sehr beunruhigt … habe einen zunehmend geschwollenen Bauch und während der letzten vier Wochen habe ich auch noch sechs Kilo Gewicht verloren.«

Dass Astrid K. untergewichtig war, war mir bei unserer ersten Begegnung sofort aufgefallen. »Haben Sie schon einen Arzt aufgesucht?«

»Nein, aktuell nicht, ich bin regelmäßig beim Neurologen und beim Augenarzt … wegen meiner Makuladegeneration … mein Hausarzt ist mittlerweile verstorben.«

»Liebe Frau K., ich rate Ihnen fürs Erste, schnell einen Internisten aufzusuchen; der behandelt auch mich, ein sehr freundlicher und kompetenter Kollege. Grüßen Sie ihn von mir und sagen Sie ihm, dass ich Sie schicke, dann bekommen Sie rasch einen Termin.«

Ihr internistischer Befund verhieß Übles; der Kollege hatte Aszites (Bauchwasser) diagnostiziert und sofort dessen mikroskopische Untersuchung veranlasst: massenhaft Krebszellen. Wegen des Verdachts auf einen gynäkologischen Tumor überwies er sie zu einer Gynäkologin. Schließlich führte ein PET-CT und eine Bauchraumspiegelung mit Biopsie zur Diagnose eines Ovarialkrebses (Eierstockkrebs), der fatalerweise schon im Bauchfell, in Lymphknoten und der linken Lunge zu Metastasen geführt hatte, zweifellos ein weit fortgeschrittener Befund. Und nicht nur das: Die feingewebliche Untersuchung ergab die aggressivste Variante aller Ovarialkarzinome: ein serös-papilläres Zystadenokarzinom.

»Noch kann ich es nicht fassen, mir geht es ja noch gut; mit meiner MS geht es so lala, mehr Sorgen machen mir meine Augen!« Astrid K. wirkte dennoch erstaunlich beherrscht, als wir uns nach ihrer Ärzteodyssee, die nur wenige Tage beansprucht hatte, in einem Café trafen. »Aber sagen Sie … wie kann denn das sein … meine Eierstöcke … nie hatte ich irgendwelche gynäkologischen oder Bauchprobleme … kein Krebs in der Familie, nein, halt, meine Tante verstarb ja auch an Eierstockkrebs!«

Die Gynäkologin hatte Astrid K. offenbar in wenigen Sätzen – ohne viel »Empathiegedöns«, wie die Patientin selbst es nannte – mit den Befunden und ihrer ungünstigen Prognose (sprich: Unheilbarkeit) konfrontiert und ihr unverzüglich zu einer sofortigen stationären Aufnahme zwecks Operation und anschließender Chemotherapie geraten, ihrer einzigen Chance auf einen Gewinn an Lebenszeit.

»Das war hart … ein Schock … ich hab mir Bedenkzeit ausgebeten. Was raten Sie mir?«

Was sollte ich ihr antworten? Auch mich hatte dieser verhängnisvolle Befund überfallen. Ihr gegen alle Aussichten Mut zusprechen? Kraft und Zuversicht? Den Versuch unternehmen, sie mit ihrem Schicksal zu versöhnen? Ich spürte, dass noch so kluge Ratschläge ihr jetzt nicht halfen. Eine Weile schauten wir in die späte Nachmittagssonne und schwiegen. Etwas drängte mich plötzlich, sie zu trösten. Spontan wollte ich meinen Arm um ihre Schultern legen, unterließ es aber, es schien mir übergriffig. Ich drehte mich zu ihr, wir sahen uns an und ich sagte, während ich meine Hand sachte auf ihren Arm legte: »Was auch immer auf Sie zukommt, ich werde Sie nicht alleinlassen, ich bin da für Sie; dessen können Sie gewiss sein.« Karl Jaspers kam mir wieder in den Sinn: Spontan hatte ich mich entschieden, als Arzt ihr Schicksalsgefährte zu sein, wenn sie es denn zuließ.

Trost – ein dem ärztlichen Vokabular unbekanntes, verpöntes Wort; nie habe ich einen Arzt davon sprechen hören, ein Patient sei trostbedürftig, geschweige denn, er selbst habe einen Patienten getröstet. Hat Tröstung keinen Platz im Repertoire ärztlicher Aufgaben? Sollen allein Angehörige und Seelsorger, so wichtig sie auch sein mögen, dafür zuständig sein, einem (aussichtslos) Erkrankten Trost zu spenden? Erschöpft sich der ärztliche Auftrag allein darin, den Kranken im Sinne der Krankheitsbewältigung zu behandeln, zu beraten und zu ermutigen? Selbst unter Ärzten und Pflegern in der Palliativmedizin und im Hospiz scheint Tröstung, so wie ich sie verstehe, ein eher rares Gut, das dem Patienten angedeihen zu lassen gern an Angehörige, Seelsorger und ehrenamtliche Betreuer delegiert wird.

Was bedeutet Trost? Ich will »tröstliche Worte« nicht kleinreden. Worte haben indes eine begrenzte Wirkung. Trost ist mehr: Nach meinem Dafürhalten besteht das Wesentliche des Trostes darin, einem Mitmenschen in einer verzweifelten Lage zu versichern, ihn nicht alleinzulassen; ihm die Gewissheit und das Gefühl zu geben, da zu sein für ihn, und zwar ganz im physischen Sinne: durch Anwesenheit, Nähe und Berührung; oftmals bedarf es gar keiner Worte. Und dies ist auch unverzichtbarer Teil eines humanistisch verstandenen ärztlichen Auftrags.

Behutsam, indes ohne den Ernst der Diagnose zu verharmlosen, kam ich auf ihre Frage zurück: Dieser in seinem Frühstadium symptomlose Tumor werde unglücklicherweise meist erst dann entdeckt, wenn er bereits weit fortgeschritten ist; dennoch habe sie nichts verpasst; eine Früherkennung, wie heute bei manchen Krebsarten möglich, gebe es zum Leidwesen der von einem Ovarialkrebs betroffenen Frauen noch nicht. Neben gewissen genetischen Faktoren begünstige Kinderlosigkeit seine Entstehung. Beides traf auf sie zu.

»Könnte es sein, dass ich in gewisser Weise ein falsches Leben geführt habe? Keine Kinder? Geraucht habe ich lange Zeit auch.« Resignation machte sich auf ihrem Gesicht breit.

»Um Himmels willen – keineswegs! Stigmatisieren Sie sich bitte nicht selbst und suchen Sie nicht die Schuld bei sich, das führt Sie auf ein total falsches Gleis, auf das unverantwortlicherweise – ich will es Ihnen nicht verschweigen – eine Minderheit der Ärzte ihre Patienten immer noch führt. Diese Kranken leiden doppelt – an ihrer Krankheit und an Schuldgefühlen. Wir verstehen die Krankheit Krebs, trotz großer Fortschritte in Diagnostik und Therapie, immer noch nicht; und eben das leistet irrationalen Erklärungsversuchen Vorschub. Susan Sontag, die Sie sicher kennen, argumentierte in ihrem weltberühmten Essay ›*Krankheit als Metapher*‹ heftig gegen die fatale Psychologisierung und Mythisierung des Krebses, die nur durch seine wissenschaftliche Entschlüsselung überwunden werden könne.«

Ich hielt inne. War ich, ohne es zu bemerken mit meinem Exkurs zur Theorie des Krebses und Susan Sontag zu weit gegangen und hatte Astrid K. und ihre Situation dabei aus den Augen verloren? Ich muss es eingestehen: Meine Eitelkeit hatte sich geschickt in ein paar klugen Anmerkungen, die zudem nicht von mir stammten, eingenistet. Nichtsdestoweniger schien Astrid K. sie für hilfreich zu halten, sie war eine gebildete Frau: »Diesen Text von ihr kenne ich zwar nicht, aber das, was sie von ihm wiedergeben, erleichtert mich ein wenig. Was aber, sagen Sie, mache ich nun mit meinem Krebs? Soll ich auf die dringende Empfehlung der Gynäkologin hören, mich operieren und dann mit Chemie behandeln lassen? Man hört so viel Übles über Chemotherapie … und überhaupt … es wäre ja allenfalls eine Fristverlängerung zu erwarten … habe mittlerweile viel über diesen Krebs gelesen.«

»Ja, ein Dilemma. Wegen der vielen unbeantwortbaren Fragen, die in Ihrem Krankheitsstadium mit einer Entscheidung für oder gegen eine Therapie verknüpft sind. Die vorgeschlagene Behandlung würde zwar sehr wahrscheinlich einen Gewinn an Lebenszeit für Sie bedeuten, doch zu welchen – unter Umständen hohen – Kosten? Aus meiner Sicht ist die Frage, und die können Sie nur allein beantworten: Wie wichtig ist Ihnen ein Gewinn an Lebenszeit, aus welchen Gründen auch immer? Was sind Sie bereit, dafür auf sich zu nehmen?«

»Ich hänge nicht an meinem Leben, und Angst vor dem Tod hab ich auch nicht. Aber können Sie mir genauer sagen, was auf mich zukommt?«

Ich achtete darauf, die Last der anstehenden Behandlung weder zu verharmlosen noch zu dramatisieren und erklärte ihr den wahrscheinlichen Behandlungsablauf: Ausgedehnter Baucheingriff … möglicherweise mit Entfernung von Darmanteilen … eine oftmals strapaziöse Chemotherapie … Überwachung der Behandlungsergebnisse in dichter Folge … Blutabnahmen … Bildgebung … häufiges Aufsuchen von Arztpraxen und Kliniken … Schwächezustände … erhöhtes Schlafbedürfnis …

»Vielleicht wollen Sie diese Belastungen ja auf sich nehmen; die innere Stärke dazu scheinen Sie zu haben. Andererseits will auch ein Therapieverzicht wohl erwogen sein, denn der natürliche Verlauf ihrer Erkrankung lässt sich nicht sicher vorhersagen … verläuft sie rasch progredient? … mehr spricht dafür als dagegen … oder doch eher langsam? Welche Symptome werden sich einstellen? Mir sind einige Tumorkranke bekannt, die mit vergleichbar fortgeschrittenen Befunden wie dem Ihrigen ohne Therapie für Monate noch ein recht gutes Leben haben führen können. Eines nur kann ich Ihnen sicher zusagen: Schmerzen werden sie nicht ertragen müssen.«

Sie saß aufrecht da, tief atmend und die Augen geschlossen: »Ich muss das alles auch mit meinen Freundinnen besprechen, morgen fahren wir drei Tage an die Nordsee; wenn ich darf, melde ich mich wieder bei Ihnen, wenn ich zurück bin.«

Unmittelbar nach ihrer Rückkehr trafen wir uns wieder. Sie war blass, schien sich aber recht wohl zu fühlen und erzählte lebhaft von der See und dem Zusammensein mit ihren Freundinnen: »Die sind wunderbar … und mir so wichtig jetzt … wir haben zusammen geweint, aber auch gelacht … fühle mich bei ihnen aufgehoben wie in Abrahams Schoß; je eine von ihnen … sie werden sich wochenweise abwechseln … wird ab sofort mit mir in meiner Wohnung leben …«

Ich freute mich für sie und drückte ihre Hand. Doch schien sie sich selbst unterbrochen zu haben. Kam jetzt etwas, wovon sie vielleicht glaubte, es mir nicht zumuten zu können?

»Denn«, fuhr sie langsam fort und betonte jedes Wort, »ich glaube, ich bin entschieden … ich will keine Therapie … keine OP und keine Chemo. Ich will die Zeit, die mir bleibt, so gut ich kann, füllen. Wer weiß, wie lange ich diesen Krebs schon habe? Vielleicht verhält er sich ja noch eine Zeit lang ruhig und lässt mich noch eine Weile leben. Irgendwann ist es doch sowieso zu Ende. Schau'n Sie, ich hatte ein reiches und erfülltes Leben, trotz meiner Krankheiten … bin viel gereist … faszinierenden Menschen begegnet … und wenn nun der Tod auf mich zukommt, will und werde ich mich nicht wehren … Ich habe keine Angst vor dem Sterben … einschlafen will ich dann … verstehen Sie das? … dann, wenn ich glaube, dass der richtige Zeitpunkt ist … und ich glaube, der ist bald … helfen Sie mir dabei?«

Bittend und zugleich festen Blicks sah sie mich an. Für einen Moment machte sie mich fassungslos; ich wusste nicht was und wie ich ihr antworten sollte: »Ich habe Ihnen versprochen, Sie nicht alleinezulassen, und das heißt auch, dass ich Ihnen helfe; doch wie diese Hilfe aussehen soll, darüber müssen wir eingehend sprechen.«

Zwei Tage später. Astrid K. hatte mich gebeten, sie zuhause zu besuchen. Zwei enge Freundinnen sind zugegen. Sie fühlt sich schwach heute, liegt auf dem Sofa, richtet sich aber gleich auf, als ich ihr Wohnzimmer betrete.

»Ich hab noch einmal nachgedacht … ein langes Krankenlager will ich nicht, und meine Freundinnen verstehen und unterstützen das … ich wünsche nur noch so viel Zeit, dass ich mich von all den anderen verabschieden kann, solange mir das noch möglich ist.«

»Das verstehe ich … aber haben Sie auch schon einmal über Palliativmedizin und ein Hospiz nachgedacht, die ihrem Wunsch ja nicht entgegenstehen?«

Eine halbe Stunde lang erläutere ich Astrid K. und ihren Freundinnen den Wert und die weit reichenden Möglichkeiten palliativer und hospizlicher Behandlung und Betreuung.

»Aber Sie … wo sind Sie dann? … ich hab Vertrauen zu Ihnen … Ich will keine Veränderung meiner Umgebung, keine fremden Menschen … hier in meiner Wohnung fühl ich mich geborgen … hier will ich sterben … hab mir das alles durch den Kopf gehen lassen und auch mit Linda und Kathrin (den beiden Freundinnen; Anm. d. Verf.:) besprochen … die werden auch bei mir sein, wenn ich mein Leben beende.«

Innerlich resümiere ich: Was kann ich ihr entgegenhalten? Zu keinem Zeitpunkt ihrer Erkrankungen haderte sie mit ihrem Schicksal, geschweige denn, dass sie sich gegen es aufgelehnt hätte; von Beginn an fügte sie sich in das Unvermeidliche. Der Gedanke an ihr Ende begleitet sie seit langer

Zeit. Mehr als zwanzig Jahre schon leidet sie an Multipler Sklerose, Diabetes und zunehmendem Sehverlust, und, als gehe mit diesen Leiden nicht schon ein Übermaß an Kräfteverzehr und Lebenswillen einher, erkrankt sie schließlich zusätzlich an einem Ovarialkrebs, der zum Zeitpunkt seiner Diagnose bereits metastasiert ist und ihren selbstbestimmten Abschied von der Welt besiegelt hat.

In ihrem umstrittenen, jedoch berühmt gewordenen, 1969 erschienenen Buch *Interviews mit Sterbenden* glaubte die amerikanische Psychiaterin Elisabeth Kübler-Ross regelhaft fünf mehr oder weniger linear aufeinander folgende Phasen des Sterbeprozesses ausmachen zu können: Schock – Zorn – Verhandeln – Depression – Zustimmung. Diese schmerzlichen Phasen hat sicher auch Astrid K. in irgendeiner Weise durchlebt und durchlitten – weit vor der Diagnose ihrer Krebserkrankung. In gewisser Weise lebte sie in ihr Sterben hinein.

Sie erklärt, noch eine gewisse Zeit warten zu wollen, um ihren Entschluss letztmalig zu überdenken und sich von ihrem Freundinnen- und Freundeskreis zu verabschieden. Das erleichtert mich. Wir verabreden, dass sie sich bei mir meldet, wenn sie glaubt, für sich Gewissheit gefunden zu haben, welchen Weg sie gehen will. Ein letztes Mal dränge ich darauf, eine palliative Versorgung zu erwägen. In allen Einzelheiten lege ich ihr dar, was auf sie zukäme, falls sie sich definitiv für ihren Suizid entscheiden würde; für den Fall bitte ich sie, eine kurze schriftliche Erklärung zu verfassen, aus der hervorgeht, dass sie ihren Entschluss, durch Suizid aus dem Leben zu scheiden, freiverantwortlich, wohlerwogen und unumstößlich gefasst hat. Auch übergebe ich ihr das Formular einer »Entbindung von der Garantenpflicht«, das jedem – insbesondere meiner Person – der bei ihrem Suizid zugegen sein sollte, untersagt, bei Eintreten ihrer Bewusstlosigkeit Rettungsmaßnahmen, welcher Art auch immer, einzuleiten. Letztlich versorge ich sie mit verschieden starken Schmerzmitteln, unter ihnen ein krampflösendes Mittel und ein Opiat, erkläre deren Wirkungen und wann und in welcher Dosis sie eines der Mittel einnehmen solle, falls sich Schmerzen einstellen sollten (die ihr bisher weitgehend erspart blieben).

»Gut, dass Sie da sind.« Sechzehn Tage sind nach unserer letzten Begegnung vergangen. Es ist früher Abend. Die Freundinnen sind anwesend. Astrid K. sitzt auf der Kante ihres nun im Wohnzimmer aufgestellten Bettes, eine Wolldecke um die Schultern, Freundin Kathrin hat den Arm um Astrid K.'s Schultern gelegt, die dramatisch an Gewicht verloren hat. Etwas Gequältes, Erschöpftes liegt jetzt in ihren Zügen: »Die Schmerzen im Bauch … sie nehmen seit einigen Tagen zu … seit vorgestern nehm ich dagegen die starken Tropfen von Ihnen … dann wird's ein wenig besser …«

Sie reicht mir die unterschriebenen Formulare. Ein letztes Mal will ich aus ihrem Mund hören, dass sie zum Suizid entschlossen ist.

»Heute will ich gehen … heute Abend … ich spüre, dass mein Tod nah ist und will ihm entgegenkommen … haben Sie … die Mittel mitgebracht?«

Ich hatte alles vorbereitet. Mit Freundin Linda begebe ich mich in die Küche. Während ich die Medikamente portioniere und in Fruchtsaft verrühre, frage ich sie noch einmal flüsternd, ob Astrid K. in den vergangenen Tagen irgendwelche Zweifel oder Unsicherheiten an ihrem Entschluss hat erkennen lassen. »Nein, nicht die Spur, sie ist sich ganz sicher … sogar geschlafen hat sie letzte Nacht … wie ein Murmeltier … verstehen Sie das? … Kathrin und ich … von Anfang an … richtig verstört waren wir, weil sie in ihrem Entschluss überhaupt nicht schwankte. Sie weiß und ist sich sicher, dass jetzt eine Leidenszeit auf sie zukommt, die über ihre Kräfte geht … und das will sie nicht zulassen.«

Wir gehen zurück ins Wohnzimmer, ich stelle die Gläser, beschriftet nach der Reihenfolge, in der ihr Inhalt zu schlucken ist, auf einem Beistelltisch neben ihrem Bett ab. Stille Anspannung. Ich sitze nah bei ihr, die beiden Freundinnen an meiner Seite. Astrid K. hat den Kopf zum Fenster gewandt, es dämmert: »Blaue Stunde … Ich danke Euch allen.«

Sie richtet sich auf, den Blick auf die Gläser geheftet und, als wollte sie etwas lange Ersehntes entgegennehmen, umgreift sie, wie wir es vorbesprochen hatten, nacheinander mit beiden Händen, um sie zu leeren, und lässt sich, die Augen geschlossen, auf das halb aufgerichtete Kopfteil des Bettes zurücksinken. Langsam fallen ihre Augenlider und sie schläft ein.

»Ob sie uns noch hört?«, flüstert Freundin Kathrin und legt ganz sanft die Hand auf ihren Arm. Ich blicke zu ihr, wortlos, den Finger auf meinen Lippen. Schweigend schauen wir die Sterbende an, sehen ihre Atemzüge allmählich schwächer werden. Nach einer Dreiviertelstunde fühle ich behutsam ihren Puls. Er ist jetzt unregelmäßig, kaum noch tastbar und zeigt einen fallenden Blutdruck an: die Medikamente zeigen Wirkung. Astrid K. ist jetzt tief bewusstlos. Hin und wieder durchfährt ein kaum merkliches Vibrieren ihren Körper; ihre Haut ist blass und kühl, die Nagelbetten verfärben sich bläulich. Mein kleiner Herzmonitor zeigt noch vereinzelte Herzaktionen – das elektrokardiographische Bild des »sterbenden Herzens« –, dann schließlich eine Nulllinie; ihre Pupillen sind weit und lichtstarr: Astrid K. ist tot.

Spätabends auf dem Nachhauseweg kommt mir das berühmte Bild von Jacques-Louis David vor Augen, das den »Tod des Sokrates« inmitten seiner Schüler darstellt, eine heroische Szene; eine Kopie des Werkes hängt in meinem Arbeitszimmer. Welten liegen zwischen dieser überhöhten pompösen Darstellung eines Suizids und meinem stillen Bild von Astrid K.'s unbeirrbarem, stoischen Abschied. Hatte sie in ihrem Leben und Leiden Zugang auch zu dem gefunden, was der französische Philosoph Michel de Montaigne meinte, als er vor 400 Jahren in seinen *Essais* davon sprach »Philosophieren heißt sterben lernen«?

Bewunderung, ja fast so etwas wie Neid ergreift mich – mein eigenes Ende vor Augen – ob ihrer Gefasstheit, ihres Gleichmuts und ihrer Selbstgewissheit. Lange noch liege ich wach, bevor ich einschlafe.

14

Suizidhilfe: Positionen ihrer Gegner – Antworten ihrer Befürworter

Kaum eine Debatte in der Geschichte der Bundesrepublik dürfte ausdauernder und unerbittlicher geführt worden sein als die nunmehr Jahrzehnte währende Kontroverse um die sogenannte Sterbehilfe. Daran ändert auch das Urteil des Bundesverfassungsgerichts in Bezug auf § 217 des Strafgesetzbuchs nichts. Im Gegenteil: Es hat, seit es im Februar 2020 gefällt wurde und das Verbot der geschäftsmäßigen Sterbehilfe aufgehoben hat, Befürworter und Gegner der ärztlichen Suizidassistenz erneut auf den Plan gerufen. Meinem Eindruck nach ist das Zerwürfnis heute unüberbrückbarer denn je. Von bloßer Gegnerschaft zu sprechen, die immer noch Respekt vor der Position des anderen erkennen lässt, schien mir schon in der Vergangenheit oftmals eher ein Euphemismus; heute regiert nicht selten offene Feindschaft. Gerade die Suizidhilfegegner scheuen sich nicht, die Befürworter (so auch meine Person) zu diskreditieren oder gar üble Vergleiche zwischen den Verbrechen der Nationalsozialisten und der ärztlichen Hilfe zum Sterben in aussichtsloser Krankheit heranzuziehen.

Als geradezu infam sind aus meiner Sicht Äußerungen des ehemaligen Bundestagspräsidenten Wolfgang Thierse zur Entscheidung des Verfassungsgerichts vom 26.2.2020 zu werten: »[…] Hier haben ›furchtbare Juristen‹ in geradezu triumphalistischer Manier die Selbsttötung zum

Inbegriff der Autonomie des Menschen gemacht![…] Die Entgrenzung und Absolutsetzung von Autonomie wird jeden neuen Versuch, auf welcher gesetzlichen, berufsrechtlichen oder praktischen Ebene auch immer Einschränkungen vorzunehmen, vor dem gottgleichen Verfassungsgericht scheitern lassen. Eine Schutzpflicht für das Leben gibt es nach diesem Urteil eigentlich nicht mehr […].«[1]

In seiner Abwegigkeit richtet sich dieser Text selbst. Zu Thierses Entlastung kann günstigstenfalls angenommen werden, dass er nicht die Mühe auf sich genommen hat, das mehr als 100-seitige Urteil des Gerichts in seiner Differenziertheit zur Kenntnis zu nehmen.

Dennoch wurde und wird die Ablehnung der Suizidhilfe von der Mehrheit ihrer Gegner von Argumenten getragen, die anzuhören und ernst zu nehmen sind. Sie verdichten sich in epigrammatischen Statements einiger ihrer Protagonisten, besonders aus kirchlichen Kreisen, die auch einer breiten Öffentlichkeit mittlerweile bekannt sind: Die Freigabe der Suizidhilfe »öffne die Büchse der Pandora«, warnt die Deutsche Stiftung für Patientenschutz.[2] Der ehemalige Bundesgesundheitsminister Hermann Gröhe konstatiert, sie komme einem »Dammbruch« gleich.[3] Sie führe auf eine »schiefe Ebene«, erklärte Weihbischof Anton Losinger, Mitglied des Deutschen Ethikrates.[4] »Selbstbestimmung im Leben aber nicht über das Leben«, so der ehemalige Ratsvorsitzende der Evangelischen Kirche Deutschlands Bischof Wolfgang Huber.[5] »Der Arzt habe Hilfe im Sterben zu leisten, jedoch nicht zum Sterben«, lässt die Bundesärztekammer verlauten.[6] Der Patient soll »an der Hand, doch nicht durch die Hand eines anderen sterben«, meint die Theologin Margot Käßmann.[7]

Solche Einwände sind ernst zu nehmen, kritisch zu hinterfragen und gegebenenfalls zu entkräften. Ich versuche das im Folgenden zu tun, wenn auch, der Fülle der Beiträge wegen, nur anhand ausgewählter, indes markanter und repräsentativer Argumente.

Gegen die ärztliche Suizidhilfe werden im Wesentlichen vorgebracht:

- weltanschaulich-religiöse Positionen
- das »Argument der schiefen Ebene«
- Suizidhilfe werde künftig eine normale Option

- die Ansicht, Suizidhilfe sei ein »Türöffner« für die Tötung auf Verlangen
- Zweifel an der Authentizität des Sterbeverlangens
- Entbehrlichkeit (Palliativmedizin!)
- Vertrauensverlust in die Ärzteschaft
- Unvereinbarkeit mit dem ärztlichen Ethos

Weltanschaulich-religiöse Positionen

Obwohl die beiden großen christlichen Kirchen zunehmend unter Mitgliederschwund leiden, kommt ihnen in Fragen der Moral nach wie vor hohe gesellschaftliche Bedeutung zu. Ihre Vertreter üben nicht allein in Gottesdiensten und im Religionsunterricht an den Schulen einen die persönliche Moral der Gläubigen nachhaltig formenden Einfluss aus; sie wirken im Deutschen Ethikrat mit und sind in zahlreichen Gremien unserer Gesellschaft präsent. Auch die Politik – zu deren Aufgaben zählt, ethische Konfliktlagen in einer pluralistischen Gesellschaft rechtlich zu harmonisieren – verspricht sich von den Kirchen Mithilfe bei der Orientierung und Lösung schwieriger ethischer Fragen, gerade auf dem Feld der Lebenswissenschaften.

Alle großen monotheistischen Religionsgemeinschaften – Christentum, Judentum, Islam – verurteilen Suizid und Suizidhilfe mit dem Kernargument, so zu handeln sei eine Auflehnung gegen Gott, dem allein es zustehe, über Leben und Tod zu verfügen.

Die Katholische Kirche nimmt in der Frage der Euthanasie, die auch die Beihilfe zur Selbsttötung einschließt, eine aus dem *Naturrecht* hergeleitete und mit dem »Gottesgesetz« identische Moral in Anspruch, die für *alle* Menschen verbindlich ist. In der immer noch maßgeblichen Enzyklika *Evangelium Vitae*, verkündet 1995 durch Papst Johannes Paul II., heißt es: »... daß die Euthanasie eine schwere Verletzung des göttlichen Gesetzes ist, insofern es sich um eine vorsätzliche Tötung einer menschlichen Person handelt, was sittlich nicht zu akzeptieren ist. Diese Lehre ist auf dem *Naturrecht* und auf dem geschriebenen Wort Gottes begründet, von der Tradition der Kirche überliefert und vom ordentlichen und allgemeinen Lehramt der Kirche gelehrt.« Und weiter: »... In seinem tiefsten Kern stellt der Selbstmord eine Zurückweisung der absoluten Souveränität Gottes über Leben und Tod dar, wie sie im Gebet des alten Weisen Israels verkündet wird: »Du hast Gewalt über Leben und Tod; du führst zu den Toren der Unterwelt hinab und wieder herauf« (Weish. 16, 13; vgl. Tob 13, 2). An anderer Stelle: »[...] Grundlage dieser Werte können nicht vorläufige und wechselnde Meinungsmehrheiten sein, sondern nur die Anerkennung eines *objektiven Sittengesetzes*, das als dem Menschen ins Herz geschriebenes ›Naturgesetz‹ normgebender Bezugspunkt eben dieses staatlichen Gesetzes ist.«[8]

Hier wird ein Ethos zum Ausdruck gebracht, das Naturrecht und göttliches Gesetz in eins setzt. In diesem Sinne spricht auch die Deutsche Bischofskonferenz von einer »Heiligkeit des Lebens«, die dem Menschen immanent sei. Die Katholische Kirche vertritt damit nicht eine »Sondermoral« für ihre Gläubigen, vielmehr beansprucht sie, *dass* dieses In-eins-gesetzt-sein als absolut und allgemein verbindlich anzuerkennen sei und sich damit auch in Recht und Gesetz niederzuschlagen habe. Ein einheitliches und konsistentes Prinzip, das im Christentum seit jeher gültig ist.

Diese Doktrin grundiert auch die Kritik des 2018 verstorbenen Philosophen und Katholiken Robert Spaemann, der mir als schärfster Kritiker jeder Art von Sterbehilfe gilt. Hier seien nur einige wenige seiner Standpunkte schlaglichtartig zitiert (was zugegebenermaßen nicht ganz fair ist, weil aus ihrem Zusammenhang gerissen; dennoch charakterisieren sie die Eckpunkte seiner Haltung zu Suizid und Sterbehilfe): »Die Befürworter der Euthanasie setzen den Augenblickswillen an die Stelle einer diesem Willen vorausgehenden normativen Natur.«[9] »Der Suizid ist in unserer Rechtsordnung nicht erlaubt und kann auch gar nicht erlaubt werden. Es gibt allerdings die Möglichkeit der Straffreiheit für verbotene Handlungen. Mit dem Suizid entzieht sich der Mensch der Rechtsgemeinschaft.«[10] »Wer sich eigenmächtig aus dieser Gesellschaft entfernen will, muss das alleine tun.«[11] »Den Suizid juristisch zu erlauben ist eine ungeheuerliche Anmaßung. [...] Die Vertreter der Euthanasieforderung legen in der Regel großen Wert darauf, nicht mit der kriminellen Praxis der Nationalsozialisten in Zusammenhang gebracht zu werden. Dieser Zusammenhang aber ist nicht zu leugnen.«[12]

Selten nur erwächst aus dem Katholizismus selbst gegen herrschende Lehrmeinungen Widerspruch. Dessen bekannteste Stimme ist die des Theologen und Kirchenkritikers Prof. Hans Küng, dem die floskelhafte Rede vom Leben als einem unverfügbaren Gottesgeschenk mehr als suspekt ist. Das Leben sei zwar »nach dem Willen Gottes Gnade und Geschenk«; es ist jedoch in unsere eigene verantwortliche Verfügung gegeben und kann somit auch zurückgegeben werden (andernfalls sei es kein Geschenk). Küng weiter: »Das Dogma von der ›Heiligkeit des Lebens‹ dürfe nicht bis zur Unmenschlichkeit strapaziert werden.«[13]

Eine dem Katholizismus vergleichbare *theologische* Herleitung des Suizid- bzw. Suizidhilfeverbots kennt der Protestantismus nicht. Zwar lehnt auch die Evangelische Kirche Deutschlands (EKD) ein Eingreifen in den Sterbeprozess mit dem Ziel seiner aktiven Verkürzung grundsätzlich ab. Doch sind die Argumente und Positionen der EKD »unterhalb« einer spezifisch (reformationsbezogenen) theologischen Begründung angesiedelt. Die evangelische Theologie kennt kein Lehramt in ethischen Fragen; sie ringt mit dem ethischen Pluralismus und stützt sich in ihrer Kritik eher auf säkulare Positionen (die an späterer Stelle erörtert werden). Innerhalb der EKD maßgebliche Stimmen lassen – mehr oder minder ausdrücklich – erkennen, dass die Suizidhilfe nicht prinzipiell zu verurteilen ist. Das lässt sich durch den im Vergleich zum Katholizismus höheren Stellenwert der individuellen Selbstverantwortung im Protestantismus erklären. So bekundet Prof. Friedrich Wilhelm Graf, evangelischer Theologe und Emeritus für Systematische Theologie an der Ludwig-Maximilians-Universität München: »In den existentiellen Grundfragen meines Lebens und Sterbens bin ich unmittelbar zu Gott. Wann und wie ich mein Leben in Gottes Hand zurückgebe, habe ich nicht vor Staat und Kirche, sondern allein vor meinem Schöpfer zu verantworten.«[14] Sein Nachfolger, Prof. Reiner Anselm, setzt einen anderen, deutlicheren Akzent, der ihn jedoch in Opposition zur EKD bringt: Wenn das Einverständnis des Patienten vorliege, sehe er »keinen moralisch signifikanten Unterschied zwischen der Begrenzung medizinischer Maßnahmen und der Tötung auf Verlangen«.[15] Bischof Prof. Wolfgang Huber, ehemaliger Ratsvorsitzender der Evangelischen Kirche Deutschlands (EKD), betont in der Frage der Suizidassistenz indes die Bedeutung des ärztlichen Gewissens: »Ein solches gewissensbestimmtes Handeln des Arztes im Einzelfall unter Strafe zu stellen wäre ebenso ein Eingriff in das ärztliche Ethos, wie die rechtliche Anerkennung eines allgemeinen Anspruchs auf ärztliche Suizidbeihilfe […] Für eine solche Gewissensentscheidung muss Raum bleiben.«[16] Ermutigend in diesem Zusammenhang ist es, dass seit Kurzem massgebliche protestantische Theologen dafür plädieren, Suizidhilfe in kirchlichen Einrichtungen zu ermöglichen.

Die Haltung der katholischen Kirche ist konsequent und in sich schlüssig; ihre Gläubigen mögen sich zu ihr bekennen und ihr folgen. Wie jene betagte Dame, die mir anlässlich eines meiner Vorträge zur Patientenverfügung selbstbewusst während der anschließenden Diskussion die »Leviten las«: »Ich brauche als Katholikin keine Patientenverfügung, denn mein Leben liegt in Gottes Hand […] Gott führt die Hand des Arztes, dem ich somit vertraue, alles zu meinem Besten zu richten.« Auch wenn ich ihre Überzeugung von der Hand Gottes, die die des Arztes führe, nicht zu teilen vermochte, war ich von ihrer unerschütterlichen und mit fester Stimme vorgetragenen Haltung, an ihrem Lebensende auf Gott zu vertrauen, tief beeindruckt.

Die christliche, insbesondere katholische Haltung zu Suizid und Suizidhilfe ist weit verbreitet, doch kann sie nur für diejenigen Geltung beanspruchen, die sich dem Menschenbild der katholischen Kirche, ihren Geboten und Verboten sowie der päpstlichen Autorität unterwerfen. Die Glaubenskongregation des Vatikan hat am 22.9.2020 das Urteil des Bundesverfassungsgerichts schärfstens kritisiert. Das zugehörige Dokument *Samaritanus bonus* verurteilt lebensverkürzende Maßnahmen als Zeichen einer »Wegwerfkultur«; Patienten, die aktive Sterbehilfe oder Hilfe zum Suizid verlangten, sei in der Sterbestunde der Empfang der Sakramente (Beichte, letzte Ölung und Kommunion) zu verwehren, es sei denn, sie würden zuvor widerrufen.[17] Ich fühle mich an den Universalgelehrten

Galileo Galilei erinnert, der 1633 von der Inquisition der Ketzerei beschuldigt und gezwungen wurde, seine angebliche Irrlehre eines heliozentrischen Weltbildes zu widerrufen.

Die Bundesrepublik Deutschland ist indes, um es überspitzt auszudrücken, kein »Gottesstaat«, sondern ein Land mit säkularer Verfassung, das jedem Bürger die Freiheit und das *Individual*recht einräumt, über seinen Lebensentwurf nach eigenem Ermessen zu verfügen (soweit die Interessen Dritter nicht beeinträchtigt werden); selbst dann noch, wenn er nach allgemeinem Dafürhalten einer Selbstschädigung gleichkäme. Dass mithin »Ungläubige« oder Atheisten sich nicht darauf einlassen, die waghalsige Konstruktion von der »Heiligkeit des Lebens«, hergeleitet aus der Identität von Naturrecht und göttlichem Gesetz, anzunehmen, erscheint nur allzu verständlich.

Das Urteil des Bundesverfassungsgerichts vom Februar 2020 hat die Autonomie des Individuums zum zentralen Bezugspunkt seiner Entscheidung erklärt. Damit hat es auch den jahrtausendealten Schleier des Numinosen, das »göttliche Wirken«, das seit jeher über dem Lebensende lag, endgültig beseitigt und damit einen Freiheitsraum eröffnet, der Chancen und Risiken birgt – mit Folgen für das Selbstverständnis des Menschen, die weit über die Gestaltung des eigenen Lebensendes hinausreichen und die wir heute noch nicht absehen können.

»Das Argument der schiefen Ebene«

Die Gegner des ärztlich assistierten Suizids sprechen gerne davon, ihn zuzulassen führe auf die »schiefe Ebene«, käme einem »Dammbruch«, »slippery slope« oder »Lawineneffekt« gleich. Egal, welches Begriffs sie sich bedienen, die in ihnen zum Ausdruck kommenden Befürchtungen sind aus der Diskussion anderer gesellschaftlich problematischer Situationen geläufig: So würde etwa die Cannabislegalisierung zum Gebrauch »harter Drogen« führen oder die Freigabe der elterlichen Option, vorgeburtlich das Geschlecht des Kindes wählen zu können, letztlich das »Designerbaby« Wirklichkeit werden lassen.

»Das Argument der schiefen Ebene« ist vermutlich der häufigste Einwand gegen die Legalisierung der Suizidhilfe. Es besagt, dass die ärztliche Suizidassistenz das hohe Verfassungsgut des Lebensschutzes untergrabe und allmählich zu einem Zerfall der gesellschaftlichen Moral führe. Gerade bei Angehörigen besonders vulnerabler Gruppen wie Hochaltrigen, chronisch Kranken und Behinderten könnten sich Schuldgefühle gegenüber der Gesellschaft entwickeln, besonders gegenüber der nachwachsenden Generation, der sie als »unproduktive« Mitglieder Ressourcen (Gesundheits- und Pflegekosten!) streitig machten und Lasten aufbürdeten. Ein moralischer Druck – offen oder verdeckt – Suizidhilfe in Anspruch zu nehmen, sei daher ein hochwahrscheinliches Szenario.

Eigen ist dem »Argument der schiefen Ebene«, dass auf Vermutungen und Hypothesen beruht, die zwar künftig nicht sicher auszuschließen sind; indes spricht mehr gegen als für sie. Fakt ist, dass empirische Belege für die Staaten, die zum Teil schon vor Jahrzehnten eine liberalere Sterbehilfegesetzgebung beschlossen haben, die oben skizzierte Zersetzung gesellschaftlicher Moral und Solidarität weder beobachtbar noch belegbar ist.

Im Gegenteil: So hat die im amerikanischen Bundessstaat Oregon 1997 eingeführte und gesetzlich streng geregelte Suizidhilfe (Death with Dignity Act; siehe Exkurs 5) keineswegs zu einer uferlosen Zunahme von Suiziden unter Schwerstkranken geführt als vielmehr zu einer Ausweitung und Stärkung klassischer palliativmedizinischer und hospizlicher Versorgung, wie in mittlerweile sieben weiteren Bundesstaaten der USA auch. Bemerkenswert an der Regelung in Oregon ist, dass etwa ein Drittel der Patienten, denen ein Betäubungsmittel für einen Suizid (als »Notausgang«) ausgehändigt wird, es nicht einnimmt und so Suizide, insbesondere gewaltsame, verhindert werden.[18]

Auch die holländischen Verhältnisse werden von den Kritikern der Suizidhilfe immer wieder bemüht, um ihre »Dammbruchthese« zu untermauern. Zutreffend ist, dass in den Niederlanden die Euthanasiezahlen zwar gestiegen sind; dass dies aber, so auch Andreas Voßkuhle, Präsident des Bundesverfassungsgerichts, während der Anhörung zum § 217, wohl eher dem vermehrten Gebrauch des Freiheits- und Selbstbestimmungsrechts schwerstkranker Niederländer zuzuschreiben sei als der Entsolidarisierung und Dehumanisierung der holländischen Gesellschaft, die ihre Alten und Kranken durch Euthanasie kostengünstig »entsorgt«. Zutreffend ist hingegen, dass auch die Niederlande gemäß einem internationalen Ranking über eine qualitätvollere palliativmedizinische Versorgung verfügen als die Bundesrepublik.[19]

Zwei weitere Einwände entkräften die Befürchtung des moralischen Wildwuchses nach der Aufhebung des Verbots der Suizidhilfe: Zum einen war diese seit mehr als 150 Jahre lang nicht strafbewehrt. Hinsichtlich des gesellschaftlichen Umgangs mit Schwerstkranken und Sterbenden hätten moralische Erosion und Auswüchse längst sichtbar werden müssen, was offenkundig aber nicht der Fall ist. Der Rechtswissenschaftler Reinhard Merkel bringt es auf den Punkt: »Der Gesetzgeber darf kollektive Risiken definieren und gegebenenfalls unterbinden; *erfinden* darf er sie aber nicht.«[20]

Zum anderen ist unbestritten, dass die vorsätzliche, freiverantwortliche Nicht-Aufnahme oder der Abbruch einer jedweden Behandlung, auch einer lebenserhaltenden wie etwa die Nierendialyse, jedem Patienten zusteht. Sie stellt eindeutig einen passiven Suizid dar. Von ihm wird hierzulande jährlich vieltausendfach Gebrauch gemacht. Und kaum jemand, auch nicht die Ärzteschaft, hält solches Vorgehen für ethisch oder rechtlich unvertretbar.

Sehr viel bedrückender als das marginale Phänomen der Suizidhilfe ist das der Übertherapie. Der Begriff steht für medizinische Behandlungen, die für Heilung und Linderung von Krankheitszuständen gleich welcher Art nicht nur keinen Zusatznutzen erbringen, sondern auch Gesundheitsschädigungen, vertieftes Leiden und Todesfälle zur Folge haben, ganz abgesehen von unnötigen Kosten. Statt tatsächlich angezeigter Palliativmedizin werden aussichtlos Kranke risikoreichen Operationen, Chemo- oder Strahlentherapie, künstlicher Ernährung oder einer Antibiotikatherapie unterzogen, vielfach im Rahmen einer intensivmedizinischen Behandlung. Studien sprechen von bis zu 50 % Fehlaufnahmen auf Intensivstationen. Übertherapie gilt vielen ihrer Kritiker als das »Jahrhundertproblem der Medizin«. Sie betrifft nach Studienlage immerhin bis zu 50 % der sterbenskranken Patienten und kommt in meinen Augen einer Pervertierung des ärztlichen Auftrags gleich: Hier betreibt ärztliche Intensivmedizin nicht mehr sinnvolle Lebensverlängerung, sondern leid- und oftmals qualvolle Sterbeverzögerung. Die Ursachen sind in Eigeninteressen von Krankenhausbetreibern und der Ärzteschaft, in finanziellen Fehlanreizen und einer Ausweitung medizinischer Leistungen zu suchen.[21]

90 % der älteren Menschen fürchten eben solche Behandlungen: »Lieber tot als schwerbehindert dahinvegetieren«, sagen nahezu alle. Das sehen deutsche Neurochirurgen allerdings anders: 85 % von ihnen würden, Untersuchungen des Palliativmediziners Matthias Thöns zufolge, unabhängig von zuvor bestehender Schwerstpflegebedürftigkeit, von den Wünschen der Angehörigen und trotz schlechtester Aussichten einen 82-Jährigen mit einer Hirnblutung noch operieren. Nur in 9 % der Fälle würden die Patienten den Eingriff überhaupt überleben, 98 % davon mit schwerer Behinderung. Hier von moralischer Erosion zu sprechen, ist in der Tat angebracht, weil das »Argument der schiefen Ebene« vom Kopf auf die Füße einer oftmals grausamen Wirklichkeit gestellt ist.

Suizidhilfe – künftig eine normale Option?

»Normal« ist eine medizinische Behandlung im Allgemeinen dann, wenn sie ärztlicherseits indiziert ist und zugleich das informierte Einverständnis des Patienten vorliegt. Sodann ist eine gewisse Rangfolge der Behandlungsschritte einzuhalten, die sich am Nutzen-Schaden-Verhältnis für den Patienten zu orientieren hat. Für den Fall einer ärztlichen Suizidhilfe heißt dies: In ihrem Vorfeld hat der Arzt alle kurativen und palliativen Register zu ziehen; er hat die Wohlerwogenheit und Beständigkeit des Patientenwillens zu prüfen, und schließlich sollte er letzteren nachvollziehen können. (Schon diese Maßnahmen schränken den Kreis derer, denen man Suizidhilfe gewähren darf, massiv ein!) So wie die Normalität der Behandlung von Herzkranken in Prophylaxe, der Änderung ihrer Lebens- und Konsumgewohnheiten, medikamentöser Behandlung, Herzkatheterbehandlung u.a. besteht, und die Herztransplantation nur die Ultima Ratio des Schutzkonzeptes für lebenswillige Herzpatienten darstellt, ist auch die ärztliche Suizidhilfe die Ultima Ratio eines Schutzkonzeptes für Sterbewillige: In beiden Fällen wird eine quantitativ verstandene Normalisierung gerade verhindert. Unter diesen Umständen ist die Befürchtung, dass Suizidhilfe zur gesellschaftlichen Normalität wird, haltlos und faktisch ausgeschlossen.

Suizidhilfe – »Türöffner« für die Tötung auf Verlangen?

Nicht ausgeblendet werden dürfen die Bedenken seitens der Gegner der Suizidhilfe, dass sie zum »Türöffner« für die Tötung auf Verlangen, ja möglicherweise gar für unfreiwillige Tötungen wird; die Suizidhilfe werde eine Eigendynamik entfalten, die zwangsläufig vor der Tötung auf Verlangen nicht haltmachen werde, so ihre Argumentation. Dem ist zunächst entgegenzuhalten, dass Letztere nicht Gegenstand der Entscheidung des Verfassungsgerichts war: Das Verbot der Tötung auf Verlangen bleibt unangetastet und damit auch § 216 StGB, der sie unter Strafe stellt. Denn nach wie vor besteht unsere Rechtsordnung darauf, dass die Tötung der eigenen Person unter keinen Umständen delegiert werden darf, sondern in ihrem gesamten Ablauf eigenverantwortlich und eigenhändig vom Suizidenten zu vollziehen sei. Jeglicher Anschein des Fremdtötungsverbots soll vermieden werden. Durch dieses Merkmal der Tatherrschaft besteht zwischen beiden Formen der aktiven Sterbehilfe eine klare rechtliche, im Übrigen auch ethische rote Linie.

Gleichwohl wird auch die Tötung auf Verlangen gesellschaftlich diskutiert. Dabei werden die mörderischen Verbrechen der Nationalsozialisten – verharmlosend »Euthanasie« genannt – als Folie in der Sterbehilfedebatte sichtbar. Ihre Kritiker verweisen darauf, dass eine Kontinuität zwischen den bereits Ende des 19. Jahrhunderts entwickelten bevölkerungspolitischen Konzepten, den sich aus ihnen entwickelnden eugenisch, rassehygienisch und motivierten Verbrechen des Hitler-Faschismus und der aktuellen Sterbehilfedebatte unübersehbar sei. Heute und mehr noch in Zukunft sei es insbesondere der auf dem Gesundheitswesen lastende ökonomische Druck, der nahelege, dass *überindividuelle Sozialstrukturen* und nicht das *individuelle Interesse des Einzelnen* die Verteilung knapper werdender Ressourcen über Leben und Sterben bestimmen werden. Letztlich werde sogar die Inanspruchnahme und Zuteilung der Ressourcen nicht einmal mehr durch fehler- und irrtumsanfällige »menschliche Funktionäre« vorgenommen, sondern an KI-unterlegte Algorithmen delegiert, die »objektiv« und »gerecht« die datenbasierten Lebensinteressen des einzelnen Menschen beurteilen und bewerten werden. Der künftig sich in diesem Sinne aufbauende Druck auf besonders verletzliche gesellschaftliche Gruppen mit einem hohen Verbrauch medizinischer Ressourcen, als da sind Alte, chronisch Kranke, Schwerstversehrte und Behinderte, werde unausweichlich dazu führen, dass auch ihnen der »Gnadentod« nahegelegt wird, ja möglicherweise gar erzwungen wird.[22]

Dieser in höchstem Maße beklemmenden Zukunftsvision entgegnen einige Euthanasiebefürworter, dass auf dem verfassungsmäßig niedergelegten Prinzip der Autonomie aller Horrorszenarien zum Trotz fraglos zu bestehen sei. Allein die Binnenperspektive des Individuums und nicht Kollektivinteressen dürften der Maßstab sein, nach dem ein Mensch sein Leben aktiv verkürzen wolle. Das Recht auf den eigenen Tod bleibe auch dann bestehen, wenn man es selbst nicht (mehr) ausüben kann, so der Strafrechtler und Rechtssoziologe Klaus Lüderssen.[23] Das Verfügungsrecht des Individuums beinhalte auch, konstatiert die Strafrechtlerin Elisa Hoven, jemanden zu beauftragen, ihn zu »schädigen«. Das Unterscheidungskriterium der Tatherrschaft sei ein rein äußerliches und werde normativ der unterschiedlichen Bewertung des Verhaltensunrechts bei Suizidhilfe einerseits und Tötung auf Verlangen andererseits nicht gerecht.[24] Angemerkt sei hier – darauf weisen Jörg Antoine, Jurist und Präsident des Konsistoriums der Evangelischen Kirche Berlin, und der Mainzer Verfassungsrechtler Friedhelm Hufen hin, dass »der bundesdeutsche Gesetzgeber nicht daran gehindert wäre, die Strafbarkeit konsentierter aktiver Sterbehilfe (i. S. der Tötung auf Verlangen; Anm. d. Verf.) für solche – strikt eingegrenzten – Fälle aufzuheben, in denen zum Beispiel ein Todkranker sie ohne äußeren Druck und bei vollem Bewusstsein verlangt.«[25] [26]

Der Befürchtung, die Suizidhilfe könne der Tötung auf Verlangen Vorschub leisten, lässt sich indes aus mehreren Gründen der Boden entziehen. Die Bundesrepublik Deutschland ist ein gefestigtes, demokratisch verfasstes und extrem gut kontrolliertes Gemeinwesen, das über die Einhaltung seiner Verfassung wie kaum ein zweiter Staat in der Welt mit Argusaugen wacht. Es ist schon von daher hochgradig unwahrscheinlich, dass unsere Gesellschaft und ihre Gesetze der Tötung auf Verlangen – insbesondere der *unfreiwilligen* Tötung – ihrer Bürger jemals zustimmen würden. Hier ist auch auf die Erfahrungen derjenigen Staaten zu verweisen, die seit Jahrzehnten differenzierte Gesetze zur Suizidhilfe haben (z. B. acht der amerikanischen Bundessstaaten, Schweiz), die nachweislich nicht auf die »schiefe Ebene« hin zur Tötung auf Verlangen geführt haben.[27]

Wie die Praxis aus den Beneluxländern, zumal den Niederlanden zeigt, neigen suizidwillige Schwerstkranke dazu, die Durchführung ihrer Tötung an Ärzte zu delegieren und die »bloße« Suizidhilfe zurückzuweisen. Daten aus Ländern mit einer Regulierung der Suizidhilfe (z. B. die amerikanischen Bundesstaaten Oregon und Washington) belegen, dass sich der Zugang zur Suizidhilfe so regeln lässt, dass die Grundrechte der Bürgerinnen und Bürger geschützt werden und eine Ausweitung auf die Praxis der Tötung auf Verlangen nicht stattfindet. Zudem legt die dortige Umsetzung der Suizidhilfe nahe, dass durch sie lebensverkürzenden Maßnahmen eher *vorgebeugt* wird: Zwei Drittel der um Suizidhilfe anfragenden Patienten erfüllen das Kriterium der Freiverantwortlichkeit nicht und erhalten demgemäß keine Suizidhilfe.

Letztlich ist die Möglichkeit einer Tötung auf Verlangen schlicht entbehrlich: Sowohl für die Suizidassistenz als auch die Tötung auf Verlangen ist der *aktuelle*, frei verantwortliche und wohlerwogene Wille des Patienten unabdingbare Voraussetzung. Dank der heutigen technischen Möglichkeiten sind auch gelähmte oder anderweitig in ihrer körperlichen Motorik schwer eingeschränkte Patienten in der Lage, das Kriterium der Tatherrschaft zu erfüllen. So kann selbst ein Patient mit einem Locked-in-Syndrom, dem nur noch Augenbewegungen möglich sind, durch diese eine computergesteuerte Infusion mit einem tödlichen Medikament in Gang setzen.

Die Authentizität des Sterbewillens ist anzuzweifeln

Hinlänglich bekannt ist, dass von nicht wenigen Ärzten, zumal Psychiatern, ein authentischer freiverantwortlicher Sterbewille negiert, zumindest aber bezweifelt wird: Die Willensbildung des Sterbewilligen sei durch die Krankheit selbst und die sie begleitenden psychischen Leiden mehr oder weniger stark beeinträchtigt. Der Wille selbst sei »krankhaft« verändert, sei es durch Depression oder andere Formen kognitiver Einbußen, was die moderne Suizidforschung für die überwältigende Mehrheit aller Suizidwilligen tatsächlich bestätigt. Indes von vornherein *jeden* Suizidwillen, zum Beispiel den Bilanzsuizid als krankhaft und damit als unfrei zu qualifizieren sei nicht gerechtfertigt, konstatiert auch die Mehrheit der Psychiater und Psychotherapeuten. (Unter einem Bilanzsuizid versteht man einen in Freiheit vollzogenen, rationalen, wohlüberlegten Suizid; der Begriff Bilanzsuizid ist insofern strittig, als vielfach behauptet wird, dass es ihn nicht gebe, er vielmehr immer auf einer »krankhaften Störung« beruhe.)

Eine umso wichtigere Rolle kommt bei der Beurteilung der Authentizität des Sterbewillens (noch zu schaffenden) staatlichen bzw. ärztlichen Instanzen im Sinne eines wohlverstandenen Paternalismus zu. Ihnen obliegt es, die Freiverantwortlichkeit, Wohlerwogenheit und Nachhaltigkeit des Willens eines um Suizidhilfe nachsuchenden Menschen zu prüfen und sicherzustellen. Dazu gehört insbesondere zu klären, dass der Patientenwille nicht von irgendeiner Seite manipuliert wurde. Die Auslöschung des eigenen Lebens ist ein unumkehrbarer Akt, dessen Freiwilligkeit und Eigenverantwortlichkeit auch gerade deswegen unbedingt zu belegen ist, um den *unreflektierten* Verzicht auf das existentielle Gut Leben zu verhindern. Hierauf hat auch das Bundesverfassungsgericht in seinem Urteil zum §217 StGB eindringlich hingewiesen und den Gesetzgeber aufgefordert, Verfahren einzurichten, die jedem Einzelfall gerecht werden. Es sei zugestanden, dass es in solchen Verfahren zu Abgrenzungsschwierigkeiten kommen kann, doch können sie keinesfalls dazu herhalten, die als Regelzustand anzunehmende normative Freiverantwortlichkeit des Einzelnen generell in Frage zu stellen.

Auch bei den Patientinnen und Patienten, denen ich Suizidhilfe leistete, war oberste Richtschnur meines Handelns die Prüfung der Authentizität ihres Sterbewillens. Sie war nur dann gegeben, wenn sich mir Freiverantwortlichkeit, Wohlerwogenheit und Nachhaltigkeit ihrer Willensbildung mit hinlänglicher Sicherheit erschlossen hatten (anderenfalls hätte ich mich der mittelbaren Täterschaft nach § 212 StGB schuldig gemacht).

Palliativmedizin macht Suizidhilfe entbehrlich

Niemand bezweifelt die enormen Möglichkeiten und die Reichweite der Linderung physischer und psychischer Symptome Schwerstkranker und Sterbender, die moderne Palliativmedizin heute anbieten kann. Es ist daher eine nicht hoch genug anzusiedelnde Aufgabe und Herausforderung unseres Gesundheitssystems, die bei weitem noch nicht sichergestellte flächendeckende Einrichtung palliativmedizinischer und hospizlicher Versorgungsangebote zügig weiter voranzutreiben; umso mehr, als bei zunehmender Langlebigkeit unserer Bevölkerung die Anzahl der Menschen, die altersbedingt nicht allein gute Pflege benötigen, sondern als dauerhaft überlebende Schwerkranke (z. B. Patienten mit Tumoren oder neurodegenerativen Erkrankungen) auf die speziellen Möglichkeiten der Palliativmedizin angewiesen sind.

Die Mehrheit der Palliativmediziner behauptet, sie könne mit ihren Angeboten *nahezu jedes* Leiden effektiv lindern, zumindest aber erträglich machen. Daher ist ihr Argument, Palliativmedizin mache Suizidhilfe entbehrlich, ein durchaus ernstzunehmendes.

Es darf als gesichert gelten, dass ein Teil der Patienten, die um Suizidhilfe nachsucht, von ihr Abstand nehmen würde, wenn sie über das, was Palliativmedizin gerade am Lebensende zu leisten vermag, ausreichend informiert und aufgeklärt wäre. Andererseits gestehen aber auch Palliativmediziner zu, dass sie eben *nicht jedes* Symptom beherrschen können, auch nicht ausnahmslos jeden körperlichen Schmerz, es sei denn, der Sterbende wird auf seinen Wunsch hin palliativ sediert und damit in einen Zustand mehr oder weniger tiefer Bewusstlosigkeit versetzt. Gerade aber dann, wenn es um die Linderung psychischen oder spirituellen Leidens geht, gerät Palliativmedizin an ihre Grenzen. Das gewichtigste Gegenargument liegt für mich indes darin, dass nicht jeder Patient, wie das Beispiel meines Patienten Richard S. verdeutlicht (siehe Kapitel 13), die Angebote der Palliativmedizin anzunehmen bereit ist; schließlich kann sie niemandem aufgezwungen werden. Vielmehr wollen manche Sterbende über die Umstände, das heißt Ort, Zeit und die Art und Weise ihres Lebensendes selbst verfügen.

Vertrauensverlust in die Ärzteschaft

Es ist ein auf den ersten Blick plausibel erscheinendes Argument gegen die ärztliche Suizidhilfe: Wenn sich ein Arzt aktiv an der Beendigung des Lebens beteiligen dürfe, könne ein Patient seinem Arzt, der doch Garant für die Erhaltung der Gesundheit und des Lebens sei, nicht mehr vorbehaltlos vertrauen, vielmehr werde dieses Vertrauen unterminiert, ja zerstört.

Was bedeutet es, seinem Arzt Vertrauen entgegenzubringen? Es ist nicht das Vertrauen in das *Gelingen* ärztlicher Behandlung (das ein Arzt niemals versprechen kann); es ist das Vertrauen in seine Kompetenz und Integrität, in sein *bestes Wissen und Gewissen.* Es ist also die moralische Dimension ärztlichen Handelns, die unabdingbare Voraussetzung des Vertrauens in den Arzt ist und auf die der Patient sich verlassen können muss. Dies schließt aber auch ein, dass der Arzt Respekt und Offenheit zeigt gegenüber dem Willen, den Wünschen und Erwartungen seines Patienten.

Sollte demgemäß also nicht gerade ein schwer und aussichtslos erkrankter Patient, der sich ernsthaft mit Suizidabsichten trägt, von seinem Arzt grundsätzlich ein *ergebnisoffenes* Gespräch und eine ebensolche Haltung erwarten dürfen? Allein schon deswegen, weil der Arzt seinen Patienten vor einem möglicherweise unüberlegten Entschluss bewahren könnte, der Arzt also im besten Sinne Suizidprävention betreiben würde? Wenn der Rat und Hilfe suchende Kranke jedoch von vornherein wüsste, auf einen Arzt zu treffen, der ihm Suizidhilfe ausnahmslos versagt, wäre sein Vertrauen in ihn zwangsläufig gestört. Der Kranke würde eher den Eindruck gewinnen, in der substantiellen Frage, wie sich sein Sterben nach seinen Vorstellungen vollziehen könnte oder sollte, von seinem Arzt nicht ernst genommen oder bevormundet zu werden. Hier wird deutlich, dass die ärztlichen Gegner der Suizidhilfe den Vertrauensverlust aufseiten ihrer Patienten selbst zu verantworten hätten.

Dass die Freigabe ärztlicher Suizidassistenz nicht zu einem Vertrauensschwund gegenüber der Ärzteschaft führen würde, ergibt eine FORSA-Umfrage aus dem Jahr 2003: 84 % von 1002 repräsentativ befragten Deutschen bejahten den Satz: »Wenn mein Hausarzt einem unheilbar kranken Patienten bei der Selbsttötung hilft, würde ich das Vertrauen zu ihm nicht verlieren.«[28]

Unvereinbarkeit mit dem ärztlichen Ethos

Der ärztliche Beruf ist im Unterschied zu »normalen« Berufen wesensmäßig eine Profession. Professionen, wie beispielsweise auch Juristen, betraut der Staat wegen ihrer herausragenden gesellschaftlichen Bedeutung mit hoheitlich wahrzunehmenden Aufgaben, die mit bestimmten Rechten und Pflichten verbunden sind. Zu den Rechten einer Profession gehört eine weitgehende Autonomie, die sich unter anderem darin niederschlägt, dass sie ermächtigt ist, sich eine eigene Berufsordnung zu geben, in der sich auch ihr Berufsethos widerspiegelt (siehe Kapitel 7).

Das ärztliche Ethos birgt die Grundlagen ärztlichen Handelns, im Wesentlichen das, »was ein anständiger Arzt tut«.[29] Es beruht auf den Prinzipien der Fürsorgepflicht *(salus aegroti)* und der Schadensvermeidung *(nil nocere)* und zielt damit primär auf die Erhaltung des Lebens und die Linderung von Leid. Dieses im Hippokratischen Eid wurzelnde Verständnis des ärztlichen Auftrags ist insgesamt keineswegs obsolet, indes ist es in einem wesentlichen Aspekt ergänzungsbedürftig. Dem Hippokratischen Eid war – aus heutiger Sicht – ein entscheidender Geburtsfehler zu eigen: Patientenwille und das Selbstbestimmungsrecht des

Patienten über seinen Körper, nicht zuletzt auch im Hinblick auf das eigene Sterben, waren ihm fremd. Daraus ergibt sich in unseren Tagen ein ethisches Dilemma: Patientenwille gegen ärztliche Fürsorgepflicht (im Sinne der oben genannten Prinzipien).

Ich habe es an anderer Stelle bereits erwähnt: Der Hippokratische Eid ist Geschichte; an seine Stelle ist die »Charta zur ärztlichen Berufsethik« getreten, auf die sich 2002 zahlreiche internationale Ärzteorganisationen geeinigt hatten. In ihrer Präambel heißt es: »Sie (die Charta; Anm. d. Verf.) ist die Basis für den Kontrakt zwischen Medizin und Gesellschaft. [...] Für einen solchen Kontrakt muss gefordert werden, dass die Interessen des Patienten über die des Arztes zu stellen sind [...].«[30]

In ihren beiden ersten »Grundlegenden Prinzipien« heißt es weiter: »Das Primat des Patientenwohls basiert auf der grundsätzlichen Verpflichtung, den Interessen des Patienten zu dienen [...] Ärzte haben das Selbstbestimmungsrecht des Patienten grundsätzlich zu respektieren [...].« Zwar beinhalten diese Prinzipien keine ärztliche Verpflichtung zur Beteiligung am freiverantwortlichen Suizid eines Patienten; allein eine solche, ihn nicht daran zu hindern; doch interpretiert heute ein substantieller Teil der deutschen Ärzteschaft (ca. 30 bis 40 %) das Fürsorgegebot im Sinne eines Nicht-im-Stich-Lassens des Patienten und der Aufhebung seiner unerträglichen Leidenssituation dahingehend, dass auch Suizidhilfe ihnen letztlich als eine nicht auszuschließende Option erscheint.

Im Übrigen enthält sich die Charta der Antwort auf die Frage, wie aussichtslos Kranke zu begleiten seien; sie lässt – unausgesprochen, denn sie wird mit keinem Wort erwähnt – Raum für die Suizidhilfe. Sie ist mitnichten untersagt, und sie wird auch nicht als »unärztlich« klassifiziert. Ich persönlich ziehe daraus den meines Erachtens nicht unberechtigten Schluss, dass sie grundsätzlich geduldet ist, präziser gesagt, zu dulden ist, wenn sie sich denn mit dem ethischen Koordinatensystem und dem Gewissen des betreffenden Arztes deckt: Kein Arzt kann verpflichtet werden, Suizidhilfe zu leisten; aber im Einzelfall kann ein Arzt sie sich im Rahmen seiner Fürsorgepflicht sehr wohl zur Aufgabe machen.

Fürsorgepflicht ist gleichbedeutend mit Hilfspflicht, die jedoch im Sinne der Lebenserhaltung – so die Präambel der ärztlichen Berufsordnung – nicht unter allen Umständen besteht. Worin aber besteht Hilfe bei nicht mehr erträglichem Leid? Hier liegt in meinen Augen der Kern des Dilemmas: in der inhaltlichen Unbestimmtheit dessen, was unter welchen Bedingungen als Hilfeleistung zu verstehen ist und wem es zukommt, in dieser Frage eine Festlegung zu treffen. Sie ist im Einzelfall zwischen Arzt und Suizidwilligem »auszuhandeln«: Die Erfüllung seines rechtlich nunmehr fixierten Begehrens nach Suizidhilfe ist, so das Verfassungsgericht, nicht mit einem allgemeinen »Rechtsanspruch auf einen assistierten Suizid« gleichzusetzen. Ein Anspruch ist sowohl ethisch als auch juristisch ein Recht, dem eine Leistungspflicht einer anderen Person entspricht. Ein solches Anspruchsrecht haben Patientinnen und Patienten etwa auf eine umfassende Aufklärung vor einer medizinischen Behandlung. Bei der Suizidhilfe ist ein solches Anspruchsrecht vom Bundesverfassungsgericht hingegen ausdrücklich verneint worden. In Leitsatz 6 heißt es dazu: »Niemand kann verpflichtet werden, Suizidhilfe zu leisten.« Unmissverständlich dann in der Urteilsbegründung: »Aus dem Recht auf selbstbestimmtes Sterben leitet sich kein Anspruch gegenüber Dritten darauf ab, bei einem Selbsttötungsvorhaben unterstützt zu werden […] Die Freiheit, sich das Leben zu nehmen, umfasst auch die Freiheit, hierfür bei Dritten Hilfe zu suchen und Hilfe, *soweit sie angeboten wird, in Anspruch zu nehmen.*«

Zwar wird hier der Begriff »Anspruch« verwendet, aber für einen anderen Inhalt: Es geht um das Recht eines Menschen, eine Suizidhilfe, die ihm zur Verfügung gestellt wird, auch zu nutzen. Und dies bedeutet: Der potentiell Suizidhilfe leistende Arzt muss das Anliegen des Suizidwilligen nachvollziehen, das heißt bejahen können.

Das ärztliche Ethos war – und das gilt bis heute – nie eine unwandelbare Doktrin. Ärztliches Ethos, das auch immer die Erfahrungen der medizinischen Praxis zu berücksichtigen und Neues zu überprüfen und gegebenenfalls in sich aufzunehmen hat, darf sich einerseits Veränderungen des innerärztlichen Selbstverständnisses, andererseits dem Wandel gesellschaftlicher Moralvorstellungen nicht verschließen; insbesondere muss es sich den Werten unserer Verfassung zuordnen, um einen Konsens zwischen ihnen und dem Arztethos zu erhalten. Im Falle der Suizidhilfe heißt dies konkret: Im Widerstreit der Grundrechte Selbstbestimmung und Lebensschutz ist die Ärzteschaft aufgefordert, ihren Anspruch auf ein »Sonderethos« aufzugeben. Vielmehr muss sie unter dem Dach des Verfassungsrechts nach einem schonenden Ausgleich zwischen diesen beiden Grundrechten suchen: »Praktische Konkordanz« nennt sich dieser Rechtsbegriff unseres Verfassungsrechts. Eben hierfür hat das Bundesverfassungsgericht mit seinem Urteil vom 26.2.2020, wie ich meine, die bestmöglichen Voraussetzungen geschaffen.

Erinnert sei in diesem Zusammenhang an die Erfahrungen mit dem Schwangerschaftsabbruch, den ehemals zahlreiche ärztliche Standeskodizes untersagten. Dass Ärzte Abtreibungen anbieten hat das ärztliche Ethos weder nachhaltig aufgeweicht noch zu einem Vertrauensschwund der Gesellschaft in die Ärzteschaft oder zu sexueller Verwilderung geführt, wie vor Inkrafttreten der gesetzlichen Regelung zum Schwangerschaftsabbruch von vielen seiner Gegner befürchtet worden war.

Abschließend lohnt ein Blick in den Wortbericht des Deutschen Ärztetages, der 2011 in Kiel stattfand und in dessen Verlauf seine Delegierten über die ethische und rechtliche Zulässigkeit ärztlicher Suizidassistenz diskutierten und demokratisch abstimmten. Mit dem Ergebnis, die ärztliche Suizidhilfe fortan definitiv und ausnahmslos zu verbieten, weil sie »keine ärztliche Aufgabe« sei, eine Formulierung, die offenbar zu viel Interpretationsspielraum zuließ.

Die Debatte thematisierte weder, was im Einzelfall unter der Aufgabe ärztlicher Hilfeleistung am Lebensende zu verstehen sei noch ob sie der Entscheidung des Patienten zu überlassen sei. Man disputierte über den (niemals belegten!) Vertrauensschwund in die eigene Profession und die bekannten unbegründeten Dammbruchargumente (s. o.). Überwiegend aber gab die Debatte Einblick in die persönliche Überzeugung von 27 Delegierten, die sich zu Wort gemeldet hatten und ein über weite Strecken mehr als klägliches Argumentationsniveau erkennen ließen, so z. B. der Delegierte Dr. R.: »Einige sind ja der Meinung, dass diese drei Sätze sehr schön sind und man damit arbeiten kann, während andere der Meinung sind, sie seien nicht so schön. Dann müssen wir halt darüber abstimmen.« (Mit den »drei Sätzen« war die Neuformulierung des § 16 der Musterberufsordnung gemeint und das in seinem letzten von drei Sätzen formulierte Verbot ärztlicher Suizidbeihilfe.)

Indes ist das ärztliche Gewissen, das faktisch im Fokus der Debatte das Verbot der Suizidhilfe stand, einer demokratischen Entscheidung nicht zugänglich, jedenfalls nicht das meinige. Mein Fazit: An der existentiellen Entscheidung eines Patienten oder einer Patientin, einen Suizid mit ärztlicher Hilfe selbst zu vollziehen, sehe ich keinen Widerspruch zum ärztlichen Berufsethos.

EXKURS 5

Suizidhilfe im amerikanischen Bundesstaat Oregon

Auf Druck einer Bürgerinitiative führte der amerikanische Bundesstaat Oregon 1997 den »Death with Dignity Act« ein, ein Gesetz, das volljährigen Einwohnern dieses Bundesstaates mit einer Lebenserwartung von weniger als sechs Monaten gestattet, von einem Arzt ein Rezept für die letale Dosis eines Medikaments zu erhalten, um sich zu suizidieren. (Bis heute haben sieben weitere amerikanische Bundesstaaten vergleichbare Gesetze erlassen.)

Das Gesetz ist eingebettet in ein umfangreiches Sicherungskonzept: Der Suizidwillige muss das Rezept für das tödlich wirkende Medikament bei seinem Arzt zweimal im Abstand von zwei Wochen mündlich beantragen und dann, noch einmal schriftlich, in Gegenwart eines Zeugen seinem Verlangen Ausdruck verleihen. Zwischen Beantragung des Rezepts und der Verschreibung der Medikamente muss eine Wartezeit von fünfzehn Tagen eingehalten werden.

Nach Einschätzung zweier Ärzte muss es sich um eine unheilbare Erkrankung handeln, für die keine wirksame Therapie besteht; beide Ärzten müssen erklären, dass der Patient einsichts- und urteilsfähig ist; falls daran Zweifel bestehen, muss er einem Psychologen/Psychiater vorgestellt werden; Alterativangebote (Palliativmedizin, Hospiz) müssen dem Patienten bekannt sein. Die Ärzte sind zu eingehender Dokumentation und Meldung an die Behörden verpflichtet.

Der Bericht der Gesundheitsbehörde Oregon zum Jahr 2019 gab folgende Zahlen bekannt:[31]

- Seit 1997 haben 2518 suizidwillige Personen eine Verschreibung erhalten, 1657 verstarben durch Einnahme des Medikaments.

- Die Zahl der Verschreibungen stieg von 24 (1998) und 16 Suiziden auf 290 Verschreibungen (2019) und 188 Suizide.
- Die Sterberate durch medikamentösen Suizid beträgt in Oregon 4 auf 1000 Todesfälle (0,4 %).
- Das Durchschnittsalter der Patienten lag bei 71 Jahren.
- Die häufigsten terminalen Erkrankungen waren Tumore (77 %) und Amyotrophe Lateralsklerose (8 %).
- 91 % der Patienten erfuhren zugleich hospizliche Versorgung.
- Die Komplikationsrate (meist Erbrechen) nach Einnahme des Medikaments lag bei ca. 2,5 %.
- Gegen einen Arzt wurde ein Verfahren eingeleitet, weil die Voraussetzungen zur Verschreibung eines Medikaments nicht vorgelegen hatten.

Obwohl an dem Gesetz selbst und an seinen prozeduralen Maßnahmen vielfach Kritik geübt wurde (Quelle: Dialogpapier Hospizliche Haltung in Grenzsituationen – DHPV; https://www.dhpv.de/public/aktuelles/news), gilt das »Oregon-Modell« bei Befürwortern ärztlicher Suizidhilfe als beispielhaft. In diesem Zusammenhang hervorzuheben sind:

- Die Palliativversorgung nahm nach Einführung des Gesetzes in Oregon einen deutlichen Aufschwung.
- Mehr als ein Drittel der Patienten, die ein Rezept für ein tödliches Medikament erhielten, lösten es nicht ein. Ihnen genügte offenbar die Sicherheit, jederzeit einem als unwürdig empfundenen Tod entgehen zu können.
- Nicht die einkommensschwachen, unversicherten und ungebildeten Bürger waren es, die, wie vielfach befürchtet, von der Möglichkeit der Suizidhilfe Gebrauch machten; vielmehr sind es Gebildete (mehr als 40 % mit akademischem Titel!) und Bürger mit hohem Einkommen, die den Weg ärztlich assistierter Selbsttötung wählen.

- Auch die Warnung der Kritiker, dass aussichtslos Kranke sich als Zumutung für ihre Umgebung oder als »sozialen Ballast« empfinden würden, erwiesen sich als unbegründet: Für 88 % der Patienten war es der Verlust von Autonomie und sozialer Teilhabe sowie Würde (67 %), die sie den Weg der Suizidhilfe wählen ließen.

15

Nachdenken über den Begriff »Euthanasie«

Ich möchte dieses Buch nicht schließen, ohne auch die wechselvolle und unabgeschlossene Geschichte des Begriffs Euthanasie wenigstens zu streifen, weil er in enger Beziehung zur Suizidhilfe steht: Beide bezeichnen jeweils eine Form aktiver Sterbehilfe. Zudem haften dem Terminus »Euthanasie« sowohl historisch als auch in der aktuellen Sterbehilfediskussion unterschiedliche Konnotationen an, im deutschsprachigen Raum insbesondere die der systematischen Massentötung behinderter und kranker Menschen im Nationalsozialismus.

Nach der Definition des Weltärztebundes »liegt Euthanasie dann vor, wenn ein Arzt bewusst eine tödliche Substanz verabreicht oder eine Intervention durchführt, um den Tod eines entscheidungsfähigen Patienten auf eigenen freiwilligen Wunsch des Patienten zu verursachen.«[1] In diesem Sinne ist Euthanasie gleichzusetzen mit der Tötung auf Verlangen, bei der der Arzt, im Unterschied zur Suizidhilfe, die Tatherrschaft innehat. Im Gegensatz zu den Beneluxstaaten wurde und wird Euthanasie in Deutschland von nahezu allen Ärzte abgelehnt; zudem ist sie strafbar.

Ließe sich dennoch dem Begriff »Euthanasie« – entgegen seinem zumal in Deutschland nachvollziehbaren negativen Bedeutungsgehalt – etwas Positives abgewinnen, ließe er sich gar rehabilitieren?

Seinem Ursprung und seiner Herkunft aus dem Altgriechischen nach bedeutet Euthanasie (*eu* = gut/richtig, *thanatos* = Tod) guter/richtiger Tod. Er beschrieb als *ars moriendi* ein Lebensende, frei von Schmerz und unbeschwert nach einem gelungenen Leben (*ars vivendi*), nicht selten auch den ehrenvollen Tod eines Bürgers oder Soldaten. Diese eher philosophische Konzeption der Euthanasie schloß allerdings eine aktive Lebensverkürzung etwa bei schwerer Erkrankung keineswegs aus (siehe Kapitel 3).

Im 17. Jahrhundert war es der englische Philosoph und Jurist Francis Bacon, der die Euthanasie erstmals und explizit in den Kontext des ärztlichen Auftrags bei schwersten Erkrankungen ohne Heilungsaussicht stellte, indes fand Bacons Vorstoß unter Ärzten wenig Resonanz. Erst zu Beginn des 19. Jahrhunderts wandte sich die Medizin erneut einer inhaltlichen Bestimmung der Euthanasie zu. Sie befürwortete die ärztliche Begleitung von Sterbenden, die ausreichende Schmerzlinderung einschloss, distanzierte sich jedoch nachdrücklich von einer aktiven Lebensverkürzung. Andernfalls würde der Arzt zum »gefährlichsten Mann im Staate«, so 1806 Christoph Wilhelm Hufeland, einer der bedeutendsten Ärzte jener Zeit. Gleichwohl existierte eine klandestine Praxis ärztlicher Sterbehilfe, die Ende des 19. Jahrhunderts zu einer breiten öffentlichen Debatte führte und für hoffnungslos Erkrankte auf deren Verlangen hin eine lebensverkürzende Sterbehilfe rechfertigte. Die Diskussion, die zunehmend von Rassismus und Ängsten vor dem Niedergang der sogenannten Kulturvölker sowie von Biologismus und Sozialdarwinismus geprägt war, ging aber bald darüber hinaus: In seiner 1895 erschienenen Streitschrift *Das Recht auf den Tod* erwog der Psychologe Adolf Jost auch die Tötung unheilbar Kranker ohne ihr ausdrückliches Verlangen, da sie eine erhebliche Belastung für die Gesellschaft darstellten. So weitete sich der Euthanasiebegriff allmählich aus, bis er schließlich auch die Tötung »unwerten Lebens« mit einbezog, die in der Abhandlung *Die Freigabe der Vernichtung lebensunwerten Lebens. Ihr Maß und ihre Form* der Autoren Karl Binding und Alfred Hoche 1920 ihren Höhepunkt fand.[2] Sie zielte auf ein Euthanasieprogramm, das zwar im Nationalsozialismus nie Gesetzesform erlangte, doch zu einer der Blaupausen seiner mörderischen Vernichtungsaktionen wurde, denen in Deutschland und anderen Ländern bis 1945 mehr als 200 000 Kranke, Behinderte und Kinder zum Opfer fielen.[3]

Seitdem ist offensichtlich, dass der Terminus »Euthanasie« in Deutschland von den nationalsozialistischen Massenmorden nicht zu trennen ist. Diese Konnotation dominiert im heutigen deutschen Sprachgebrauch alle übrigen Sinngehalte und blendet die ursprüngliche Bedeutung der Euthanasie, eben die »Kunst zu sterben« und nach einem guten Tod zu streben, nahezu völlig aus.

Zu jenen, die den Euthanasiebegriff in seiner ursprünglichen Bedeutung wiederbeleben wollen, gehört der Philosoph und Publizist Claus Koch, einer meiner langjährigen Berliner Freunde. Ein Meisterdenker, den die *Neue Zürcher Zeitung* einen der letzten großen europäischen Essayisten nannte. Zu seinen Arbeitsschwerpunkten zählten Fragen der Biopolitik und Bioethik, niedergelegt in seiner Streitschrift *Ende der Natürlichkeit* und in mehreren Essays. Deren zentrale These lautet: Hochleistungsmedizin, Biotechnologie und Molekulargenetik allein als Hybris und als den Untergang der Conditio humana zu begreifen, wie so oft beschworen, übersieht die Chancen und Perspektiven, mit Hilfe des künftig über sich selbst möglichen Wissens das eigene Leben in die Hand zu nehmen, »auf dass der Mensch endlich sich selbst gehöre«, so wie es im Programm der Aufklärung angelegt sei. Dieses umfasse, so Claus Koch, auch das ehedem als »Widerfahrnis« erlebte menschliche Lebensende: Fortan obliege es dem Menschen, es zu planen und zu gestalten.

Aus Claus Kochs Sicht ist es also nur konsequent, dass die Entscheidung, wann und unter welchen Umständen der Mensch sein Leben beendet, ganz in seinem freien Ermessen liegt, ja geradezu einer moralischen Pflicht nahekommt: *»Jeder ist haftbar für sich und damit erst ganz Persönlichkeit … Es ist eine moralisch überlegene Idee unserer Kultur, dass jedermann seinen Tod in Helligkeit und bewusst auf sich nehmen kann.«* Eben dies entsprach auch seinem Begriff von »Euthanasie«, dem Impuls, ein bis zur Unkenntlichkeit entstelltes Wort zurückzuerobern. Dazu äußerte er sich am 22.6.2002 in der *Süddeutschen Zeitung* in der Rubrik

»Noten und Notizen« in einer Vignette. Sie trug den Titel »Endbestimmung« und sei hier in einem Auszug wiedergeben:

Doch, man sollte beim Wort Euthanasie bleiben, auch wenn manche sich am unguten Anklang stören. Euthanasie öffnet das Feld der Existenzfrage, während Sterbehilfe es therapeutisch verschließt. Schief angelegt ist die Diskussion seit langem. Ja, sie ist, soviel dabei von Menschenwürde die Rede ist, selber ohne Würde. Sie geht mit dem Todeswürdigen, dem Todbegehrenden wie mit einem Hilflosen, seiner Kräfte nicht mehr Mächtigen, also Unmündigem um. Wenn die Euthanasie-Debatte den Blick derart einseitig auf den Sterbekandidaten richtet, nähert sie ihn dem bloßen Objekt an. Als Objekt, das nur noch um Gnade wimmern kann, wird es in der Tat zu einer Zumutung für den Arzt, nimmt diesem seinerseits Würde und Ehre. Diese muss wie in keinem anderen Berufsstand das Fundament seines prekären Handwerks bleiben.

Euthanasie kann vernünftig nur verhandelt werden, wenn man sie aus dem lastenden Schatten des Extremfalles treibt, wenn man sie löst aus der Vorstellung des Gnadenaktes für den bereits Verurteilten. Wenn es erst einmal so weit gekommen ist, kann in der Mitleidsüberschwemmung die Anfangsfrage schon gar nicht mehr gestellt werden. Es ist die Frage nach der Sterbe-Berechtigung, die jedem erwachsenen Individuum als ein Menschenrecht ebenso zustehen sollte wie die Unverletzbarkeit von Leib und Leben.

Wenn nach der bürgerlichen Aufklärungsmoral das Individuum darin besteht, dass es sich, seinen Körper und die Früchte seiner Arbeit ganz zum Eigentum gemacht hat, dann darf ihm das Recht zum Sterben nach eigenem Gutdünken nicht beschnitten werden. Dies aber geschieht, wenn im Gefolge des Euthanasie-Verbots den Mündigen und Verantwortungsfähigen die Mittel zur Selbsttötung fast unerreichbar gemacht werden. Damit sind zum Beispiel die EXIT-Vereinigungen, die für das Menschenrecht auf Freitod plädieren, zu unwürdigen Verrenkungen gezwungen. Auch sie müssen sich auf das Mitleidsargument eines Rechts auf humanes Sterben einlassen, statt vom selbstverständlichen Menschenrecht auf die jederzeitige Entäußerung des Lebenseigentums auszugehen […].

Claus Koch, 81-jährig und schwerst erkrankt, starb 2010, im Vollbesitz seiner geistigen Kräfte. Indes sah er sie schwinden und wollte ihrem endgültigen Verlust zuvorkommen, weswegen er sich zu sterben entschlossen hatte. Haften blieb mir ein Satz aus einem unserer vielen Gespräche: »Mein Denken und Schreiben gehorcht nicht mehr dem eigenen Anspruch, mein Freund, es ist mir zur Qual und Last geworden, mein Lebensentwurf ist dahin.« Claus Koch wollte sterben, wie er gelebt hatte: frei, mit Haltung, furchtlos, beharrlich. Und ich hatte ihm zugesagt, an seiner Seite zu sein.

Gemeinsam bedachten wir, wie er sein Leben beenden wollte. Schließlich entschied er sich für einen passiven Suizid: Vorsätzlich und planvoll reduzierte er allmählich seine Nahrungs- und Flüssigkeitsaufnahme, was ihm anfänglich leicht fiel. Doch trotz hingebungsvoller Pflege durch Frau und Tochter sowie palliativer Begleitung durch mich kam es nach wenigen Tagen zu bedenklichen Zuständen: Momente großer Klarsicht – »Abwerfen«, »mehr Helligkeit«, »mehr Freiheit« – und solche tiefer Verwirrtheit und Halluzinationen lösten einander ab. Versprochen hatte ich ihm, immer dann mit geeigneten Mitteln »einzuschreiten«, wenn seine über alles geliebte Frau Anne, seine Tochter Ariane und ich den Eindruck hätten, dass sein Sterben zur Marter würde. Dazu kam es nicht. Nach acht Tagen starb er – plötzlich. Er brach zusammen, im Stehen. Claus Koch hatte Haltung bewahrt – buchstäblich und bis zur letzten Sekunde.

16 Epilog: Ausblick und Zuversicht

Ich mache mir keine Illusionen: Das Urteil des Bundesverfassungsgerichts hat in der Frage der Suizidhilfe zwar grundsätzlich *rechtliche* Klarheit geschaffen (wenn auch ihre gesetzliche Regulierung, die Problematik der Öffnung des Betäubungsmittelrechts und der weiterhin berufsrechtlich untersagten ärztlichen Suizidhilfe noch ungelöst im Raum stehen). Trotz oder gerade wegen dieses Urteils wird die *ethisch-moralische* Seite der Debatte um die Gestaltung des Lebensendes, so sie einem Menschen denn überhaupt vergönnt ist und in ihr sein Wille zum Ausdruck kommt, weiterhin schwelen.

Umso mehr bleibt es für mich, wie für viele ärztliche Kolleginnen und Kollegen, eine legitime Verpflichtung, dafür zu streiten und zu werben, dass sich die existierenden gesellschaftlichen Bruchlinien nicht zu unüberwindbaren Fronten verfestigen. Suizidhilfe will bei schwerstem Leiden Selbstverfügung ermöglichen, mag der Begriff auch für manchen Bürger, Ärzte eingeschlossen, einen Geruch von Selbstherrlichkeit haben. Indes ist Selbstverfügung ein hohes und verfassungsrechtlich geschütztes Gut, das es nach meinem Dafürhalten nicht nur zu *er*tragen, sondern dann, wenn das Leiden übermächtig geworden ist, auch *mitzu*tragen gilt: Der so oft und eindringlich beschworene Zusammenhalt unserer Gesellschaft setzt Respekt vor dem Mitmenschen voraus, auch und gerade in der Anerkennung der Vorstellung des eigenen Lebensendes. Mein Plädoyer: Diesem Respekt darf sich die Gesellschaft, zumal die Ärzteschaft, nicht verschließen.

Respekt war stets Teil meiner Bemühungen, die Anliegen meiner Patienten zu verstehen und ihnen gerecht zu werden. Respekt war Voraussetzung dafür, dass sie sich mir gegenüber überhaupt öffneten und mich teilhaben ließen an den intimsten Tagen und Stunden ihres Lebens – ihrem Sterben. An ihrem Sterben teilhaben zu dürfen lehrte mich etwas, das ich als ein Privileg, Geschenk und persönlichen Gewinn erlebte: Es ermutigte mich, es war etwas, was auch *mir* Zuversicht und Trost spendete – freilich ohne dass die Sterbenden es ahnten.

Wie tief das, was ich mit meinen Patientinnen und Patienten erlebt und von ihnen erfahren und gelernt habe, in die Vorstellungen meines eigenen Lebensendes hineinreicht, vermag ich nicht zu ermessen. In den Gesprächen mit meinen Patienten kam ihrerseits zuweilen – unausgesprochen – eine Haltung zum Vorschein, die Bertrand Russell einmal so formulierte: »Der glückliche Mensch ist derjenige, der die Einheit seines Ichs zu wahren weiß, dessen Persönlichkeit weder in sich selbst gespalten noch gegen die ganze Außenwelt feindlich gesinnt ist. Ein solcher Mensch fühlt sich als ein Bürger des Alls, der ohne Hemmung das Schauspiel, das es bietet, und die Freuden, die es schenkt, genießen kann – *unbekümmert von dem Gedanken an den Tod, weil er sich von denen, die nach ihm sein werden, nicht wirklich getrennt fühlt. In solch inniger, naturbestimmter Vereinigung mit dem Strom des Lebens vollzieht sich die tiefste Beglückung, die wir finden können.*« (Hervorh. vom Verf.)

In der Flut der im Lauf der Weltgeschichte formulierten gelehrten und tiefschürfenden Gedanken zu Sterben und Tod ist mir, als jemand mit naturwissenschaftlich geprägtem Weltbild, die ebenso einleuchtende wie bescheidene Erkenntnis, die bereits in der Genesis (1. Mose, Kap. 3) in Worte gefasst ist, eine lebensnahe und hilfreiche: »Denn Staub bist du, und kehrst wieder zum Staub zurück.«

Von dieser ebenso schlichten wie gültigen Erkenntnis hatte sich auch mein Freund, der amerikanische Arzt und Medizinethiker Prof. Lawrence Schneiderman, an seinem Lebensende leiten lassen. Er, Spross einer schlesischen, in die USA ausgewanderten jüdischen Familie, in seinem Fach international hoch geachtet, war jahrzehntelang als Hochschullehrer an der Universität San Diego (UCLA) in Kalifornien tätig und gehörte zu meinen geschätzten Lehrern und Mentoren. In den 1990er-Jahren waren wir anlässlich eines Sabbaticals, das er in Deutschland verbrachte, Freunde geworden, wiewohl uns seitdem nur noch wenige Male persönlicher Kontakt vergönnt war. Umso inspirierender war für mich unser Austausch über E-Mails und Briefe, der immer wieder um die Fragen der Medizin am Lebensende kreiste. »Larry«, so durfte ich ihn nennen, publizierte zu dieser Thematik nicht allein zahllose Artikel in hochrangigen medizinischen Fachzeitschriften; er war auch Autor von Essays, Lyrik und Erzählungen, in denen er sich als erfahrener und profunder Kenner der menschlichen Psyche erwies, die nicht anders kann, als mit der eigenen Endlichkeit zu ringen. Hier sprach kein Mediziner, sondern vielmehr ein Arzt, dem die spirituelle Dimension des Sterbens vertraut und, ja, Weisheit eigen ist. In seinem Buch *Embracing our Mortality* hat sie für mich ihren wunderbarsten und umfassendsten Ausdruck gefunden.

Am 03.08.2018 erhielt ich elektronische Post von ihm, im Betreff hieß es »Farewell«; es sollte seine letzte Nachricht an mich sein:

Dear Michael,
after waiting a long time (I am now 86 years old) Nature finally decided to call upon me. I have advanced prostate cancer and have decided to make use of a recent California law that allows aid in dying. Next Wednesday I will drink a potion that will put me to a terminal sleep. (One benefit is that I will not have to get up again and again in the middle of the night to pee.) You have been a remarkable friend, not only for the things you do, but the way you continued our friendship since we first met in 1975. Over 40 years with nothing more than the briefest of contact since then. Michael, I have your fine books and am happy that we could collaborate on an important chapter in a book. Please know that you are among my most admired and favorite friends.
Herzliche Grusse,
Larry

Schmerzlich berührt antwortete ich ihm in meinem unbeholfenen Englisch ein letztes Mal:

> *Dear Larry,*
> *my initial reaction to your »farewell« was an immediate and utter sadness. I was taken aback by the idea that many people, including myself, will have to do without your voice and messages in the future. But soon these feelings passed knowing about your inner certainty and determination to take this step. You have always been a great mentor and teacher to me, but even though your biological existence comes to an end your legacy and only the fondest memories will remain with me. Bon voyage, Larry, may you pass peacefully.*
> *I embrace you – Michael*

Indes, wie so viele meiner Mitmenschen, scheue auch ich es, mich dem Abschied von mir selbst und der Welt zu stellen. Auf dem unausweichlichen Weg dorthin stieß ich auf Rainer Maria Rilkes *Briefe an einen jungen Dichter*, für den er das Gedicht »Geduld« verfasste. Mir wurde es zum Trost und zur Offenbarung. Mich von ihm leiten zu lassen, gibt mir Hoffnung und Zuversicht, dem unabwendbaren und in seiner Gestalt doch offenen Ende entgegenzusehen und entgegenzuleben:

Geduld

Und ich möchte dich,
so gut ich kann bitten,
Geduld zu haben gegen alles Ungelöste
in deinem Herzen,
und zu verstehen.
Die Fragen selbst liebzuhaben
wie verschlossene Stuben
und wie Bücher, die in einer fremden Sprache
geschrieben sind.

Forsche jetzt nicht nach Antworten,
die dir nicht gegeben werden können,
weil du sie nicht leben könntest.
Und es handelt sich darum,
alles zu leben.
Vielleicht lebst du dann
allmählich – ohne es zu merken –
eines fernen Tages in die Antwort hinein.

Anmerkungen

Kapitel 1

1 Kafka, Franz: Oktavhefte. 8. Heft (1916)
2 Kafka, Franz: Brief an Felix Weltsch (Anfang Oktober 1917)
3 zit. n. Wetscherek, Hugo: Kafkas letzter Freund (Der Nachlass Robert Klopstock). Antiquariat INLIBRIS GmbH, Wien (2003), S. 250
4 Kafka, Franz: Brief an Max Brod (Ende Januar 1921)
5 zit. n. Stach, Reiner: Kafka. Jahre der Erkenntnis (2008), S. 604
6 zit. n. Brod, Max: Über Franz Kafka. Fischer Bücherei (1966), S. 185
7 Schur, Max: Sigmund Freud. Suhrkamp, TB 778 (1982), S. 59
Jones, Ernest: Das Leben und Werk von Sigmund Freud. Band 3, S. 147
8 Jones, Ernest: Das Leben und Werk von Sigmund Freud. Band 3, S. 539–568
9 zit. n. Schur Max: Sigmund Freud. Suhrkamp, TB 778 (1982), S. 612
10 Freud, Sigmund: Brief an seine Frau Martha Bernays v. 14.8.1885
11 Freud, Sigmund: Brief an Oskar Pfister v. 6.3.1910
12 zit. n. Gay, Peter: Freud. Eine Biographie für unsere Zeit. Fischer TB Verlag, S. 473
13 Schur, Max: Sigmund Freud. Suhrkamp TB 778 (1982), S. 483
14 Freud, Sigmund: Das Unbehagen in der Kultur. GW XIV, S. 474
15 Freud, Sigmund: Brief an Marie Bonaparte v. 28.4.1939
16 Schur, Max: Sigmund Freud. Suhrkamp TB 778 (1982), S. 617 ff.
17 Schur, Max: Sigmund Freud: Suhrkamp TB 778 (1982), S. 620/621
18 Lacoursiere, Roy B.: Freud's Death. Historical Truth and Biographical Fictions. American Imago (2008), Band 65/1, S. 118
19 Lacoursiere, Roy B.: S. 115 ff.
20 Berthelsen, Detlef: Alltag bei Familie Freud. Die Erinnerungen der Paula Fichtl. DTV Biographie, S. 89 f.
21 Brief Max Schurs vom 19.3.1954 an Anna Freud: »Schur Papers« (Box 1), Library of Congress, Washington D.C.

Kapitel 2

1 Der Polizeipräsident in Berlin, LKA 11 – Sonderermittlungen Vorgangs-Nr. 140619 – 1042 – 039962

Kapitel 3

1 Dietrich, Jan: Der Tod von eigener Hand. Mohr Siebeck, Leipzig (2016), S. 77
2 Brandt, Hartwin: Am Ende des Lebens. Alter, Tod und Suizid in der Antike. ZETEMATA, Verlag C. H. Beck, München (2010), S. 6 ff. u. 93 ff.; ders. in: FAZ vom 7.2.2018; S. N3 (Übersichtsartikel)
3 Montaigne, de Michel: Essais. Eichborn GmbH & Co., Frankfurt a. M. (1998), S. 172
4 Fenner, Dagmar: Suizid – Krankheitssymptom oder Signatur der Freiheit. Verlag Karl Alber, Freiburg/München (2008), S. 29 f.
5 Hume, David: Über den Freitod. Reclams Univ.-Bibliothek Nr. 19471, S. 7–25
6 Wolfslast, Gabriele u. Kurt Schmidt: Suizid und Suizidversuch. C.H.Beck, München (2005), S. 18-25
7 Fenner, Dagmar: S. 37
8 Fenner, Dagmar: S. 45
9 Gavela, Kallia: Ärztlich assistierter Suizid und

organisierte Sterbehilfe. Springer Verlag, Berlin/Heidelberg (2013), S. 15

10 Humboldt, v. Alexander: Ideen zu einem Versuch, die Grenzen der Wirksamkeit des Staates zu bestimmen. (1792), Kap. 13

Kapitel 4

1 Wiesemann, Claudia u. Simon Alfred: Patientenautonomie. Mentis, Münster (2013), S. 168

2 Wiesemann u. Simon: S. 46 ff.

3 Wiesemann u. Simon: S. 46 ff.

4 Katzenmeier, Christian: Ärztliche Aufklärung. In: Wiesemann, Claudia Simon u. Alfred Simon: Patientenautonomie. Mentis Verlag GmbH (2013), S. 96 f.

5 Urteil des Reichsgericht vom 31.5.1894 – Rep. 140/94

6 Urteil des Bundesgerichtshofs vom 28.11.1957; 4 StR 525/57

7 Eric J. Cassell: The Person as the Subject of Medicine. Monographs of the Victor Grifols Lucas Foundation (2008), S. 45 ff.

Kapitel 5

1 Rifkin, Jeremy: Die empathische Zivilisation. Wege zu einem globalen Bewusstsein. Campus Verlag, Frankfurt/New York (2010)

2 Jan Slaby, Der blinde Fleck der Empathie. Med. Health Care and Philosophy Mai 2014; 17(2):249-58. doi: 10.1007/s11019-014-9543-3

3 Bloom, Paul: Against Empathy – The Case for Rational Compassion. Ecco Harper Collins, New York (2016)

4 Rogers Carl R.: Die klientenzentrierte Gesprächstherapie. S. Fischer Verlag, Frankfurt a. M. (2009), S. 47

5 Jaspers, Karl: Hoffnung und Sorge. Schriften zur deutschen Politik 1945 – 1964, R. Piper & Co Verlag, München (1965)

6 Stein, Michael: The Lonely Patient. How We Experience Illness. Harper Perenial, New York (2007)

7 Spiro, Howard, M.: What is Empathy and Can It Be Taught? Ann. Int. Med. 116 (1992), No. 5, S. 843-846

8 Fischer, Pascal u. Mariacarla Gardebusch Bondio (Hg.): Literatur und Medizin – Interdisziplinäre Beiträge zu den Medical Humanities. Universitätsverlag Winter, Heidelberg (2016), S. 7–20

9 Herrndorf, Wolfgang: Arbeit und Struktur. Rowohlt Taschenbuch Verlag, Reinbek (2015)

10 Esterhazy, Peter: Bauchspeicheldrüsentagebuch. Carl Hanser Verlag, München (2017)

11 Sontag, Susan: Krankheit als Metapher. Carl Hanser Verlag, München (1978)

12 Updike, John: Rabbit in Ruhe. Rowohlt Verlag, Reinbek (1992)

13 Geiger, Arno: Der alte König in seinem Exil. Carl Hanser Verlag, München (2011)

14 Die Quelle dieses abgewandelten Zitats von René Descartes ist nicht eindeutig bestimmbar; es erscheint in einem Buchtitel des Neurowissenschaftlers Antonio Damasio (Auskunft Prof. Thomas Martens, Medical School Hamburg).

Kapitel 6

1 Dreier, Horst: Die Freiheit des anders Handelnden. FAZ vom 30.8.2008, S.8

2 Jaspers, Karl: Philosophie. Band II, Existenzerhellung. Springer Verlag, Berlin/Heidelberg (1973), S. 308 f.

3 Das Rechtsgutachten Prof. Udo Di Fabios ist abrufbar unter: https://www.bfarm.de/SharedDocs/Downloads/DE/Service/Presse/Rechtsgutachten.pdf?__blob=publicationFile&v=2

4 Der »Nichtanwendungserlass« von Bundesgesundheitsminister Jens Spahn, gerichtet an das Bundesinstitut für Arzneimittel, (BfArM) ist als Dokument nicht öffentlich zugänglich; ebenso die (standardisierten) ablehnenden Antwortschreiben an die bisher mehr als 200 Patienten, die ein Suizidmittel beim BfArM beantragten. Beide Texte liegen dem Autor vor und sind auf Nachfrage bei ihm erhältlich.

5 Hufen, Friedhelm: Selbstbestimmtes Sterben – Das verweigerte Grundrecht. Neue Juristische Wochenschrift, Heft 12 (2018)

6 Merkel, Reinhard: Stellungnahme für die öffentliche Anhörung des Deutschen Bundestages am 18.2.2019 zu dem Antrag der FDP-Fraktion »Rechtssicherheit für schwer und unheilbar Erkrankte in einer extremen Notlage schaffen«. Im Internet abrufbar unter: https://www.bundestag.de/resource/blob/593422/4d691bd91404aea8fa4a08f8a-c01e8e8/19_14_0062-4-_esv-prof--dr--merkel_rechtssicherheit-schwerkranke-data.pdf

Kapitel 7

1 Zum genauen Wortlaut siehe Eduard Graf: Das ärztliche Vereinswesen in Deutschland, Leipzig (1890), S. 52 f.

2 Standesordnung für die deutschen Ärzte, Ärztliches Vereinsblatt für Deutschland (1926), S. 417 ff.

3 Ärztliches Vereinsblatt für Deutschland (1901), S. 24.

4 zit. n. Fuchs, Christoph u. Thomas Gerst: »Medizinethik in der Berufsordnung«. Deutsches Ärzteblatt (1997). 94, Heft 43, A-2808-2814

5 Bundesärztekammer: Richtlinien für die Sterbehilfe. Deutsches Ärzteblatt (1979). Heft 4 vom 5.4.1979, S. 957–960

6 Bundesärztekammer: Richtlinien der Bundesärztekammer für die ärztliche Sterbebegleitung. Deutsches Ärzteblatt (1993). 90, Heft 37, A-2404–2406
7 Bundesärztekammer: Grundsätze der Bundesärztekammer zur ärztlichen Sterbebegleitung. Deutsches Ärzteblatt (1998). 95, Heft 39 vom 25.9.1998, A-2365-2367
8 Bundesärztekammer: Grundsätze der Bundesärztekammer zur ärztlichen Sterbebegleitung. Deutsches Ärzteblatt (2011). 108, Heft 7 vom 8.2.2011, A 346–348
9 Interview in der Frankfurter Rundschau vom 26.12.2010
10 Deutscher Ärztetag Kiel 2011: Stenografischer Wortbericht, S. 222–226
11 Lindner, F. J.: »Verfassungswidrigkeit des – kategorischen – Verbots ärztlicher Suizidassistenz«, NJW (2013), Heft 3, S. 136–139
12 BVerwGE 27, S. 303 ff. NJW (1986), S. 218 f. (Notärztlicher Dienst)
13 Deutscher Ärztetag Kiel 2011: Stenografischer Wortbericht, S. 264
14 Assistierter Suizid. Hoppe für Liberalisierung Deutsches Ärzteblatt 2011. 108, Heft 2 vom 10.1.2011, B 4
15 »Lassen Sie das doch den Klempner machen«: Süddeutsche Zeitung (12.12.2014): www.sueddeutsche.de/gesundheit/bundesaerztekammer/gegen assistierten Suizid
16 Borasio, G.D. u. R. Jox u. J. Taupitz u. U. Wiesing: Assistierter Suizid: Der Stand der Wissenschaft. Springer Verlag, Berlin/Heidelberg (2017), S. 98
17 Streitgespräch »Sind Ärzte geeignete Suizidhelfer?« Deutsches Ärzteblatt (2009), 106, Heft 15 vom 10.4.2009, B 591 ff.
18 Persönliche Mitteilung des ZEIT-Redakteurs Harro Albrecht vom 17.5.2011
19 zit. nach DER SPIEGEL vom 22.11.2008: TNS Healthcare (im Auftrag des SPIEGEL): Umfrage »Ein Drittel deutscher Ärzte befürwortet Sterbehilfe«
20 MEDSCAPE (Deutschland) Ethik-Report: »Sollte ärztliche Sterbehilfe legalisiert werden?« Online-Befragung von 1008 deutschen Ärzten zwischen Januar und März 2020

Kapitel 8

1 Stutzki, R. u. M. Weber u. S. Reiter-Theil u. U. Simmen u. G. D. Borasio u. R. J. Jox: Attidudes toward hastened death in ALS. Amyotrophic Lateral Sclerosis and Frontotemporal Degeneration (2013), Band 15, S. 68-76
2 Pestinger, M. u. S. Stiel u. F. Elsner u. G. Widdershoven u. R. Voltz u. F. Nauck u. L. Radbruch: The desire to hasten death. Using grounded theory for a better understanding »when perception of time tends to be a slippery slope«. Palliative Medizin (2015), Band 29, S. 711–719
3 Kohler, N. u. E. Brahler u. H. Gotze: »Einstellungen zur Sterbehilfe«. Zeitschrift für Psychosomatische Medizin und Psychotherapie (2014), Heft 60, S. 311–318
4 Institut für Demoskopie Allensbach: Ärztlich begleiteter Suizid und aktive Sterbehilfe aus Sicht der Deutschen Ärzteschaft (Juli 2010)
5 Forschungsgruppe Weltanschauungen in Deutschland (fowid): DIGNITAS: Menschenwürdig leben – menschenwürdig sterben. Freitodbegleitungen in der Schweiz zwischen 1998 und 2018 (28.1.2020)
6 Institut für Demoskopie Allensbach (1974), zit. nach Tennstädt, F.: Euthanasie im Urteil der öffentlichen Meinung. Herder Korrespondenz (1974), Band 28, S. 175–178
7 Infratest-dimap: Mehrheit für ärztlich unterstützte Sterbehilfe (Januar 2014)
8 FORSA Gesellschaft für Sozialforschung; zit. n. Walzik, Eva (DAK): Ergebnisse einer repräsentativen Befragung zur Sterbehilfe. Geringes Wissen in der Bevölkerung. Frankfurter Forum, Heft 11 (2015), Vortrag 4
9 Die Schwenninger Krankenkasse: Bevölkerungsrepräsentative Umfrage »Die letzte Lebensphase – Auseinandersetzung mit Krankheit, Leid und Sterben« (17.6.2014)
10 ISOPUBLICGALLUP: Europas Völker fordern Sterbehilfe. Meinungen aus 12 Staaten Europas. Multinationale Online-Befragung (Zürich 29.11.2012)
11 Kohler, N. u. a.: siehe unter 3.

Kapitel 9

1 Boudewijn, Chabot u. Christian Walther: Ausweg am Lebensende. Sterbefasten – Selbstbestimmtes Sterben durch freiwilligen Verzicht auf Essen und Trinken. 6. überarbeitete Auflage 2021. Ernst Reinhardt Verlag, München/Basel

Kapitel 10

1 https://www.bundesverfassungsgericht.de/SharedDocs/Entscheidungen/DE/2020/02/rs20200226_2bvr234715.html
2 Urteil BVerfG, RN 235 (RN = Randnummern des schriftlichen Urteils)
3 Urteil BVerfG, RN 246
4 Urteil BVerfG, RN 210
5 Urteil BVerfG, RN 279
6 Urteil BVerfG, RN 338

Kapitel 11

1 Leitlinienprogramm Onkologie: Erweiterte S3-Leitlinie Palliativmedizin für Patienten

mit einer nicht heilbaren Krebserkrankung (September 2020)
2 Bruno Reichart: »Ich hasse den Tod«. DIE ZEIT, Nr. 24 Interview vom 7.6.2007
3 zit. n. FAZ: »Im Namen der Autonomie« (22.2.2020), S. 8
4 Richtlinien für die Sterbehilfe. Deutsches Ärzteblatt (1979), Heft 14, S. 957-960
5 Wehkamp, Karl-Heinz: »Sterben und Töten. Euthanasie aus der Sicht deutscher Ärztinnen und Ärzte«. Berliner Medizinethische Schriften (1998), Heft 23

Kapitel 13

1 Mülder, Benedict: »Leben mit dem Sterben. Mein Herz hüpft vor Freude, wenn die Haustür schlägt«. Der Tagesspiegel (4.4.2015): https://www.tagesspiegel.de/politik/leben-mit-dem-sterben-mein-herz-huepft-vor-freude-wenn-die-haustuer-schlaegt/11595730.html

Kapitel 14

1 Thierse, Wolfgang, Bundestagspräsident a. D.: »Die ethischen Grundfeste erschüttert«. FAZ (Leserbrief vom 29.2.2020), S. 20
2 zit. n.: SZ vom 3.3.2017
3 zit. n.: FAZ vom 20.1.2014
4 zit. n.: Domradio online vom 19.7.2012
5 zit. n.: FAZ vom 21.9.2015
6 Bundesärztekammer: Pressemitteilung vom 12.12.2014
7 zit. n.: ZDF-Sendung »Maybritt Illner« vom 2.10.2014
8 Johannes Paul II: Enzyklika »Evangelium Vitae«, Nr. 65 u. 66 vom 25.3.1995
9 Spaemann, Robert: »Euthanasie«. DIE ZEIT, Nr. 7, vom 12.2.2015
10 Spaemann, R.: ebendort
11 Spaemann, R.: »Wider die Totmacher«. CICERO online vom 29.7.2006
12 Spaemann, R.: »Sterbehilfe ist nur ein anderes Wort für Töten«. Stuttgarter Zeitung vom 26.10.2005
13 Küng, Hans: zit. n. Alexander Foitzik: Herder Korrespondenz (2014), Band 10, S. 491–549
14 Graf, Friedrich Wilhelm: »Klerikaler Paternalismus. Die Kirchen und das Sterben«. In: Süddeutsche Zeitung, Nr. 41, 19.2.2009, S. 11; erneut gedruckt: Die Kirchen bevormunden Sterbende. In: Evangelische Sonntagszeitung, Nr. 12 vom 22.3.2009, S. 11.
15 Anselm, Reiner: zit. n.: »Wie sollen Ärzte mit dem Wunsch nach Sterbehilfe umgehen?« (22.3.2012): www.idea.de/nachrichten/detailartikel/artikel/wie-sollen/aerzte-mit-dem-wunsch-nach-sterbehilfe-umgehen?
16 Huber, Wolfgang: »Selbstbestimmt sterben – aber wie selbstbestimmt?«. FAZ vom 21.9.2015, S. 8
17 »Samaritanus bonus«: Dokument des Vatikan vom 22.9.2020: »Aktive Sterbehilfe und assistierter Suizid ethisch verboten«
18 Ganzini, Linda: Legalized Physician Assisted Death in Oregon – Eighteen Years Experience. In: Assistierter Suizid: Der Stand der Wissenschaft; Springer Verlag, Berlin/Heidelberg (2017)
19 https://www.uni-muenster.de/NiederlandeNet/nl-wissen/soziales/sterbehilfe/palliativversorgung.html
20 Merkel, Reinhard: Stellungnahme für die öffentliche Anhörung am 23.9.2015 im Ausschuss des Deutschen Bundestages für Recht und Verbraucherschutz, S. 3
21 Thöns, Matthias: Patient ohne Verfügung. Das Geschäft mit dem Lebensende. Piper Verlag, München (2016)
22 Simanowski, Roberto: Todesalgorithmus. Das Dilemma der künstlichen Intelligenz. Passagen Verlag, Wien (2020)
23 Lüderssen, Klaus: »Von der Pflicht zu töten«. FAZ vom 21.3.2006, S. 36
24 Hoven, Elisa: Für eine freie Entscheidung über den eigenen Tod. Zeitschrift für Internationale Strafrechtsdogmatik (2016), Heft 1, S. 3
25 zit. n. Pawlik, Michael: »Auf gar keinen Fall?«. FAZ vom 30.3.2005, S. 34
26 Hufen, Friedhelm: In dubio pro dignitate. NJW (2001), Heft 12, S. 855
27 Borasio, G.D. u. R. J. Jox u. J. Taupitz u. U. Wiesing: Selbstbestimmung im Sterben – Fürsorge zum Leben. Verlag W. Kohlhammer (2020), S. 82-83
28 FORSA-Umfrage im Auftrag der Deutschen Gesellschaft für Humanes Sterben (DGHS): Sterbehilfe und das Vertrauen zum Hausarzt (November 2003)
29 zit. n. Gavela, K.: Ärztlich assistierter Suizid und organisierte Sterbehilfe. Springer Verlag, Berlin/Heidelberg (2013), S. 239
30 Köbberling, J.: Charta zur ärztlichen Berufsethik. Zeitschrift f. ärztliche Fortbildung und Qualitätssicherung (2003), Heft 97, S. 76–79
31 Aktuelle Zusammenfassung der Suizidhilfe-Zahlen in Oregon abrufbar unter: https://www.dhpv.de/files/public/stellungnahmen/2021_Dialogpapier-DHPV-EF-Anlage3.pdf

Kapitel 15

1 Deutsches Ärzteblatt 116 (2019), Heft 45, A 2053
2 Lexikon der Bioethik; Gütersloher Verl.-Haus, Bd. 1; S. 705
3 Faulstich, H., in: Frewer, A. u. Eickhoff C., »Euthanasie« und die aktuelle Sterbehilfe-Debatte. S. 217

Anhang

Anhang 1: Auszüge aus dem Strafgesetzbuch (StGB):

§ 217 Geschäftsmäßige Förderung der Selbsttötung

(1) Wer in der Absicht, die Selbsttötung eines anderen zu fördern, diesem hierzu geschäftsmäßig die Gelegenheit gewährt, verschafft oder vermittelt, wird mit Freiheitsstrafe bis zu drei Jahren oder mit Geldstrafe bestraft.

(2) Als Teilnehmer bleibt straffrei, wer selbst nicht geschäftsmäßig handelt und entweder Angehöriger des in Absatz 1 genannten anderen ist oder diesem nahesteht.

Anm. d. Verf.: § 217 StGB wurde am 26.2.2020 vom BVerfG als unvereinbar mit GG und für nichtig erklärt.

§ 212 Totschlag

(1) Wer einen Menschen tötet, ohne Mörder zu sein, wird als Totschläger mit Freiheitsstrafe nicht unter fünf Jahren bestraft.

(2) In besonders schweren Fällen ist auf lebenslange Freiheitsstrafe zu erkennen.

§ 216 Tötung auf Verlangen

(1) Ist jemand durch das ausdrückliche und ernstliche Verlangen des Getöteten zur Tötung bestimmt worden, so ist auf Freiheitsstrafe von sechs Monaten bis zu fünf Jahren zu erkennen.

(2) Der Versuch ist strafbar.

Anhang 2: Auszug Musterberufsordnung Ärzte (Stand vom 14.12.2018)

Die Musterberufsordnung der **Bundesärztekammer (MBO)** hat für die Ärzteschaft nur empfehlenden Charakter, sie kann keine berufsrechtliche Verbindlichkeit beanspruchen! Allein die Berufsordnungen der **Landesärztekammern** sind berufsrechtlich verbindlich.

§ 16 Beistand für Sterbende (MBO)

»Ärztinnen und Ärzte haben Sterbenden unter Wahrung ihrer Würde und unter Achtung ihres Willens beizustehen. Es ist ihnen verboten, Patientinnen und Patienten auf deren Verlangen zu töten. Sie dürfen keine Hilfe zur Selbsttötung leisten.«

Der § 16 dieser Musterberufsordnung wurde von zehn Landesärztekammern in ihre ärztlichen Berufsordnungen übernommen, d. h. in den folgenden Kammerbezirken ist die Suizidhilfe berufsrechtlich verboten und damit sanktioniert:

Brandenburg, Bremen, Hamburg, Hessen, Mecklenburg-Vorpommern, Niedersachsen, Nordrhein-Westfalen, Sachsen, Saarland, Thüringen.

Der § 16 dieser Musterberufsordnung wurde von sieben Kammerbezirken nicht übernommen, d. h. in ihrem Zuständigkeitsbereich besteht kein definitives ärztliches Suizidhilfeverbot; dem Arzt ist es nach seinem Gewissen freigestellt, Suizidhilfe zu leisten. Dies gilt in:

Berlin, Westfalen Lippe, Baden-Württemberg, Bayern, Rheinland-Pfalz, Sachsen-Anhalt, Schleswig-Holstein.

Anhang 3: Auszug aus dem Gesetz über den Verkehr mit Betäubungsmitteln (BTMG):

§ 3 Erlaubnis zum Verkehr mit Betäubungsmitteln

(1) Einer Erlaubnis des Bundesinstitutes für Arzneimittel und Medizinprodukte bedarf, wer

1. Betäubungsmittel anbauen, herstellen, mit ihnen Handel treiben, sie, ohne mit ihnen Handel zu treiben, einführen, ausführen, abgeben, veräußern, sonst in den Verkehr bringen, erwerben oder
2. ausgenommene Zubereitungen (§ 2 Abs. 1 Nr. 3) herstellen will.

(2) Eine Erlaubnis für die in Anlage I bezeichneten Betäubungsmittel kann das Bundesinstitut für Arzneimittel und Medizinprodukte **nur ausnahmsweise zu wissenschaftlichen oder anderen im öffentlichen Interesse liegenden Zwecken erteilen.** (Hervorh. vom Verf.)

§ 5 Versagung der Erlaubnis

(1) Die Erlaubnis nach § 3 ist zu versagen, wenn

1. nicht gewährleistet ist, dass in der Betriebsstätte und, sofern weitere Betriebsstätten in nicht benachbarten Gemeinden bestehen, in jeder dieser Betriebsstätten eine Person bestellt wird, die verantwortlich ist für die Einhaltung der betäubungsmittelrechtlichen Vorschriften und der Anordnungen der Überwachungsbehörden (Verantwortlicher); der Antragsteller kann selbst die Stelle eines Verantwortlichen einnehmen,
2. der vorgesehene Verantwortliche nicht die erforderliche Sachkenntnis hat oder die ihm obliegenden Verpflichtungen nicht ständig erfüllen kann,
3. Tatsachen vorliegen, aus denen sich Bedenken gegen die Zuverlässigkeit des Verantwortlichen, des Antragstellers, seines gesetzlichen Vertreters oder bei juristischen Personen oder nicht rechtsfähigen Personenvereinigungen der nach Gesetz, Satzung oder Gesellschaftsvertrag zur Vertretung oder Geschäftsführung Berechtigten ergeben,

4. geeignete Räume, Einrichtungen und Sicherungen für die Teilnahme am Betäubungsmittelverkehr oder die Herstellung ausgenommener Zubereitungen nicht vorhanden sind,
5. die Sicherheit oder Kontrolle des Betäubungsmittelverkehrs oder der Herstellung ausgenommener Zubereitungen aus anderen als den in den Nummern 1 bis 4 genannten Gründen nicht gewährleistet ist,
6. die Art und der Zweck des beantragten Verkehrs nicht mit dem **Zweck dieses Gesetzes, die notwendige medizinische Versorgung der Bevölkerung sicherzustellen** (Hervorh. vom Verf.), daneben aber den Missbrauch von Betäubungsmitteln oder die missbräuchliche Herstellung ausgenommener Zubereitungen sowie das Entstehen oder Erhalten einer Betäubungsmittelabhängigkeit soweit wie möglich auszuschließen, vereinbar ist oder
7. bei Beanstandung der vorgelegten Antragsunterlagen einem Mangel nicht innerhalb der gesetzten Frist (§ 8 Abs. 2) abgeholfen wird.

(2) Die Erlaubnis kann versagt werden, wenn sie der Durchführung der internationalen Suchtstoffübereinkommen oder Beschlüssen, Anordnungen oder Empfehlungen zwischenstaatlicher Einrichtungen der Suchtstoffkontrolle entgegensteht oder dies wegen Rechtsakten der Organe der Europäischen Union geboten ist.

Weiterführende Literatur

Antoine, Jörg: *Aktive Sterbehilfe in der Grundrechtsordnung.* Duncker & Humblot, Berlin (2004)

Borasio, Gian D. u. Ralf J. Jox u. Jochen Taupitz u. Urban Wiesing: *Assistierter Suizid. Der Stand der Wissenschaft.* Springer, Berlin Heidelberg (2017)

Bormann, Franz-Josef u. Gian D. Borasio: *Sterben. Dimensionen eines anthropologischen Grundphänomens.* Walter de Gruyter GmbH Co. KG, Berlin/Boston (2012)

Brandt, Hartwin: *Am Ende des Lebens. Alter, Tod und Suizid in der Antike. Zetemata, Monographien zur klassischen Altertumswissenschaft.* C.H.Beck, München (2010)

Dietrich, Jan: *Der Tod von eigener Hand. Studien zum Suizid im Alten Testament, Alten Ägypten und Alten Orient.* Mohr Siebeck, Tübingen (2017)

Dreier, Horst: *Staat ohne Gott. Elogion in der säkularen Moderne.* C. H. Beck, München (2018)

Dworkin, Ronald: *Die Grenzen des Lebens. Abtreibung, Euthanasie und persönliche Freiheit.* Rowohlt, Reinbek (1994)

Ebeling, Hans: *Der Tod in der Moderne. Neue Wissenschaftliche Bibliothek.* Verlag Anton Hain Meisenheim GmbH (1979)

Fenner, Dagmar: *Suizid – Krankheitssymptom oder Signatur der Freiheit?.* Verlag Karl Alber GmbH, Freiburg/München (2008)

Freidson, Eliot: *Der Ärztestand. Berufs- und wissenschaftssoziologische Durchleuchtung einer Profession.* Ferdinand Enke, Stuttgart (1979)

Frewer, Andreas u. Clemens Eickhoff: *»Euthanasie« und die aktuelle Sterbehilfedebatte.* Campus, Frankfurt/New York (2000)

Gavela, Kallia: *Ärztlich assistierter Suizid und organisierte Sterbehilfe.* Springer, Heidelberg (2013)

Gehring, Petra: *Theorien des Todes.* Junius, Hamburg (2010)

Gordijn, Bert u. Henk ten Have (Hrsg.): *Medizinethik und Kultur. Grenzen medizinischen Handelns in Deutschland und den Niederlanden.* Froomannholzboog, Stuttgart-Bad Cannstatt (2000)

Hilt, Annette u. Isabella Jordan u. Andreas Frewer: *Endlichkeit, Medizin und Unsterblichkeit.* Franz Steiner Verlag, Stuttgart (2010)

Hoerster, Norbert: *Sterbehilfe im säkularen Staat.* Suhrkamp Taschenbuch Wissenschaft 1377, Frankfurt a. M. (1998)

Holderegger, Adrian (Hrsg.): *Das medizinisch assistierte Sterben.* Herder, Freiburg (2000)

Hume, David: *»Über den Freitod« und »Über die Unsterblichkeit der Seele«.* Reclams Universalbibliothek Nr. 19471, Stuttgart (2018)

Jox, Ralf J.: *Sterben lassen. Über Entscheidungen am Lebensende.* Edition Körber Stiftung, Hamburg (2011)

Koch, Claus: *Ende der Natürlichkeit. Eine Streitschrift zur Bio-Technik und Bio-Moral.* Carl Hanser, München/Wien (1994)

Macho, Thomas: *Das Leben nehmen. Suizid in der Moderne.* Suhrkamp, Berlin (2017)

Miller, William u. Stephen Rollnick: *Motivierende Gesprächsführung.* Lambertus, Freiburg i. Breisgau (2015)

Montaigne, de Michel: *Essais.* Eichborn Verlag, Frankfurt a. M. (1998)

Quill, Timothy: *Das Sterben erleichtern, Plädoyer für einen würdevollen Tod.* Droemer-Knaur, München (1994)

Ridder, de Michael: *Wie wollen wir streben?* DVA, München (2010)

Ridder, de Michael: *Abschied vom Leben.* Pantheon, München (2017)

Schneiderman, Lawrence J.: *Embracing our Mortality.* Oxford University Press (2008)

Schneiderman, Lawrence J.: *Medical Futility and the Evaluation of Life-sustaining Interventions*. Cambridge University Press (1997)

Schöne-Seifert, Bettina: *Beim Sterben helfen – dürfen wir das?*. J.B. Metzler, Stuttgart (2020)

Wiesemann, Claudia u. Alfred Simon: *Patientenautonomie*. Mentis, Münster (2013)

Wils, Jean-Pierre: *Ars Moriendi. Über das Sterben*. Insel-Verlag, Frankfurt a. M. und Leipzig (2007)

Wolfslast, Gabriele u. Kurt W. Schmidt: *Suizid und Suizidversuch*. C.H.Beck, München (2005)

Rat und Hilfe

- Telefonseelsorge: Bundesweite Rufnummern, erreichbar an 365 Tagen im Jahr, 24 Stunden täglich: 0800/111 0 111, 0800/111 0 222 oder 116 123; oder per Mail und Chat unter: online.telefonseelsorge.de
- Patienteninformationsportal: www.patienten-information.de
- Palliativ-Portal: www.palliativ-portal.de
- Wegweiser Hospiz- und Palliativmedizin: www.wegweiser-hospiz-palliativmedizin.de
- Deutsche Gesellschaft für Palliativmedizin(DGP): www.dgpalliativmedizin.de/
- Deutscher Hospiz- und Palliativverband (DHPV): www.dhpv.de
- Arbeitsgemeinschaft »Spezielle Ambulante Palliativversorgung«: www.ag-sapv.de
- Deutsche Krebshilfe: www.krebshilfe.de
- Deutsche Krebsgesellschaft: www.krebsgesellschaft.de
- Deutsche Alzheimer Gesellschaft: www.deutsche-alzheimer.de
- Deutsche Gesellschaft für Muskelkranke (DGM): www.dgm.org und www.lateralsklerose.info
- Spirituelle Hilfe: www.spiritualcare.de